Yoga con balón

Yoga con balón

Realce su práctica de yoga usando el balón de ejercicios

Carol Mitchell

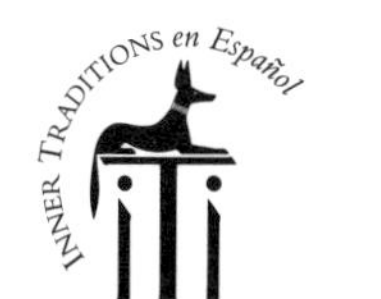

Inner Traditions en Español
Rochester, Vermont
Lasser Press
Mexicana, s.a. de c.v.
Mexico, D.F.

Inner Traditions en Español
One Park Street
Rochester, Vermont 05767
www.InnerTraditions.com

Lasser Press Mexicana, S. A. de C. V.
Praga 56 Colonia Juárez
Mexico D. F.

Inner Traditions en Español es una división de Inner Traditions International

Traducción al español por Martha Laura Malo Esparza de la edición en inglés de
Inner Traditions International y Lasser Press Mexicana, S.A. de C.V.

Nota para el lector: La intención de este libro es ser sólo una guía de información. Los remedios, enfoques y técnicas descritos aquí, tienen el propósito de complementar, y no de ser un sustituto para una asistencia médica profesional o un tratamiento. No deberán usarse para tratar algún problema serio, sin la previa consulta con un profesional calificado en el cuidado de la salud.

ISBN 1-59477-039-5 (Inner Traditions en Español)
ISBN 968-458-533-0 (Lasser Press)

Impreso y encuadernado en los Estados Unidos por Capital City Press
Printed and bound in the United States by Capital City Press

10 9 8 7 6 5 4 3 2 1

Diseño de texto, por Cindy Sutherland
Esquema de texto por Priscilla Baker
Este libro fue tipografiado en Goudy con Avant Garde para resaltar

Contenido

Introducción

Yoga: tradición e innovación

Algunas revoluciones empiezan silenciosamente.

Hace un poco más de un siglo, un letrado hombre de la India se abrió camino hacia los Estados Unidos, para participar en una conferencia de todas las religiones convocada en conjunción con la Feria Mundial de Chicago. El Parlamento de Religiones, llevado a cabo en 1893 en esa misma ciudad, albergó a representantes de una multitud de culturas y creencias, incluyendo a jainistas, sijs, babistas, mormones y rastafarís. También estuvieron presentes nativos norteamericanos, católicos, protestantes y evangélicos. Representando a la fe hindú estaba el swami Vivekananda, un joven e inspirador monje con el don de la elocuencia y una abrazadora pasión por servir a la humanidad.

La traducción literal de la palabra *yoga*, derivada del sáncrito *yug*, significa "uncir", juntar o unir. Puesto de manera sencilla, el yoga es un conjunto de prácticas con el fin de armonizar los diversos aspectos de nuestro ser —cuerpo, mente y espíritu— al "uncir" estos fragmentos de nosotros mismos en un todo integrado, un ser conectado con la tierra, en la consciencia individual y universal.

Los historiadores estiman que el yoga tiene por lo menos cinco mil años de antigüedad, y que se puede haber desarrollado hace tanto como decenas de miles de años. Existe evidencia que sugiere que las antiguas culturas maya, hindú y tibetana practicaban un sistema similar al yoga. En el Tíbet se encontraron pergaminos que datan de aproximadamente el año 40,000 a.C., que contenían varias posiciones parecidas al yoga.

El Rig-Veda, el más antiguo texto de la India sobre misticismo y religión, contiene referencias que confirman que ya en el 3000 a.C. el yoga se practicaba en el Valle Indus. A la postre, la gente de este lugar fue conquistada por tribus invasoras de Rusia y Asia Central. Estos pueblos, conocidos como los arios, hablaban el védico, el precursor del sánscrito clásico. Con el tiempo, la sociedad veda y la religión absorbieron a muchas de las prácticas culturales y espirituales presentes en el Valle Indus al momento de su invasión. Por el siglo II a.C., el profeta y estudioso del sánscrito, Patanjali, escribió el primer texto sobre yoga, el Yoga sutra, separando y codificando la más antigua sabiduría de esta práctica física y espiritual.

El yoga se abrió paso por muchos países del medio oriente durante las invasiones musulmanas, cerca del 1200 d.C. No fue sino hasta finales de 1800s que los conceptos yoga encontraron su camino hacia la civilización occidental, como resultado de la traducción de estudiosos occidentales de los antiguos textos hindúes. La filosofía oriental empezó a invadir algunos círculos intelectuales de occidente de la época, lo que en especial se hace evidente en los trabajos de los escritores transcendentalistas como Henry David Thoreau y Ralph Waldo Emerson.

Pronto los santos hombres hindúes, o *swamis*, empezaron a visitar Gran Bretaña y los Estados Unidos para compartir la filosofía y prácticas yoga. El swami Vivekananda ganó sobre las audiencias occidentales en su visita de 1893, una notable proeza, porque en ese momento, muchos en el occidente consideraban a la India como una tierra de ateos. Por todos lados a donde hablaba, Vivekananda infundía temor reverencial a la gente. Cuando habló ante el Parlamento de las Naciones, el aplauso ensordecedor duró tres minutos completos. Sus elocuentes discursos crearon en el occidente curiosidad y respeto para las religiones orientales.

En 1920, unas cuantas décadas después de la primera presentación en público de Vivekananda, el Congreso Internacional de Religiones Liberales albergó a Paramahansa Yogananda, otro líder espiritual hindú. Mientras este consumado yogui y maestro espiritual viajaba por todos los Estados Unidos compartiendo su conocimiento, interesó a miles de occidentales en la filosofía yoga. En 1925 se mudó a California y fundó un centro yoga que llamó la Hermandad de la Realización Personal; este centro todavía está en operación en la actualidad. En 1946, Yogananda escribió la historia de su viaje espiritual. Su *Autobiography of a Yogi* [Autobiografía de un yogui] aceleró más la curiosidad occidental sobre este conjunto de enseñanzas espirituales del oriente.

El interés en las posiciones físicas de yoga —la rama del yoga que se le conoce como hatha yoga— aumentó en los años 1940s cuando Indra Devi, una mujer europea que vivió en la India y estudió yoga con Sri T. Krishnamacharya, empezó a enseñar yoga a estrellas de cine en su estudio de Hollywood. Pronto, los norteamericanos y los europeos empezaron a visitar la India en busca de una profunda experiencia espiritual y un mayor entendimiento del enriquecimiento de la vida, que ofrecía el yoga. El hatha yoga se introdujo a millones de personas, por medio del programa de televisión *Yoga para la salud* de Richard Hittleman, que salió al aire por primera vez en Los Ángeles, en 1961, además del programa de Lilias Folan, que a nivel nacional se transmitía por la televisión sindicalizada, *¡Lilias! ¡El yoga y usted!*, que duró de 1972 a 1992 y que se convirtió en la guía práctica del yoga para millones más en el occidente. Miles de personas empezaron a practicar yoga y meditación, cuando su interés se encendió después del viaje de los Beatles a la India, en 1968.

Por los años 1970s, el campo estaba fértil para que los yoguis hindúes empezaran a enseñar yoga en el occidente. B.K.S. Iyengar, otro estudiante de Sri

T. Krishnamacharya, empezó a viajar por el occidente en los años 1950s y para principios de los 1970s, tenía seguidores por toda Norteamérica y Europa. Entre la gente de estos lugares había una sed de aprender tanto como pudieran sobre esta antigua práctica. El yoga llegó para quedarse.

Noticias de último momento. El número de abril del 2001 del *Time Magazine* reportó que quince millones de norteamericanos habían tenido algún contacto con el hatha yoga, y una reciente encuesta que realizó el *Yoga Journal* [Revista yoga], reveló que uno de cada trece norteamericanos habían practicado o estaban interesados en probar el hatha yoga. En la actualidad, se ofrecen clases de yoga en los clubes de salud, balnearios, YMCAs, centros comunitarios y en estudios privados. Los Toros de Chicago y los Delfines de Miami practican yoga; lo mismo hace Jane Fonda, Christy Turlington, Madonna, Sting y Kareem Abdul Jabar, su popularidad elevó mucho el perfil público del yoga, en años recientes. La Real Policía Montada de Canadá y hasta el departamento de bomberos de Los Altos, California, utilizan el yoga para acondicionamiento físico y estiramiento del cuerpo. No es difícil imaginar que hoy en día, es posible que el hatha yoga sea el sistema de ejercicio más ampliamente practicado en el occidente.

Tradición e innovación

La introducción del yoga al occidente ocurrió a través de la visión de unas cuantas almas pioneras deseosas de, respetuosamente, salir de la tradición para impulsar el desarrollo espiritual y de humanidad de los ciudadanos del mundo. Como el primer monje en salir de la India, para enseñar el mensaje eterno de las escrituras del yoga al resto del mundo, Vivekananda rompió con la tradición; como consecuencia, perdió su estatus de casta. Cuando lo criticaron por enseñar la sabiduría veda a extranjeros, el swami Vivekananda explicó que el que ama a Dios no tiene restricciones de casta. Sus atrevidas acciones destruyeron las viejas convenciones, abriendo el camino para que muchos maestros espirituales del oriente llegaran al oeste.

Muchos reconocen a Sri T. Krishnamacharya, que nació en la India en 1888, unos cuantos años antes de que Vivekananda viajara al occidente, como el abuelo del hatha yoga moderno. Miembro de una familia que practicaba el yoga, Krishnamacharya, lo estudió por muchos años con distinguidos maestros. La mayoría de su estudio giró alrededor de la práctica de la medicina ayurvédica y el uso terapéutico de las posiciones yoga (*asanas*) y las prácticas de respiración (pranayama). (El Ayurveda incorpora el uso de hierbas, purgantes y aceites para ayudar al equilibrio del sistema de energía del cuerpo). Krishnamacharya se convirtió en un doctor ayurvédico y prescribió el yoga a sus pacientes, adaptando el trabajo de asanas para que se ajustara a las necesidades individuales de cada paciente. Él llegaría a revolucionar la enseñanza del yoga al alentar a quienes estudiaban con él para "enseñar lo que hay dentro de usted, no como se utiliza en uno mismo, sino como se aplica a los demás". Creía que el yoga se debería adaptar ajustarse al estudiante, en lugar de que fuera éste el que cambie para "adecuarse" al yoga. Krishnamacharya se rehusaba a estandarizar su práctica y enseñar metodología, para así, hacer que el yoga fuera accesible para un más amplio rango de personas.

La filosofía de Krishnamacharya ayudó a dar forma al desarrollo de la cultura del hatha yoga en el occidente. Su fuerza yacía en su habilidad para combinar su vasto conocimiento del yoga y el cuerpo, con su aguda comprensión de los cambiantes valores y prácticas de la actual vida diaria; el genio de Krishnamacharya se manifestó en su habilidad para ayudar a los además a adaptar el yoga para que se adecue a sus propias necesidades, intereses y estilos de vida. Los principios del maestro y su estilo de enseñar, permitieron a sus estudiantes desarrollar formas de yoga distintas a las suyas propias.

Varias de las ramas de las enseñanzas de Krishnamacharya son las más populares formas de hatha yoga que se conocen en el oeste, hoy en día. Una mirada a unas cuantas manifestaciones de su amplia influencia hablará de ello.

B.K.S. Iyengar, quien dio su nombre al Iyengar yoga, fue un estudiante de Krishnamacharya. El estilo Iyengar de yoga utiliza respaldos como correas, bloques y cojines, así como otras herramientas diseñadas para hacer que las posiciones sean más accesibles para los estudiantes principiantes, o para quienes enfrentan restricciones físicas y condiciones que, de otra manera, no les permitirían practicar yoga. El Iyengar yoga involucra menos posiciones que otros sistemas de yoga, pero pone un gran énfasis en perfeccionar la alineación. Hoy en día, el Iyengar yoga se practica ampliamente en el occidente.

Pattabhi Jois, también un estudiante de Krishnamacharya, desarrolló el ashtanga yoga como su versión al trabajo de su maestro. Este físicamente desafiante estilo de yoga está compuesto por cada vez más difíciles secuencias de posiciones, acompañadas por el uso de bhandas ("cerrojos" corporales) y trabajo de respiración, para producir un fuerte calor interior para purificar los músculos y órganos, sacar las toxinas y liberar las hormonas beneficiosas. Las secuencias de posiciones se tienen que seguir con precisión para que estén alineadas con las enseñanzas de Pattabhi Jois.

Otro rama de las filosofías de Sri T. Krishnamacharya es el viniyoga, un estilo de yoga desarrollado por su hijo y estudiante, T.K.V. Desikachar. El viniyoga se concentra en los movimientos del cuerpo a través del inicio de la respiración e involucra el crear una práctica individualizada para que un estudiante incorpore el trabajo de respiración, posiciones, cantos y meditación.

Cada uno de estos estilos de yoga —Iyengar, ashtanga y viniyoga— se originan en las enseñanzas de Sri T. Krishnamacharya, un importante innovador que proporcionó un modelo para desarrollar un estilo de práctica de yoga, que se adapte a las necesidades actuales de sus estudiantes. En el occidente, muchos discípulos de yoga siguieron su ejemplo —una vez que el hatha yoga se introdujo en el occidente, se empezaron a desarrollar algunas interesantes ramas.

Inspirado en las enseñanzas de Paramahansa Yogananda, J. Donald Waters creó el ananda yoga, un sistema que estimula la profunda liberación y relajación en las posiciones de yoga, mientras se utilizan afirmaciones para elevar la conciencia, todo para prepararse hacia la meditación.

Diversas formas del "poder yoga" se han desarrollado como adaptaciones occidentales de ashtanga yoga. Esta atlética forma de yoga, que consiste en un trabajo de respiración y secuencias coreográficas de posiciones avanzadas, es en particular atractiva para los atletas y para quienes ya cuentan con una muy buena condición.

Varios de los actuales estilos de yoga incorporan la danza como un importante elemento de práctica. Kali Ray, directora del Centro Tri-Yoga en Santa Cruz, California, creó una fluida versión del hatha yoga parecida a la danza. Esta meditativa forma de movimiento consiste en una fluida secuencia de precisas posiciones conjuntadas con el trabajo de respiración y la meditación. La *Danskinética*, creada por Ken Scott, por mucho tiempo estudiante del yogui Amrit Desai, combina el flujo natural del kripalu yoga con la danza. El Rasa yoga evolucionó de la *Danskinética*. El Rasa yoga fusiona el yoga, la música y la forma libre de danza que levan a una extática liberación.

Como un antídoto para las presiones de la vida del siglo XXI, el reconstituyente yoga de Judith Lasater causa una profunda relajación en todo el cuerpo, al practicar posiciones con el apoyo de almohadas, mantas, cojines y correas. Donna Farhi incorpora los evolutivos principios de movimiento, como la preparación fundamental para una práctica de yoga que está en relación de apoyo con la gravedad. La Terapia de yoga de Fénix Ascendente, de Michael Lee, asocia la sicología y los asanas clásicos, un estilo de yoga que incorpora dieciséis poses para promover el equilibrio físico, la consciencia espiritual, y la cura física y mental.

Es dentro de este linaje de tradición e innovación que introduzco una nueva adaptación de la disciplina física y espiritual de yoga, que tiene cinco mil años de antigüedad. El balón de ejercicio, como el yoga, tiene una larga y variada historia. Utilizado por décadas por los terapeutas físicos, el balón de ejercicio (o balón suizo, como tradicionalmente se le llama), fue "descubierto" hasta hace poco por un más amplio grupo de acondicionamiento físico. Los balones de ejercicio son herramientas indispensables para mantener la mente concentrada en la actividad en cuestión, su inestable superficie mantiene la atención en las cambiantes necesidades del cuerpo para equilibrarse, en cualquier movimiento dado. Los balones son importantes instrumentos para soportar el sistema esqueleto muscular, durante la rehabilitación de una lesión y para afinar el desempeño en el deporte.

Se sabe que ya en los tiempos de Galeno se utilizaban los balones para el acondicionamiento y la estimulación. En el siglo II, este influyente filósofo y médico griego, escribió que hacer ejercicio con un balón "puede despertar al entusiasta o al perezoso, puede ejercitar las partes inferiores del cuerpo o las superiores". También anotó que "los mejores atletas de todos, son aquellos que no sólo ejercitan el cuerpo, sino que son capaces de complacer al espíritu".

Yoga con balón proporciona una excelente oportunidad para un entrenamiento de mente-cuerpo, que sólo es posible al combinar las propiedades del ejercicio con balón con las atenciones e intenciones inherentes a la práctica de yoga. Como una superficie suave y fuerte debido a la cantidad de aire que tiene adentro, el balón se puede usar como una base de soporte para trabajar con posiciones difíciles de yoga, o como una herramienta para intensificar el estiramiento, en una área específica del cuerpo. Mucha gente encuentra que el balón le ayuda a sumergirse más profundamente en un satisfactorio estiramiento yoga y a ejecutar los asanas yoga de fortalecimiento y equilibrio que antes no podía lograr.

Bienvenido a esta exploración de un nuevo yoga —inmerso en la tradición, actualizado para nuestros tiempos, y que utiliza un sencillo apoyo para ayudarnos a lograr profundidad en nuestra práctica.

Disfrute su viaje.

Namaste.

1
Yoga y el balón —un dúo dinámico

Mi viaje personal con el yoga empezó cuando estudiaba en la universidad a finales de los años 1970s. Me habían dicho que el yoga podría ayudar a una persona a manejar la tensión y me imaginé que más adelante, en la escuela, iba a tener mucha de ella, así que empecé a buscar oportunidades para familiarizarme con la disciplina. Mi primer contacto con el yoga fue en una clase de estudios sobre religión; recuerdo haber sido completamente tomada por sorpresa, por la aparente complejidad y extensión de este antiguo sistema. En particular me sentí atraída por el raja yoga, el sendero del yoga que trabaja con la mente, para mantener los pensamientos y acciones enfocados en una dirección espiritual, y aunque nunca antes había escuchado puntos de vista filosóficos como esos, me sentí completamente familiarizada con ellos. Toqué algo profundo y que me era familiar. Agradecí mucho las habilidades de meditación que estaba aprendiendo y supe que el yoga iba a formar parte de mi estudio, de por vida.

Cada vez que pude, no perdí la oportunidad de estudiar yoga académicamente. Por fortuna, tuve profesores que compartieron los beneficios personales que ellos habían adquirido del yoga, y mi propia curiosidad siguió hasta alcanzar el punto más alto. Tomé todos los cursos académicos y clases recreativas en estudios sobre yoga, que estuvieron a mi disposición. Para cuando me titulé, había estudiado ampliamente (en un nivel de principiante) las doctrinas espirituales del yoga y había practicado varias formas de hatha yoga, incluyendo Iyengar, viniyoga y kundalini yoga.

En la universidad estudié ciencias de la salud y sicología: esas disciplinas en interconexión con el yoga, me dieron un valioso cimiento para mi primer trabajo "verdadero" como consejera de crisis, en un refugio para mujeres maltratadas. En mi papel como consejera y confidente, compartí algunas de las habilidades de meditación que se habían convertido en preciadas herramientas para mí. Es importante poder cultivar un refugio muy profundo dentro de uno mismo, en el cual se pueda descansar y rejuvenecer. El yoga me ha ayudado a desarrollar ese sentido de ecuanimidad, y encontré que, en el apoyo del centro de crisis, las clientes con las que trabajé ahí, por lo menos aceptaron tratar de hacer ese refugio para ellas mismas. Una y otra vez, en mis puestos de trabajo en diversas instituciones de salud mental, tuve la suerte de tener supervisores que apoyaron mi deseo de compartir las herramientas de yoga que había desarrollado para mí misma, con la gente a la que servíamos.

Varios años después de mi graduación de la universidad, me certifiqué como instructora de acondicionamiento físico, entrenadora personal y al final, como especialista en ejercicio medicinal. Fue a través del curso de esos estudios que empecé a ver al acondicionamiento físico y al yoga como una unión de gran potencial. Como parte de mis estudios, empecé a actualizar muchas de las tradicionales posturas yoga, para que reflejaran la moderna ciencia del ejercicio. Muchas posiciones clásicas de yoga empujan a los estudiantes más allá de lo que ahora sabemos que es un rango seguro de movimiento. Siguiendo la inspiración de Sri T. Krishnamacharya, conocido por muchos como el abuelo del yoga moderno, empecé a adaptar las poses de yoga para que se adecuaran a las necesidades del estudiante, en lugar de manipularlo para que él se ajustara a la práctica de yoga.

No fue sino hasta que me embaracé de mi primer hijo, que empecé a adaptar las posiciones de yoga al ejercicio con balón. En ese momento estaba trabajando para obtener mi cinturón marrón en el boxeo muay Thai, y mi obstetra y yo estuvimos de acuerdo en que sería mejor que colgara los guantes de box por un tiempo. Había continuado con mi práctica de yoga durante todo mi embarazo, pero conforme éste progresaba, me di cuenta que algo en las intensas acometidas estaba irritando mis rodillas. Y debido a que mi centro de gravedad estaba cambiando, me topé con que se me dificultaba ejecutar algunas de mis posiciones favoritas, sin perder el equilibrio. También estaba extrañando la variedad de que disfrutaba en mi clase de artes marciales. Necesitaba algo que me ayudara a mantenerme en forma, pero también de algo que sintiera manejable y seguro, y ¡divertido!

La respuesta fue adaptar el yoga al ejercicio con balón. Muchas personas reconocen que el yoga y el trabajo con balón dan tono a los músculos. Lo que en especial es único sobre Yoga con balón es el hecho de que al rodar hacia dentro y fuera de los asanas, trabajamos más de nuestros músculos y damos con las fibras musculares desde una variedad de ángulos, mientras tratamos con la posición. También podemos cambiar la intensidad del ejercicio al modificar el lugar de nuestro cuerpo sobre el balón. Al explorar la forma de adaptar el yoga al balón de ejercicio, me di cuenta que ésta era la forma en que sería capaz de mantener el tono muscular y la condición física durante mi embarazo, y podría utilizar el balón como un importante apoyo de equilibrio, así como para desafiar concientemente mi balance.

Otro beneficio que encontré al principio de mi adaptación con el yoga al balón, fue la forma en que trabaja mi musculatura central y en la que desafía mi capacidad de resistencia para los músculos estabilizadores a lo largo de mi espina dorsal. La musculatura central está formada por tres profundos músculos del tronco: el transverse abdominis, el quadratus lumborum y el multifidus. Un centro fuerte y estable es esencial para la salud de la espalda, para proteger la espina al impedir el exceso de rotación, deslice y doblez de las vértebras y la subsiguiente compresión de los discos vertebrales. Sin un estable centro para los movimientos diarios, una caída o una inesperada sacudida, o hasta sentarse con una mala postura, puede dejarlo vulnerable a una lesión.

Moverse a través de los asanas yoga con el balón, o hasta sólo mantener una sencilla posición sentados sobre él, fuerza a la musculatura estabilizadora de la espina dorsal a trabajar para evitar que usted se caiga del balón. Una creciente incidencia de vida sedentaria en nuestra sociedad, contribuye a la falta de tono en estos importantes músculos. Los movimientos que desafían a los músculos estabilizadores a lo largo de la espina, pueden ser micro por naturaleza, pero macro en efecto —cada vez que se les llama para que intervengan, esto da como resultado no sólo un tonificado grupo de abdominales estéticamente más agradables, sino también una base más sólida que ayudará a alinear y proteger la espalda.

Muchos de los programas de acondicionamiento dan énfasis a los grupos de músculos grandes, pero rechazan entrenar a los estabilizadores más pequeños. Ya hemos hablado de ellos, que se encuentran en el área central y la espalda; en realidad, por todo el cuerpo hay de estos músculos. Dondequiera que se localicen nos protegen de las lesiones, al rodear la articulación y asegurándola en su lugar. Piense en la orquestación necesaria para doblar y estirar la rodilla. Pequeños músculos estabilizadores en la articulación de la rodilla, como el vastus medialis obliquus, aseguran la rótula, la estructura ósea de la rodilla, mientras que las corvas flexionan la articulación y los cuadríceps la extienden. O analice el trabajo de estabilización que sucede en la articulación del hombro cuando se levanta el brazo arriba de la cabeza. Cuando se lleva el brazo arriba de la cabeza, los músculos del puño del tendón rotatorio (supraespinaso, infraespinaso, teres menor y subespacular) deben trabajar todos juntos para mantener el húmero, el largo hueso del brazo, en la articulación.

Estos son nombres grandes y trabajos grandes, para muy pequeños e importantes músculos. Entrenar sobre una superficie inestable, como la del balón de ejercicio, condiciona a estos músculos estabilizadores. Cuando se sienta en el balón y levanta una pierna fuera del piso en la Posición de árbol, usted confía en su centro, así como en los músculos estabilizadores inferiores de su pierna, para mantener el equilibrio. Para llevar los brazos sobre la cabeza en la Respiración de plegaria, usted confía en los músculos rotatorios del puño, para que pueda levantar el brazo sobre la cabeza y flexionar y extender la articulación del hombro.

También se mejora el equilibrio al ejecutar asanas yoga con el balón. Cada vez que el cuerpo necesita realizar su función de equilibrio, se llama al sistema vestibular. Este milagroso y complejo sistema que se aloja en ambos oídos internos, consta de un laberinto de cámaras y canales llenos de agua. Cuando su cabeza se mueve, voluntariamente o no, el líquido lo hace también, lo que provoca que se doblen los pequeños pelos del canal. La danza de estos pelos provoca una activación de los impulsos nerviosos, que a su vez, causan que el cerebro mande ajustes a las partes del cuerpo que necesitan evitar que usted se caiga del balón. Esta constante orquestación entre el sistema nervioso, el vestibular y los músculos, lo mantiene equilibrado mientras está sentado o rueda en un asana yoga.

Imagine poder mantener el equilibrio cuando su perro tira de la correa y sale corriendo, casi sin darse cuenta; el atleta nunca se preocupa por conservar el equilibrio en su trabajo de correr, brincar, ponerse en cuclillas, hacer cortes y cambiar de direcciones rápidamente. Se necesita un buen equilibrio y fuertes estabilizadores para evitar lesionarse, en especial cuando se agrega un artículo al movimiento —éste puede ser el jalar de la correa de su perro, los víveres que usted recoge del maletero, o cuando en la cancha de baloncesto mantiene la pelota engañando al contrario.

Una mejorada postura es otro beneficio del programa de Yoga con balón. Al recopilar este libro se tuvo gran cuidado de seleccionar los asanas yoga que fortalecieran algunos músculos y estiraran otros para crear el equilibrio muscular que se necesita en el cuerpo para ayudarlo a mantener la alineación ideal.

Todos estos beneficios señalan a Yoga con balón como un entrenamiento funcional. Este tipo de acondicionamiento estira algunos músculos y fortalece otros. Ayuda a desarrollar el equilibrio y la coordinación. Mejoran el centro de estabilidad y fomentan la eficiencia en los estabilizadores. Un entrenamiento funcional es uno que incluye elementos que afinarán su actuación, ya sea en el deporte o en la actividad diaria, no sólo al entrenar los músculos de "poder", sino también al trabajar los sistemas que impiden que usted se lesione. Es bueno estar fuerte, pero usted debe ser capaz de estabilizar su cuerpo de forma apropiada para que la fuerza se emplee de forma óptima. Si usted es un atleta y no entrena sus estabilizadores, no tendrá la ventaja que otros que sí lo hayan hecho.

Otro elemento de un entrenamiento funcional es el incorporar métodos que cambian la intensidad de su sesión de ejercicio. Podemos cambiar la intensidad de un asana de Yoga con balón, con sólo cambiar la relación de las articulaciones o al poner más o menos del cuerpo sobre el balón. Con Yoga con balón usted puede construir una práctica a nivel de principiante, un intenso y avanzado entrenamiento modelador, o puede simplemente preferir disfrutar de suaves y tranquilizadores estiramientos, todo mientras construye la resistencia a través de un entrenamiento que eminentemente se puede aplicar a su vida diaria.

Una última nota sobre el beneficio de combinar los asanas yoga con el balón de ejercicio: para algunas poblaciones, trabajar con este último puede hacer más segura la práctica de yoga. Cuando estaba embarazada, me dolían las rodillas todo el tiempo. Mis ligamentos no estaban firmes, debido a la hormona relaxina que circulaba por todo mi cuerpo, y que impedía que los ligamentos de las rodillas estuvieran tan estables como podrían estarlo para sostener apropiadamente la articulación de la rodilla en su lugar. Parecía que siempre estaba volteando las rodillas y el dolor nunca cedía. El balón proporcionó soporte para el peso de mi cuerpo, así que pude realizar un medio salto mortal hacia atrás, que me permitió continuar practicando el Saludo al sol (aunque no me sumergí tan profundamente en los asanas). Si no hubiera alternado mi práctica al usar el balón, me podría haber dañado las rodillas.

Una de mis clientes que tenía unos casi nuevos reemplazos de cadera, en las primeras etapas de su post-rehabilitación le parecía muy difícil sostenerse en ciertos asanas yoga, porque no tenía la fuerza muscular para apoyar la articulación de la cadera. Con el uso del balón soportando parcialmente el peso de su cuerpo, ella se sintió más segura y pudo realizar los antes desafiantes asanas, posiciones que le fueron de mucho beneficio para sus caderas y muslos.

Debido a que el balón se puede colocar con facilidad, de tal manera que dé un soporte amortiguador donde se necesite, quienes sufren de condiciones de dolor crónico como fibromialgia o artritis, pueden sentir que ya no están tan adoloridos como antes, después de esta forma de ejercicio. El balón también le permite descansar en una manera parecida a una silla, si la fatiga llega a ser abrumadora. Muchas personas que se están recuperando de una lesión o enfrentan situaciones de dolor crónico, hallarán en el balón a un amigo grato.

En los capítulos que vienen se le introducirá paso a paso a los principios que dan forma a una práctica de Yoga con balón y a los asanas que le ayudarán a diseñar su propia sesión de Yoga con balón

El capítulo 2 lo inicia en su viaje, con la instrucción en la respiración y ejercicios yoga, para ayudarle a relajarse y a fijar su mente en la conciencia del momento presente. Estas son las herramientas apropiadas que debe poner en su paquete para manejo del estrés. Puede encontrar que éstas pueden hacer que usted sea más efectivo en el trabajo, dándole una ventaja, al ayudarle a pensar con más claridad y creatividad. Es posible que encuentre que la respiración le ayuda para calmarse, y como resultado, mejore la comunicación dentro de sus atesoradas relaciones, los lazos familiares y los amigos. Muchos de mis estudiantes me han dicho que trabajar con la respiración, les ha proporcionado un camino hacia serenas aventuras espirituales. Para muchos, el trabajo de respiración es una herramienta que facilita la comunión con lo Divino; sin embargo, usted define a esa fuerza sobrenatural.

Encontrar el bienestar en su cuerpo a través de las exploraciones de postura, es el tema que se discute en el capítulo 3. Las exploraciones de alineación espinal en este capítulo fomentan el pleno conocimiento de la postura en la vida diaria —una buena postura contribuye a la salud de la espina dorsal y a mejorar el funcionamiento general del sistema esqueleto-muscular. También, en este capítulo se le introducirá a la musculatura del centro del cuerpo —importantes músculos en el tronco, incluyendo al transverse abdominis, que trabajan para proteger la espina cuando el cuerpo está en movimiento. Para muchas personas, éste es un muy infrautilizado músculo que, cuando se tiene conciencia de él, no sólo da una de la más estable base desde donde moverse, sino también proporciona el beneficio agregado de un tronco estético y tonificado. Estos sondeos prepararán al cuerpo de forma adecuada para la práctica de asana yoga; un completo entendimiento del material presentado en este capítulo, puede cambiar su forma de sentarse, pararse y moverse. Usted deseará tomarse su tiempo para aprender y asimilar estos conceptos de conocimiento postural dentro de su vida y su práctica.

En el capítulo 4, discutimos la importancia de adaptar el calentamiento para que se adecue a la actividad en la que se involucrará. Con mucha frecuencia, muchos de nosotros no le damos mucha importancia a la preparación que nuestros músculos, mentes y sistemas nerviosos centrales necesitan a fin de alistarse para emprender una actividad física, ya sea deporte, pasatiempo o tarea. La adecuada preparación para una actividad física es totalmente esencial. En este capítulo aprenderá la versión de Yoga con balón para el Saludo al sol, un calentamiento específico del yoga que consiste en una fluida secuencia de posiciones básicas. Esta es la actividad específica del calentamiento, que recomiendo utilizar antes de cada sesión de Yoga con balón; también puede usar este saludo para un acondicionamiento cardiovascular. Del mismo modo, el capítulo 4 se dirige a la importancia de utilizar sus músculos abdominales a lo largo de su práctica de Yoga con balón. Se le introducirá al concepto de un "cerrojo" yoga y al uddiyana bhanda —¡de verdad, uno de los antiguos y mejores secretos del yoga! El simple acto de trabajar con este "cerrojo" durante su práctica de Yoga con balón, dará tono a su abdomen y fortalecerá su musculatura central, estabilizando y tonificando su tronco y haciendo su movimiento más eficiente. Un centro estable también ayuda a proteger la espalda de una torcedura y lesión.

Conseguir el equilibro entre fuerza y flexibilidad es el tema del capítulo 5. Aquí se introducen las clásicas posiciones yoga adaptadas al ejercicio con balón. Se anima a los lectores para que analicen sus hábitos de estilo de vida y actuales niveles de fuerza y flexibilidad, para personalizar la práctica de Yoga con balón para centrarse en las necesidades corporales. También, este capítulo se dirige a dar secuencia a la práctica de yoga y lograr el beneficio máximo para el cuerpo.

El capítulo 6 se concentra en la necesidad del cuerpo para tener fuertes habilidades de equilibrio. Un buen equilibrio se traduce en mayores habilidades en su acondicionamiento y actividad deportiva y en una reducida posibilidad de lesiones en situaciones inesperadas, como el impedir una caída en un camino congelado o facilitar la recuperación del centro cuando un perro jala de repente su correa. Las posiciones que contiene este capítulo, proporcionan oportunidades para aminorar el paso y respirar en el momento, para que usted pueda, no sólo mejorar su equilibrio, sino también sus técnicas para manejar el estrés.

El capítulo que proyecta las posiciones avanzadas ayudará al profesional experimentado de yoga y del trabajo de balón, a descubrir sus ventajas. En los capítulos 5 y 6 es imperativo que usted tenga un buen dominio de los asanas, antes de seguir al trabajo avanzado. Estas posiciones son únicas y divertidas; la mayoría se mueve en torno al desarrollo de un fuerte y estable centro y de largos y delgados músculos. Siga meticulosamente las indicaciones y avance despacio través de cada paso.

En el capítulo 8, los asanas le ayudarán a relajarse y a rejuvenecer. Si necesita herramientas para manejar el estrés, éste es el capítulo para usted. Terminando una sesión de práctica de Yoga con balón con las posiciones restaurativas, es una buena forma de encerrarse en los beneficios de su práctica de asana, cuando se relaja profundamente al final de una práctica de asanas, su sistema nervioso "marca" la memoria de la liberación muscular para futuras referencias. También puede encontrar que la relajación y los ejercicios de respiración en este capítulo, le proporcionan un ritualizado y factible formato para relajarse, por medio de la meditación o la oración, preparando el terreno para una más serena forma de vida. Sin duda, usted hallará que practicar estas posturas en una base regular le recompensará con más tranquilos y relajados momentos en su vida. Así que tómese su tiempo para experimentar con estas posiciones y determinar cuáles son sus favoritas. Cada uno de nosotros tiene intereses, preferencias y sentido del placer personales, hasta cuando se trata de la relajación y el rejuvenecimiento.

El Capítulo 9, "Reuniendo todo", le proporciona tres sesiones de práctica —una básica, una avanzada y una tonificante— para ayudarle a empezar a integrar Yoga con balón en su vida diaria.

Escogiendo su balón de ejercicio

En el mercado existe un número de balones de ejercicio, y con certeza hay variedad en lo que se refiere a la calidad. Cuando empecé a trabajar con el balón de ejercicios, compré uno en una tienda departamental de la localidad. Después de unas cuantas semanas de tenerlo se reventó, mientras me estaba balanceando suavemente en él. Tuve suerte de no lastimarme. Este incidente me llevó a hacer mi tarea, al investigar los diversos balones de ejercicios disponibles para el consumidor.

Si en aquel momento hubiera sabido lo que estaba buscando, podría haber comprado un balón de calidad por la misma cantidad de dinero que pagué por uno barato. Recomiendo que adquiera uno anti-explosiones que haya sido probado a una presión de mil libras y tenga una superficie no resbaladiza. El balón que he encontrado más cómodo para trabajar es el *Fitball*. Este balón es anti-explosiones y soporta varios cientos de libras de presión. También tiene una superficie especialmente tratada, que hace menos probable que se resbale en el piso y usted se deslice fuera de él. Los balones están disponibles en negro, blanco, lavanda y multicolores. La mayoría de mis estudiantes prefieren el balón lavanda pastel, quizá por su relajante color. En la página 182 puede encontrar la información para ordenar un *Fitball*.

Las recomendaciones sobre el diámetro específico (tamaño) del balón que una persona debe utilizar para su ejercicio físico, varían dependiendo del maestro y la actividad. Entre más grande sea el balón más difícil será controlarlo. Una pauta general para su uso es ésta: cuando usted se sienta justo en la parte superior central de su balón, desea que las rodillas estén en línea con las caderas, doblando éstas y aquellas en un ángulo de 90º. Usted no desea que los huesos de los muslos se inclinen disparadamente hacia bajo de las caderas (el balón es demasiado grande) ni que estén más arriba de las caderas (demasiado pequeño). Por ejemplo, por lo general para las personas entre 1.52 y 1.72 metros de altura, un balón de 55 centímetros es suficiente. Para los que miden entre 1.72 y 1.87 metros, uno de 65 centímetros será lo mejor.

Cuando empiece a trabajar con el balón, es probable que sienta como si tuviera más control sobre el balón cuando es más pequeño. Después de que tenga alguna experiencia con éste y con la práctica los asanas yoga, puede que se halle deseando un balón un poco más grande, para incrementar el desafío. También, querrá experimentar algo con el grado en el que lo infle. Un balón un poco desinflado es más fácil de controlar y es menos probable que se deslice, que uno completamente inflado. La gente que es nueva con el trabajo de balón, con frecuencia comienza trabajando con un balón un poco desinflado y luego siguen hasta un mayor grado de inflación, mientras progresan en su práctica. Lo más importante en esta ecuación es que determine cuál es más cómodo para usted y cuál trabaja mejor para sus metas de práctica. El balón con el que ejercite debe proporcionarle el correcto nivel de desafío en su práctica.

Muchas compañías de balones venden una pequeña bomba de mano, especialmente diseñada para inflar los balones de ejercicios. Las bombas para bicicletas son lentas para inflar un balón; las compresoras de aire son fuertes y requieren de vigilancia para que no se infle de más el balón (lo que es peligroso —"anti-explosión" sólo aplica dentro de un máximo determinado de diámetro del balón). Si adquiere una pequeña bomba de mano cuando compre su balón, puede ser que le sea más fácil llevarlo con usted cuando salga de vacaciones, o usarlo como una alternativa de su silla de escritorio en el trabajo cuando lo necesite.

Quienes pasan muchas horas sentados al escritorio, pueden tener un buen amigo en el balón. La inherente inestabilidad del balón necesita que el cuerpo haga microajustes continuos para mantener derecha la espina dorsal. Este constante pequeño cambio impide que los músculos de la espalda y la pelvis se cansen, como es el caso cuando se está sentado en una silla por mucho tiempo. También puede rodar en el balón para cambiar los puntos donde su cuerpo hace contacto con la superficie del balón, lo que disminuye la probabilidad de experimentar la tensión o las sensaciones locales de ardor en los músculos, que con frecuencia acompañan el estar sentado por mucho tiempo. Para utilizar un balón como una silla, usted necesitará determinar el tamaño que mejor se acomode a su escritorio. Muchas personas prefieren un balón más suave y un poco desinflado, a uno firme y completamente inflado, cuando lo utilizan como una silla de escritorio.

Ahora, empecemos nuestra exploración de Yoga con balón, en el punto donde cada uno de nosotros empezamos esta vida humana —la respiración.

2
El cuerpo y la respiración

La práctica de Yoga con balón está construida sobre los cimientos de la respiración. Ésta abastece a todos los sistemas del cuerpo; cada respiración total, llenando las células con un copioso suministro de oxígeno dador de vida. Al concentrar nuestra atención en el siempre constante flujo y reflujo, parecido a una onda, de la respiración, nos ayudamos a centrarnos, fortaleciendo la percepción de nuestro entorno y a responder con calma e integridad a las energías del momento. Aferrados en el presente, recibimos lo que se debe que vivir en cada momento; no nos consumen los pensamientos caóticos ni los recurrentes torbellinos de emoción.

La práctica de *pranayama* —regulando la energía de vida, por medio del conciente control de la respiración— es una valiosa herramienta desarrollada por los antiguos yoguis, quienes buscaban no sólo conectarse con su yo superior, sino también convertirse en uno con toda la humanidad y la naturaleza. El propósito final de los yoguis fue crear equilibrio y armonía de mente, cuerpo y espíritu. Muchos modernos programas de relajación, terapia de respiración y entrenamiento de respiración para atletas, están basados en estas antiguas enseñanzas yoga del oriente.

Cada vez que tomamos una respiración, ayudamos a crear equilibrio en nuestros cuerpos y en el mundo que nos rodea. El acto de respirar crea un balance fuera de nuestro cuerpo, al proporcionar mucho del dióxido de carbono que necesita el medio ambiente, que luego se convierte en alimento para las plantas. Dentro del cuerpo, el respirar crea equilibro al suministrar constantemente oxígeno fresco a las células, lo que las ayuda a liberar su exceso de dióxido de carbono. Sin este intercambio las células mueren con rapidez, por la falta de oxígeno y una acumulación de productos de desecho.

La respiración yoga involucra un fuerte y constante movimiento del diafragma, un grueso músculo con forma de sombrilla, que separa el pecho del abdomen. Se origina en el esternón, viaja hacia abajo a los lados y atrás del cuerpo a las costillas inferiores, y está anclado en la espalda hacia las vértebras que conforman la parte superior de la espina baja. Al inhalar, se lleva el oxígeno a través de la tráquea a los pulmones; en esta fase, el diafragma se contrae hacia abajo, al estómago. El abdomen se expande mientras el diafragma se libera y retrocede hacia abajo y la respiración llena los pulmones. Al exhalar, el diafragma se relaja y presiona hacia arriba, comprimiendo los pulmones y por consiguiente, el aire se expulsa. El abdomen se contrae con suavidad a su estado de "descanso". Esta acción diafragmática de arriba abajo da masaje a los órganos internos, manteniéndolos bien nutridos con sangre fresca.

Llegamos a este mundo totalmente equipados para tomar profundas respiraciones diafragmáticas. Durante la infancia, la mayoría de la gente respira libre y fácilmente desde el diafragma. Sin embargo, al llegar a la adultez, muchas personas que no practican algún tipo de disciplina del cuerpo o meditación que se basa en sistemas orientales, desarrollan patrones superficiales de respiración. Cuando respiramos de esta forma, el oxígeno tiende a acumularse en la parte superior de los pulmones, donde hay menos sangre con la cual se mezcle el oxígeno; el corazón y los pulmones tienen que trabajar más duro para extraer el oxígeno necesario y circularlo a lo largo del cuerpo, para alimentar sus procesos. La rápida pérdida de dióxido de carbono, a través de cortas y poco profundas respiraciones, deja a la persona en un estado de hiperventilación crónica.

¿Cómo nos convertimos en respiradores de pecho? Con seguridad, la postura tiene mucho que ver con una respiración superficial. Encuentro que la mayoría de las personas que llegan a mí para una consulta de acondicionamiento, necesitan de algún tipo de reentrenamiento postural. Muchos de nosotros pasamos mucho tiempo cada semana, sentados en los automóviles y trabajando en escritorios o en computadoras. Si no vigilamos nuestra postura, es muy fácil que se caiga cuando estamos involucrados en estas tareas. Si sus hombros están enrollados hacia delante y usted ha colapsado hacia una posición en la que la cabeza está empujada hacia delante, no es posible que pueda llevar una respiración completa a los pulmones.

La ropa también puede poner restricciones en nuestra respiración. ¿Qué tan seguido ha sentido que ya no puede respirar más cuando está usando un cinturón o unos pantalones apretados? Es de importancia vital reflexionar sobre nuestra forma de vestir, si queremos estimular saludables patrones de respiración en una base diaria. Es común que también se desarrolle una respiración poco profunda, como respuesta al estrés. Un comentario que con frecuencia escucho de los estudiantes en mi clase de yoga, es que saben que están bajo tensión, pero no reconocen el estrés manifestado en sus patrones de respiración.

Los antiguos yoguis creían que a todo ser humano que llega a esta vida, le es dado un cierto número de respiraciones, y que si respira con rapidez y poco profundo, morirá más pronto que una persona que respira lento. Las personas que respiran con el pecho tienden a tomar aproximadamente, de dieciséis a veinte respiraciones por minuto, mientras que los respiradores diafragmáticos respiran de seis a ocho veces por minuto.

Mucha gente reporta estar asombrada por la diferencia en la forma en que se sienten, cuando por primera vez experimentan la respiración desde el diafragma. Éstas ayudan al equilibrio de los sistemas nerviosos simpático y parasimpático, aspectos del sistema nervioso responsables (respectivamente) de preparar al cuerpo para la acción y de relajarlo para un profundo descanso y rejuvenecimiento. La reacción de nuestro cuerpo a la estimulación externa o a la percepción de una amenaza, es activar al sistema nervioso simpático; en situaciones extremas, esta activación dispara la respuesta de "lucha, huída o inmovilidad". Pasar mucho tiempo en este estado hiperdespierto, hace que el cuerpo se deteriore. Cuando el sistema nervioso simpático está "alerta" por demasiado tiempo, las glándulas endocrinas se vuelven lentas en su funcionamiento, el sistema inmunológico se debilita y los procesos de recuperación física se deterioran. El resultado puede ser músculos adoloridos, fatiga excesiva o menores interrupciones crónicas de los procesos metabólicos del cuerpo, cuya acumulación se vuelve peligrosa. Las personas que continuamente se encuentran en un estado de desvelo, agotan las reservas de su cuerpo y se vuelven susceptibles a una multitud de enfermedades, así como al mal funcionamiento del corazón. Reestablecemos el equilibrio en el sistema nervioso a través de la respiración diafragmática, permitiendo que por un momento, el sistema parasimpático domine y conduzca al cuerpo para que descanse, se recupere y rejuvenezca.

La respiración diafragmática tiene un efecto inmediato en el estado de ánimo y el nivel de calma que una persona experimenta. Una poco profunda respiración de pecho provoca un exceso de dióxido de carbono en la corriente sanguínea, lo que directamente afecta al nivel de acidez de la sangre. Este desequilibrio de gases en la sangre, puede llevar a una persona a sentirse cansada, ansiosa, hostilizada y estresada. Este tipo de respiración también provoca una acumulación de tensión muscular, en particular en el cuello, espalda superior, hombros y entre los omóplatos. La quijada y los músculos faciales empiezan a mostrar evidencia de la creciente tensión muscular. Con frecuencia, los dolores de cabeza y la fatiga estarán presentes acompañando los síntomas.

Cuando los patrones productivos de respiración están en su lugar, las células del cerebro reciben un óptimo suplemento de oxígeno y esto causa que una persona se sienta vital, energética y serena. Al respirar profundamente, obtenemos la circulación de las "hormonas de que se sienten bien" por todo el cerebro y el cuerpo, y disminuye la tensión muscular. ¿Cómo es esto? Los científicos occidentales explican que la respiración profunda que se realiza durante la práctica yoga, estimula al sistema nervioso parasimpático, que a su vez, reduce la producción de químicos de estrés, como epinefrina, norepinefrina y cortisol, además aumenta la producción de "químicos para sentirse bien" —endorfinas y serotonina.

Aprender a respirar apropiadamente puede cambiar su vida. Dos de mis estudiantes son importantes ejemplos de esto.

Jennifer era gerente en una corporación que estaba pasando por una disminución de personal. Después de regresar de vacaciones, encontró 200 mensajes en su archivo de correo electrónico de entrada. Esa primera semana de regreso de vacaciones, Jennifer experimentó dolores de cabeza por tensión, todos los días. Nueva en las clases de Yoga con balón, decidió que intentaría la respiración diafragmática que estaba aprendiendo en la clase. Concientemente "regularía su respiración" al momento de sentarse en su silla en la mañana, y la verificaría cada vez que contestara el teléfono. Desde el mismo primer día que empleó lo que llamó su "nuevo sistema de respiración", dejó de desarrollar dolores de cabeza. Ahora reporta que es una versión más serena y feliz de ella misma.

Vicky era subdirectora en la misma compañía. Su trabajo requería que volara con frecuencia; cada vez que subía al helicóptero de la empresa, sentía ganas de volver el estómago. Ella, también, decidió poner a prueba la nueva respiración que había aprendido en clase. La siguiente vez que se necesitó que viajara en ese helicóptero, ella practicó el largo y lento patrón de respiración yoga, con el que se estaba familiarizando en la clase de Yoga con balón. Para su asombro, las náuseas nunca regresaron.

Los atletas con los que trabajo, logran mucho más con menos esfuerzo, cuando aprenden a organizar su respiración para que la hagan al pecho y al estómago, durante la competencia. He encontrado que la manera más efectiva para enseñar a los atletas a usar la respiración, como una útil herramienta de actuación, es primero hacer que practiquen en reposo. Cuando entienden el concepto de la respiración diafragmática, entonces, trabajamos para integrarla a su deporte.

Una respiración correcta es tan importante para una persona que está en rehabilitación después de una lesión, como para un atleta. Mary Massery, una mundialmente famosa fisioterapeuta que ayudó a Christopher Reeve a rehabilitarse después de su accidente montando a caballo, ha diseñado un taller completo sobre los efectos curativos de la respiración diafragmática, en relación con las lesiones en rehabilitación. Usar activamente el diafragma al respirar, proporciona la necesaria condición previa para llevar la respiración a los lugares más remotos del cuerpo, asegurando que el sitio de una lesión esté bien nutrida con oxígeno y ayudando a mantener a los demás sistemas trabajando óptimamente, lo que promueve la cura.

Al hacer una encuesta con los participantes después de un seminario, el comentario más frecuente que escucho es que la respiración yoga ha cambiado sus vidas.

Con una incrementada conciencia de sus patrones de respiración, estos estudiantes han aprendido la forma en que se vigila y modula su respiración a lo largo del día, llevando a (entre otras cosas) menos dolores de cabeza, una mayor comodidad entre el cuello y los hombros, una aumentada sensación de calma y equilibrio, menos fatiga y una habilidad para pensar de forma clara y creativa, por periodos más largos de tiempo. Si alguno de estos beneficios le suena atractivo, es más probable que pueda obtener beneficios al aprender a respirar de forma diferente. Si desea experimentar más de uno de estos resultados y sufre de asma, fluctuaciones de humor, dolor crónico y otras condiciones persistentes, la práctica de la respiración diafragmática podría influir significativamente en su calidad de vida.

Cuando animo a mis estudiantes a entender las enormes ventajas de cambiar el patrón de una respiración de pecho, a una diafragmática que llena el estómago, con frecuencia veo aparecer una luz de reconocimiento en sus ojos. Por lo general, la gente empieza con una ligera curiosidad sobre las técnicas de respiración yoga. Después de oír sobre los maravillosos beneficios de la respiración diafragmática y qué tan vitalizado puede hacerlos sentir, muchos estudiantes están sedientos de intentarla. Debido a las demandas que nos imponen nuestras apresuradas vidas, anhelamos soluciones para manejar nuestro estrés y desarrollar una óptima salud que pueda integrarse con facilidad a nuestros estilos de vida. El espléndido cóctel de respiración diafragmática puede ser ese tónico tan deseado.

Respiración y movimiento —el flujo dinámico

Una correcta respiración es esencial para la salud de la mente y del cuerpo, y se vuelve aún más importante cuando este último está bajo un esfuerzo físico. La respiración diafragmática ayuda a mejorar la resistencia muscular y a mantener los pulmones y el corazón moviéndose suave y eficientemente. Aprender esta forma de respirar e incorporarla a los patrones de movimiento, puede ser desafiante. Al empezar la práctica de Yoga con balón, muchos estudiantes respiran hacia atrás —echando bocanadas desde la parte superior del pecho y jalando el estómago hacia adentro en la aspiración— o se les hace difícil empatar la respiración con los modelos de movimiento. Muchos estudiantes han compartido conmigo, que su reto más grande es continuar respirando rítmicamente cuando están sosteniendo una posición desafiante. A otros estudiantes se les dificulta vaciar los pulmones por completo, lo que es esencial para tomar un completo y profundo trago de oxígeno fresco con la siguiente respiración.

Lo que sigue es una serie de ejercicios diseñados para introducirle a la respiración diafragmática. En estos ejercicios se le alentará para que concentre su atención en diferentes áreas del tronco, para estimular el movimiento del diafragma y ayudar a que la respiración encuentre su camino hacia las partes más profundas de los pulmones. Cuando aprenda estas prácticas, sea paciente con usted mismo. Ejercite con curiosidad, sin juzgar. Una importante parte de la práctica de yoga, es aprender a honrarse a sí mismo. Permita que este entrenamiento se encuentre con usted en el lugar donde se halla. Ponga atención a su cuerpo al escuchar los signos que le transmite. La respiración puede servir como un barómetro sobre qué tan bien está tolerando los ejercicios. Si encuentra que su respiración se vuelve difícil o que no puede realizar una posición sin dejar de respirar, entonces necesita modificar la postura para que sea menos demandante con su cuerpo. O es mejor que intente una posición de descanso —la de Niño— o cualquier otra que sea relajante, hasta que recobre las fuerzas.

Trabajar con la respiración y empatarla con el movimiento crea fluidez en nuestros movimientos, en un sentido de "ser uno" con el balón. Al practicar los asanas yoga de respiración, se crea un puente entre un movimiento y el siguiente. Empezamos nuestra práctica de Yoga con balón, tomando conciencia de la respiración. Entonces, nos enfocamos en disminuirla concientemente, alargando la inhalación y la exhalación. Para terminar, comenzamos a emparejar la respiración con los patrones de movimiento. Por lo general, en una aspiración expandimos una pose o abrimos el cuerpo, y al exhalar, lo doblamos y acercamos las extremidades al tronco.

Según nos familiarisemos con la respiración diafragmática y con lo que tiene que ofrecer, se puede encontrar, de hecho, buscando comenzar su práctica de Yoga con balón con un trabajo de respiración. Recomiendo que empiece cada entrenamiento con esta técnica. Cuando conozca bien estas prácticas, experiméntelas. Después de haber exhalado todo su aliento, concéntrese en la paz y tranquilidad que se presenta antes de la siguiente respiración. Cuente en silencio mientras inhala y exhala para disminuir la y prolongar la velocidad y longitud de su respiración, y observe cómo la longitud natural de la respiración cambia día con día. Tome nota de cómo se siente cuando trabaja concientemente con ella.

El primer ejercicio de respiración en la sección de práctica de este capítulo, se enfoca en observar las propiedades de la respiración. Una vez que podamos identificar nuestros patrones de respiración, entonces será posible aprender a ajustarlos para que seamos capaces de beneficiarnos de la respiración diafragmática que llena el estómago. Cuando estamos bajo presión, tendemos a respirar de forma poco profunda y con rapidez: partes de la fase de inhalación y exhalación se vuelven agitadas, disparejas e irregulares. Puede encontrar lugares en su ciclo de inhalación/exhalación, donde su respiración se contraiga, otros donde usted deja de respirar por una fracción de segundo o más. Puede observar que, cuando en el trabajo tiene una apremiante fecha de entrega para un proyecto, suspira con frecuencia. Hasta puede notar que tiene diferentes tipos de suspiros, todos relacionados con muy diversas emociones. Últimamente, he notado que suspiro de una forma cuando me estoy sintiendo presionada, pero lo hago de una forma muy distinta cuando me siento triste o desilusionada. ¿Qué tiene que ver el suspiro con la respiración? Los suspiros son un tipo de respiración —un patrón relacionado con la tensión, pero al fin y al cabo, uno de ellos. Nuestros modelos de respiración nos pueden dar una valiosa información sobre nuestras emociones y perturbaciones del alma.

Una vez que tenemos experiencia para detectar todos nuestros patrones de respiración, podemos empezar a trabajar para hacer hasta los más sutiles cambios en nuestras inhalaciones y exhalaciones. Por el otro lado, si no notamos que estamos respirando con rapidez, en una forma agitada y menos que óptima, y no hacemos concientes intentos para disminuir, alargar y suavizar la respiración, entonces el respirar mal se convierte en un hábito, hasta cuando no estamos bajo presión. La mayoría de la gente se maravilla por lo que descubre cuando empieza a vigilar sus tipos de respiración.

Cuando hemos aprendido qué son nuestros patrones de respiración, podemos dirigir nuestros esfuerzos para mejorarlos, cuándo y dónde sea necesario, como Vicky, respirando con calma antes de volar en sus viajes de negocios, o como los padres que disminuyen el ritmo de la respiración para tranquilizarse, antes de corregir el comportamiento de su hijo. El objetivo de este trabajo es deshacerse de todos los "defectos" en el ciclo de respiración, haciéndolos suaves y calmados, y estimulando una adecuada longitud de tiempo para acomodar una relajada fase de inhalación y exhalación.

Cuando respiramos suave y calmadamente, nuestros cuerpos pasan más tiempo operando fuera del apacible sistema parasimpático. Todos tenemos esos momentos en los que luchamos con un proyecto, una asignación, o hasta con una desafiante situación familiar, o una junta de negocios y, por supuesto, cuanto más luchemos, nuestra respiración y pulso se aceleran más, provocando que se intensifique la reacción "lucha o huída" del sistema nervioso simpático. Operar desde esta modalidad de luchar o huir, nos hace menos efectivos.

Practicar activamente la respiración diafragmática puede llevarnos a un estado mental más sosegado. Un principio de enseñanza de la India establece que cuando la respiración deambula, la mente titubea; pero cuando está tranquila, la mente también lo está. Cuando estamos en calma y relajados somos más creativos y pensamos con claridad, y es más probable que experimentemos destellos de inspiración o visión. En este menos despierto estado fisiológico, estamos más propensos a generar una amplia variedad de soluciones para los problemas, y a escoger la más adaptable y positiva respuesta disponible para nosotros en algún momento dado. Desde un estado de serenidad, en el cual navegamos la sosegada ola de la flujo y reflujo de la respiración diafragmática, encontramos al Divino, el misterio del espíritu y el alma.

La mayoría de los maestros espirituales recomiendan que concentrarse en la respiración, es el primer paso hacia el ascendente espíritu (el nuestro y el divino) para que podamos movernos hacia *sadhana*, la comunión con Dios, o el bondadoso Gran Misterio. Algunas religiones estimulan a la gente a sentir el espíritu de este Gran Misterio entrando al cuerpo, mientras el paso de la respiración desacelera y el cuerpo se relaja. La respiración es un símbolo bíblico de la presencia del espíritu de Dios. Muchas personas me reportan que cuando están extasiadas con el movimiento de la respiración fluyendo dentro y fuera del cuerpo, sienten una conexión con una presencia sobrenatural, o con su yo superior. Otros me dicen que a veces, concentrarse en el movimiento de la respiración en el cuerpo se vuelve una experiencia divina, y que reciben respuestas a oraciones o a cuestiones espirituales que han estado preguntado. Aún más, otros han compartido conmigo que cuando se están moviendo dentro de un momento espiritual mientras trabajan con la respiración, imágenes de águilas, montañas o algún otro símbolo de poder, destellan en el ojo de su mente. Este tipo de claridad e iluminación es común en la práctica de yoga.

Uno de mis ejercicios favoritos es sentarme sobre el balón frente a una ventana, para que pueda beber la magnificencia del vasto cielo que se encuentra allá arriba. Utilizo una mirada suave y me concentro en disminuir la respiración. Para mí, este es un primer paso para abrir mi corazón y permitir que entre el espíritu del Divino. Con frecuencia empiezo mi día de esta manera, para bendecir el día que tengo por delante, para que todos mis proyectos y mis relaciones reflejen los deseos del Divino para mi comportamiento y prepare el terreno para la inspiración. Algunas veces termino el día de la misma manera, sentada en mi balón mirando las estrellas, reduciendo el ritmo de mi respiración y agradeciendo a Dios por todas las bendiciones del día.

La respiración yoga y el trabajo con balón

La práctica de Yoga con balón puede empezar con los siguientes ejercicios de respiración, que ayudan a orientar la mente hacia el momento presente y a preparar al cuerpo para el ejercicio físico que se hará. También pueden ser valiosas herramientas que tener en su equipo para el manejo de la tensión. Si usted ha tenido un día difícil y la ansiedad invade su cuerpo, puede que desee practicar estos ejercicios sólo como una forma de rejuvenecimiento. Si tiene un balón en el trabajo, es probable que quiera practicar este ejercicio durante el día, cada vez que sienta cansancio o tensión. Debido a que promueve un pensamiento claro, la respiración diafragmática profunda también es un útil ejercicio que ayuda a preparar la mente para una junta importante.

Al trabajar con estos ejercicios deseará poner una especial atención a las sensaciones que experimenta, mientras su respiración se mueve fuera y dentro de su cuerpo. Puede considerar empezar a hacer anotaciones para seguir la pista a su progreso y a las experiencias, con respecto al entrenamiento de respiración. Deseará llevar un registro sobre las características de su respiración —descripciones cortas como "agitada", "suave", "suspiro", "jadea", "bloqueada", "espasmódica", "fluida"— así como notas sobre cuántos segundos dura su fase de inhalación y exhalación. Estos apuntes pueden ayudarle a establecer una línea base, para usarse al seguirle la pista a su progreso en el entrenamiento de respiración y también puede serle de utilidad como una guía, al notar cómo se relaciona su respiración con sus emociones. Esta última puede darnos buenas claves sobre cómo podría ajustarse nuestro estilo de vida para que sea más saludable y menos agitado.

Verificación de respiración

Este ejercicio le ayudará a familiarizarse con las propiedades de la respiración. La ligera presión del balón en el tronco, le ayuda a concentrarse en el área donde la respiración se puede notar más a través del cuerpo. Empiece ahí, enfocándose en cómo responde su cuerpo mientras la respiración se mueve dentro y fuera. Observar el flujo de ésta puede ayudar a medir su estado fisiológico y psicológico. Si siente ansiedad y preocupación, puede encontrar que hace cortas y profundas respiraciones acentuadas por suspiros. Puede observar lugares en su ciclo de respiración donde ésta se corta, o siente como si se quedara sin aliento. Por lo contrario, cuando se encuentra en un estado relajado y optimista, la respiración tiende a fluir más suave y con facilidad, y la longitud de la inhalación se aproxima a la de la exhalación. Este es el lugar en su práctica donde puede desear empezar a registrar sus experiencias en un diario, mientras reajusta su atención en la respiración.

Propósito Ayudarle a concentrarse claramente en las características de su respiración.

Advertencias • Recuéstese confortablemente en el piso. Asegúrese de mantener la curva natural de la espalda baja. • Enfoque su mente en sus patrones de respiración.

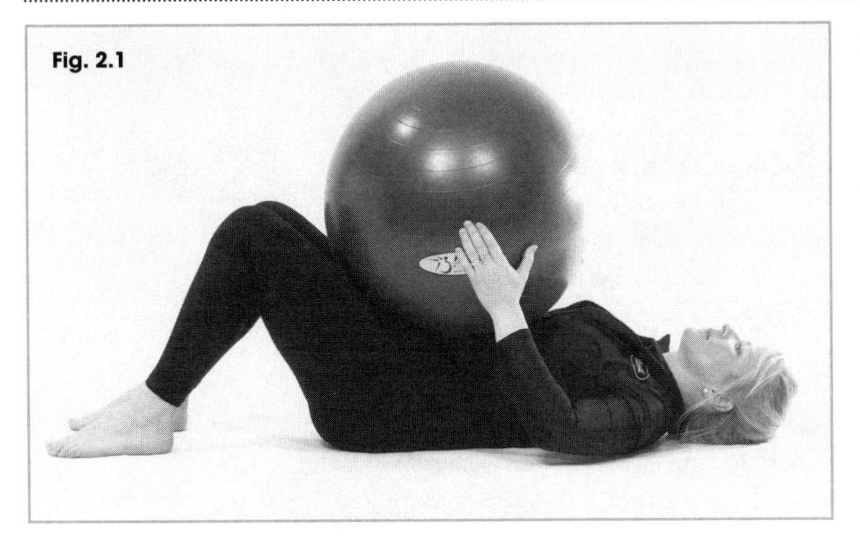
Fig. 2.1

posición inicial

Recuéstese de espalda, coloque el balón sobre su estómago y asegúrelo con las manos (fig. 2.1).

movimiento

1. Para sus primeros cinco ciclos de respiración, concentre su atención en el movimiento de su estómago, en tanto la respiración se mueve dentro y fuera de su cuerpo.

2. Para los siguientes cinco ciclos de respiración, note cuánto se mueve el balón cuando usted inhala y exhala.

3. Ahora pregúntese lo siguiente: ¿Mis inhalaciones son largas y lentas o cortas y agitadas? ¿Hay lugares donde mi respiración se corta? ¿Suspiro mientras respiro, o siento como si de suspirara ahora? ¿La longitud de mi exhalación se iguala a la de mi inhalación? ¿Hay momentos durante mi ciclo de respiración cuando ésta es irregular y desigual? Usted puede desear tomar notas sobre las propiedades de su respiración en un diario, antes de avanzar al siguiente ejercicio.

Respiración diafragmática

Este siguiente ejercicio ilustrará el proceso de la respiración diafragmática. El ligero peso del balón ayuda a promover la conciencia de cómo se mueven el estómago bajo y el músculo del diafragma. El balón también le ayuda a estimular la "memoria" del músculo en relación al diafragma, y su mejor uso en la respiración. Al final de esta exploración, note cualquier diferencia en cómo se siente, comparado con la forma en que se sentía antes de empezar. Puede desear experimentar con encontrar y concentrarse en la pausa entre las respiraciones, donde hay una profunda quietud, silencio y paz.

Propósito Experimentar la respiración diafragmática y el movimiento del abdomen en relación con el diafragma.

Advertencia • Mantenga la espalda en la posición neutral, conservando la curva natural de la espalda baja.

posición inicial

Recuéstese de espalda, con las plantas de de los pies planos sobre el piso. Coloque el balón sobre su estómago bajo y sopórtelo ahí, con las manos (fig. 2.2). (Vuelva a acomodar los pies si es necesario, para que el balón pueda descansar en el punto más bajo de su estómago).

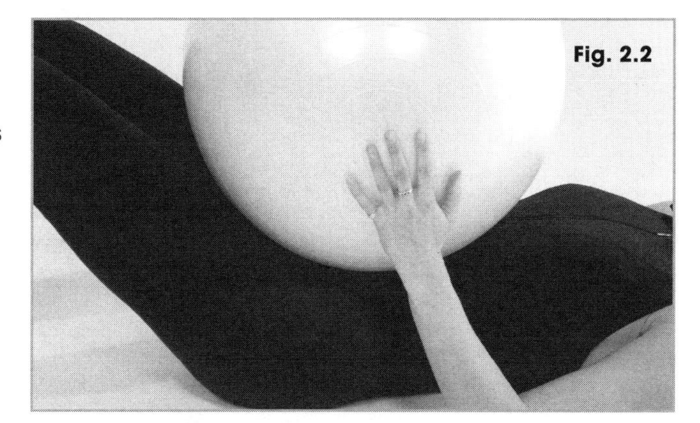

Fig. 2.2

movimiento

1. Inhale profundamente por la nariz. Tome aire llevándolo hasta abajo a la parte más baja el abdomen y permita que se infle éste como un globo. Note que el balón se levanta mientras llena el estómago bajo con aire.
2. Exhale lentamente por la boca, mientras lleva el estómago hacia la espina. Note que el balón baja mientras hace esto y libera el aire.
3. Repita varias respiraciones.
4. Ahora empiece a alargar las respiraciones, intentando inhalar y exhalar hasta la cuenta de diez. (Cuando adquiera práctica con la respiración diafragmática, será capaz de inhalar y exhalar por la nariz, mientras mantiene esta profunda respiración de estómago). Permanezca aquí todo el tiempo que desee mientras se sienta cómodo, por lo general, de 1 a 3 minutos. Saboreé cualquier buen sentimiento o sensaciones placenteras que pueda experimentar en su cuerpo.

Posición de niño, modificada (Mudhasana)

Este asana le proporciona una posición relajante que puede utilizar cada vez que sienta que necesita tomar un descanso durante, o después de su sesión de ejercicios. Estira el erector spinae, los músculos que se extienden por todo lo largo de la espina dorsal, que con frecuencia se vuelven tiesos y adoloridos, flagelados por la tensión. Este también es un excelente ejercicio para aliviar la tensión muscular en la espalda, que puede ser el resultado de estar sentado por largos periodos de tiempo ante un escritorio o la computadora.

Propósito Proporcionar una posición de descanso, que puede adoptar entre las más desafiantes o al final de su entrenamiento. Estirar el erector spinae.

Advertencias • No trabe los codos • Elimine esta posición si tiene problemas con las rodillas.

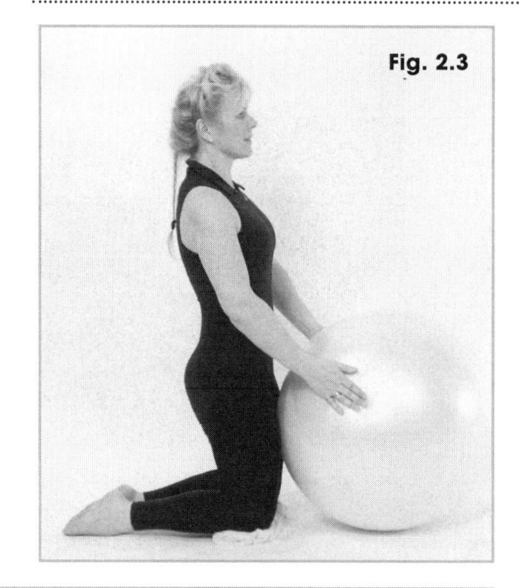

Fig. 2.3

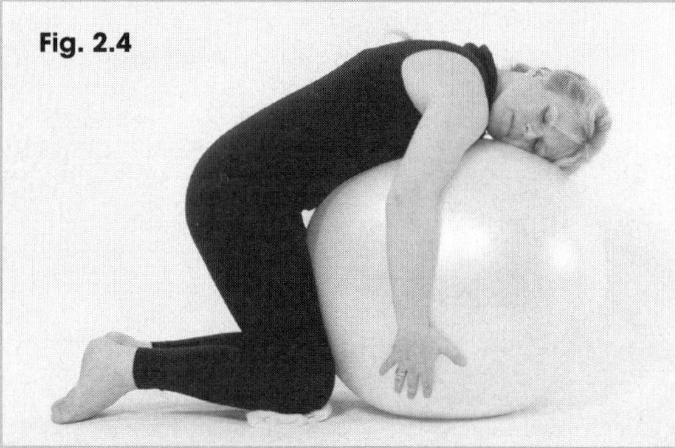

Fig. 2.4

posición inicial

Arrodíllese sobre un tapete o una toalla doblada, con el balón frente a usted, las manos ligeramente descansando sobre la parte de arriba de los lados del balón (fig. 2.3).

movimiento

1. Recuéstese hacia delante y doble el cuerpo sobre el balón (fig. 2.4). Abandónese para permitir que su espina dorsal y espalda se amolden a la forma del balón. Deje que la gravedad alargue su espina dorsal; sienta el estiramiento de tracción a través de la espalda alta y media. Note que el suave estiramiento se extiende también hacia los glúteos. Invite a liberar la tensión a todo lo largo de la espina dorsal, incluyendo la base del cráneo.

2. Practique la respiración diafragmática dejando caer el estómago hacia el piso al inhalar. Descanse en esta posición todo el tiempo que necesite.

Poder prana

Los siguientes ejercicios colocan el cimiento para ayudar a empatar la respiración con el movimiento. Este, en especial, me ayuda a despertar la conexión entre mi respiración y el movimiento de mi cuerpo. Por lo general, en el yoga "abrimos" el cuerpo, estirando lejos las extremidades desde el centro, mientras inhalamos, y las acercamos al cuerpo en la exhalación. En este ejercicio usted deseará enfocarse en la sensación del cuerpo, abriéndose a través del pecho y hombros, mientras levanta el balón sobre la cabeza.

Propósito Entrenar al cuerpo y al cerebro para emparejar la respiración con el movimiento. Demostrar cómo el cuerpo se "abre" al inhalar y se "cierra" al exhalar.

Advertencias • No arqueé la espalda fuera del piso. • Mantenga los codos un poco doblados.

posición inicial

Recuéstese de espalda con las rodillas dobladas, las plantas de los pies sobre el piso. Ponga el balón en su estómago y tómelo con las manos a ambos lados.

movimiento

1. Inhale mientras levanta el balón sobre la cabeza y lo coloca en el piso, detrás de usted (fig. 2.5). Tenga cuidado de no arquear la espalda al hacer esto. Recuerde sentir que infla el estómago al inhalar.
2. Exhale mientras baja el balón hasta el estómago, de regreso a la posición inicial. Sienta cómo se desinfla el estómago al exhalar (fig. 2.6).
3. Repita por cuatro ciclos de respiración.

Fig. 2.5

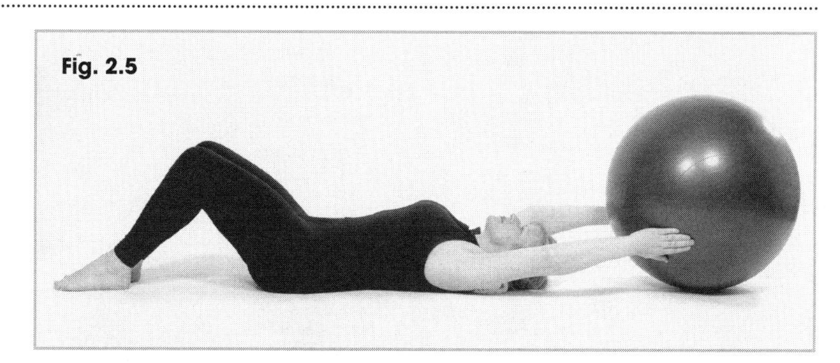

Fig. 2.6

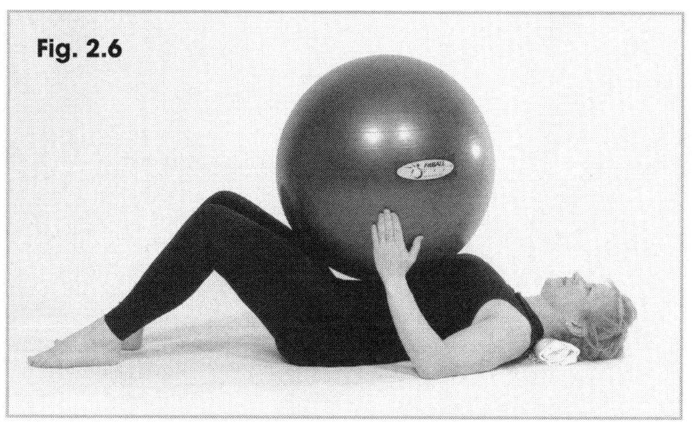

Respiración de plegaria

Esta rítmica sincronización de la respiración con el movimiento ayuda a prepararle para las más intensas posiciones yogas que siguen. Cada vez que coloca sus manos en posición para rezar, en la práctica yoga, es una señal de respeto y reverencia. En la práctica de grupo, es costumbre hacer una pequeña reverencia a los otros participantes, mientras se mantienen las manos en esta posición. Con frecuencia a esto lo acompaña el decir "Namaste", que significa "la luz en mí (o 'el Dios en mí') se inclina ante la luz en ti".

En Yoga con balón, la posición de Plegaria es un asana en movimiento. Note cómo el cuerpo se abre y estira mientras los brazos se llevan arriba de la cabeza. Mientras los brazos regresan hacia el cuerpo, concéntrese en el lugar donde los pies tocan la tierra, para que se ayude a anclarse y a centrarse para el trabajo que sigue.

Propósito Este patrón de respiración ayuda a centrarse y a ponerle sobre la tierra, antes de comenzar su práctica de asana.

Advertencias • Estire la espina dorsal. • Ponga el peso de su cuerpo en el centro del balón, para que no pierda el equilibrio cuando levante los brazos arriba de la cabeza.

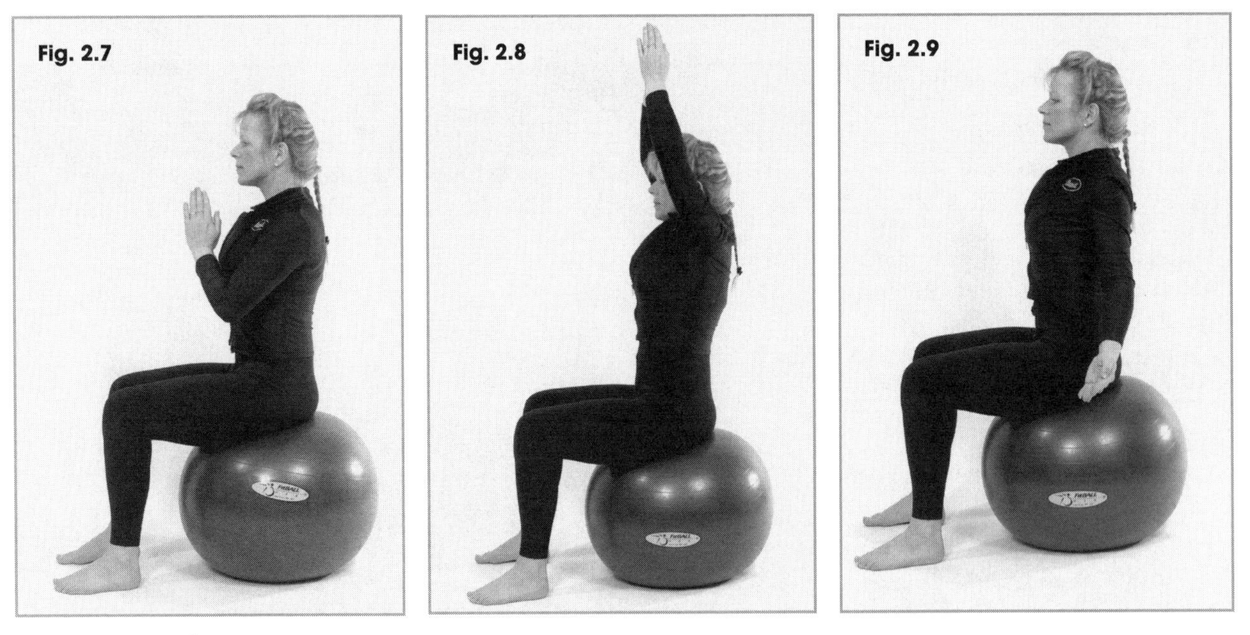

Fig. 2.7

Fig. 2.8

Fig. 2.9

posición inicial

Siéntese derecho sobre el balón, con los pies separados al ancho de los hombros, los dedos de los pies señalando al frente, las articulaciones de los tobillos alineadas debajo de las rodillas. Lleve las manos juntas hacia el pecho en una posición de Plegaria (fig. 2.7).

movimiento

1. Mantenga las manos en posición de Plegaria. Inhale mientras lleva los brazos arriba de la cabeza (fig. 2.8).

2. Exhale mientras libera los brazos hacia los lados (fig. 2.9) y regrese al pecho en la posición de Plegaria.

3. Repita este asana en movimiento de tres a cinco veces.

Revise esta sección y practique los ejercicios de respiración hasta que se familiarice con la respiración diafragmática y empate la respiración con el movimiento. Mientras siga adelante en el libro, regrese a este capítulo hasta que pueda integrar por completo la respiración con los ejercicios de Yoga con balón.

Empiece a instituir periódicas "verificaciones de respiración" a lo largo del día. Lleve su conciencia a la respiración. ¿Está realizando respiraciones de pecho, poco profundas? O ¿está haciendo total uso de su diafragma al realizar completas y profundas exhalaciones? Pregúntese: ¿Es mi patrón de respiración agitado y superficial o profundo y rítmico? ¿Estoy jadeando o suspirando? ¿Hay algún momento durante el ciclo, donde mi respiración se sienta irregular y desigual? ¿Son mis inhalaciones y exhalaciones largas y profundas? ¿Mi inhalación concuerda con mi exhalación? Practique concientemente la respiración diafragmática profunda cada vez que piense en ella durante el día, en especial cuando se encuente en situaciones que le hagan sentir ansiedad —al conducir en tráfico pesado, preparar una junta, esperar en una larga fila, tener una junta con su jefe.

Coloque el balón en su espacio vital o úselo como silla en el trabajo, para que cuando necesite tomar un momento para descansar o reagruparse, su balón esté listo. Descanse sobre el balón cuando practique la respiración conciente. Ruede con él y deje que dé masaje a sus músculos. Permita que el balón le ayude a encontrar los puntos tensos de su cuerpo. Mande la respiración hacia aquellas áreas que están adoloridas. Descanse, respire, regenérese —sienta el suave soporte acojinado bajo usted mientras bebe el seductor elixir de completas y profundas respiraciones oxigenadas.

3

Encontrando la tranquilidad postural con asanas de yoga con balón

En el capítulo anterior discutimos la importancia del movimiento del diafragma al respirar, y cómo estimular los patrones de respiración diafragmática llenando el estómago. Para prácticas y patrones saludables de respiración, la espina dorsal y el esqueleto deben estar en una alineación suave y natural. En este capítulo aprenderemos lo que constituye una buena alineación. Estará oyendo sobre la espina neutral, pelvis neutral y la neutralidad en las articulaciones —todas marcas distintivas de una postura ideal.

Para que una persona disfrute de una óptima salud, el prana, la energía vital del cuerpo, debe poder circular con libertad. El prana se mueve con facilidad a través del cuerpo que está erecto en estatura, una en la que el pecho se abre, y la barbilla y los hombros están suavemente retraídos. Un esqueleto mal alineado puede ser un obstáculo para el fuerte flujo de esta energía de vida. Cuando nos sentamos, paramos o movemos en formas que no mantienen la integridad de la óptima alineación del cuerpo, bloqueamos el flujo de prana a través del cuerpo.

En este capítulo aprenderemos un conjunto de herramientas yóguicas que le ayudarán a obtener una clara comprensión de lo que una buena alineación conlleva y cómo cultivar saludables hábitos de postura.

La historia de Ellie

Ellie es una mujer no poco común en el mundo de hoy. Una ejecutiva de publicidad, esperó hasta que estuvo bien establecida en su carrera antes de empezar una familia. Tomó todas las ventajas de la licencia de maternidad, que le permitieron disfrutar de su nuevo bebé y la ayudó a que poco a poco se acostumbrara a su nuevo papel y a todas las responsabilidades asociadas con la maternidad.

Ellie hizo una cita conmigo poco después de regresar a trabajar. Sentía que estaba desarrollando un agradable ritmo de vida, uno que le permitía manejar su carrera y la maternidad. Ahora estaba lista para empezar a trabajar, para adquirir una rutina de acondicionamiento que se acomodara con facilidad a la vida que se había creado.

Antes de su embarazo había tenido una estupenda condición física. Ahora deseaba no sólo volver a tener su antiguo nivel de acondicionamiento, sino también quería que le diera algunas sugerencias que la pudieran ayudar a aliviar el dolor que había empezado a avanzar lentamente en su cuello, hombros y espalda alta. Me contó que desde que había regresado a trabajar, el lado derecho de su cuerpo le dolía con cierta consistencia. No sólo estaba experimentando dolor durante el día de trabajo, sino también mientras caminada hacia su oficina y a media noche, en las horas en las que intentaba conseguir un descanso, que tanto necesitaba como una nueva mamá.

Antes de diseñar una rutina de acondicionamiento para Ellie, examinamos las formas en las cuales llevaba a cabo las actividades de su vida diaria. Sus músculos había sufrido un poco por la interrupción que había tenido de sus sesiones de ejercicios —simplemente no tenía la fuerza muscular ni el equilibrio con el que contaba antes de que su hijo Matthew hiciera su aparición. Al cargar al bebé, alimentarlo y empujar el cochecito del niño, Ellie había estado usando los músculos de maneras que después habían creado una falta de equilibrio en la parte superior de su cuerpo. También, con frecuencia se sentaba por muchas horas frente a una computadora o conducía a reuniones de negocios. Estas actividades de trabajo estaban contribuyendo a su desequilibrio muscular.

La primera tarea que nos impusimos Ellie y yo, fue volver a entrenar sus músculos para que pudiera aprender a sentarse y a mantener una alineación ideal mientras estaba trabajando, manejando a reuniones de negocios, alimentando a Matthew, o hasta cuando veía televisión. Ella tenía que conservar un balón de ejercicio en su casa y otro en el trabajo, para que pudiera realizar ejercicios que la ayudarían a entrenar sus músculos posturales y a mejorar el equilibrio muscular. La animé para que se sentara en el balón de ejercicios tan seguido como pudiera, inclusive cuando estaba trabajando frente a su escritorio o viendo televisión al final del día. El mismo acto de sentarse en el balón, activa los profundos músculos estabilizadores a lo largo de la espina, mismos que ayudan a soportar el cuerpo en una alineación ideal.

También, el balón le proporcionó un medio para dirigir su necesidad de equilibrio en los músculos más bajos de la pierna. Ellie encontró que con frecuencia, los músculos de las pantorrillas y los tendones de Aquiles estaban adoloridos y blandos —estos últimos habían sido dramáticamente acortados como resultado de usar zapatos de tacón alto. La ayudamos a definir las formas para alargar el tendón, al utilizar el balón de ejercicios, poniéndose sobre él en posición de Tabla y presionando los talones hacia el piso.

Cuando se dio cuenta del impacto que su elección de zapatos tenía en los músculos de las pantorrillas, Ellie decidió empezar a usar zapatos para correr, como apoyo para sus largas caminatas hacia la oficina, y cada vez que le era posible durante el día. Empezó a cargar los zapatos de tacón alto en su mochila, con la que sustituyó al portafolios. Ese fue el segundo "ajá" de Ellie, cuando empezó a explorar las ramificaciones físicas de su vida diaria. Tenía la costumbre de caminar todos los días hacia el centro de la ciudad, rumbo a su oficina, siempre acompañada de un atiborrado portafolio que llevaba en la mano derecha. Para cuando llegaba a la oficina, la parte superior de su hombro derecho estaba lleno de un ardiente dolor. Para el final del día, su cuello, ambos hombros y la espalda alta estaban fatigados y con espasmos.

Además de acortar los tendones de Aquiles, los zapatos de tacón alto habían empujado la espina dorsal fuera de alineación y creado un desequilibrio muscular en los hombros. El derecho, el que llevaba su repleto portafolios era más fuerte que el izquierdo: la única forma en que podría traspasar este fuerte caso, era seguir llevando la agarradera con la mano derecha y atar una larga correa sobre el hombro derecho. La mochilla por la que cambió, servía para algunos propósitos. Primero, ayudaría a mantener la alineación ideal en la espina dorsal, al jalar con suavidad sus hombros hacia atrás, en lugar de encorvarse y rodar hacia delante: la mochila también ayudaría a mantener el nivel de los hombros. Segundo, la correa de un portafolios ya no desgarraría el hombro de Ellie causando una irritación muscular local ni dolor en el cuello y la espalda alta. La mochila que escogimos para ella tenía ruedas, así que podría jalarla cuando estuviera en un edificio o un aeropuerto, mientras que alternara los brazos con frecuencia. De otra manera, los problemas de cuello y hombro seguirían predominando debido al abuso de un lado del cuerpo.

Si Ellie hubiera podido mantener un programa sin interrupciones, en su rutina de acondicionamiento, podría haber contrarrestado y prevenido los efectos de las nuevas demandas puestas en la parte superior de su cuerpo, al hacer sencillos ajustes a su régimen de ejercicio. Tal como estaba, se llevó algún tiempo antes de que pudiéramos reestablecer el apropiado equilibrio muscular en su cuerpo. Empezamos ese proceso diseñando una rutina de acondicionamiento, para que evitara cualquier ejercicio que fortaleciera el pecho y el frente de los hombros, porque estos músculos ya estaban tensos debido a sus actividades diarias. En lugar de eso, nos concentramos en fortalecer la espalda y la parte posterior de los hombros.

Al utilizar el balón de ejercicios, Ellie empezó a establecer el equilibrio en los músculos de la espina dorsal, al integrar en su rutina, ejercicios de extensión de espalda como la Cobra y otras posiciones yoga. El fortalecimiento de los músculos posteriores de los hombros se logró, al levantar y bajar las caderas mientras hacía la Posición de tabla yoga invertida. Le dimos fuerza a su espalda media con repeticiones de retracción de los omóplatos, mientras se hacía la Media tabla. La Posición de pez, con variaciones de brazos, fue perfecta para abrir el cuerpo y desarrollar flexibilidad en el pecho y los músculos frontales de los hombros.

Una vez que establecimos algunos ejercicios que estuvieran dirigidos al desequilibrio muscular de Ellie, pudimos ajustar su rutina de acondicionamiento. Si hubiéramos procedido a su régimen de ejercicios sin dirigirnos a sus necesidades posturales, esto la habría dejado propensa a alguna futura lesión.

La importancia de la postura equilibrada

Una postura derecha hace que una persona se vea más alta y más "junta" físicamente; también ayuda a prevenir el uso y desgarre innecesario del cuerpo. La postura puede mostrar nuestros estados de ánimo. Una postura colapsada puede ser signo de depresión y desaliento, mientras que una sencilla postura vertical sugiere confianza y atención en el momento actual. Cuando nos sentamos o paramos presentes y alineados, respiramos mejor, porque los pulmones tienen más espacio para expandirse dentro de la caja torácica. Respirar oxigena el cerebro, disminuyendo la ansiedad y creando un positivo estado mental. Con frecuencia el sólo mover la espina dorsal para pararnos o sentarnos más derechos, puede hacernos sentir fortalecidos y optimistas.

El prana se mueve a través del cuerpo con más libertad cuando los huesos y las articulaciones están en una apropiada alineación. Con el prana pulsando por todos los centros de energía del cuerpo, lo que los yoguis llaman los *chakras*, cada célula es más saludable y más llenas de vida. La mente está más lista y enfocada, y el sistema nervioso funciona con más eficiencia. Estamos más en contacto con nuestra intuición y el reino espiritual. La teoría yóguica nos dice que en este estado nos conectamos con una inteligencia divina —algo más allá de nuestro propio poder personal, un nexo en el cual prevalece la sincronía y la serenidad. Los yoguis creen que en este estado podemos estar más actualizados y movernos hacia nuestro más alto potencial y destino personal en esta vida.

No son sólo las disciplinas de yoga y artes marciales, que tienen cinco mil años de antigüedad, las que dictan el valor de una buena postura. Las más recientes prácticas de trabajo corporal, como el rolfing y las prácticas neuromusculares desarrolladas por Moshe Feldenkrais, F. M. Alexander y Joseph Pilates, también elogian la buena postura del cuerpo.

Las desviaciones de la postura causadas por anormalidades en los huesos no se pueden mejorar con el ejercicio y son permanentes. Sin embargo, cuando una mala postura es el resultado de un desequilibrio muscular y la falta de conciencia postural, podemos corregir la desviación con la educación y el apropiado ejercicio.

Alineación ideal

La columna vertebral adulta está formada de treinta y tres vértebras divididas en cinco grupos. Las siete superiores son las vértebras cervicales; las doce siguientes se llaman vértebras torácicas; las cinco que siguen son las vértebras lumbares. Debajo de la espina lumbar se encuentra el sacro, que consiste en cinco vértebras que se juntan. El cóccix, también conocido como rabadilla, se conforma de cuatro vértebras apiladas una encima de la otra, en la misma base de la espina dorsal.

Cuando la espina de un adulto está apropiadamente alineada, tiene tres suaves curvas naturales. En esta posición, llamada "espina neutral", la presión de los discos esponjosos entre cada vértebra se iguala. Los discos no se aprietan ni desplazan hacia atrás o al frente, como cuando andamos con los hombros caídos o extendemos en exceso la espina dorsal. Cada vez que nos sentemos, paremos o recostemos, es bueno que mantengamos la integridad de la espina dorsal, al alinear la columna vertebral para que refleje esta curvatura natural.

Una pelvis neutral funciona como una espina neutral, en el hecho de que protege a la columna de las lesiones, al prevenir que los discos se compriman. Para entender mejor este concepto de la pelvis neutral, visualice la pelvis como si fuera una cubeta con agua. En una posición de inclinación anterior (o hacia el frente) el agua se ladearía, saliéndose por el frente de la cubeta. Lo mismo pasaría con el agua en una posición de inclinación posterior, se saldría por la parte de atrás de la cubeta. En una posición neutral, el cubo estaría nivelado y por lo tanto no habría derrame.

Al principio, cuando aprenden este concepto de pelvis neutral, algunos estudiantes se benefician al colocar un balón en el estómago y observar para qué lado rueda —esto le dice si en ese momento usted se encuentra en una inclinación posterior o una anterior. El balón se equilibra en el estómago cuando la pelvis está alineada en neutral.

Cuando estoy enseñando la posición neutral a los niños atletas que entreno, les pido que se recuesten en el piso y traten de crear una mesa plana con la pelvis, una mesa sobre la que pudieran tomar el té. Este tipo de señales parecen crear una clara imagen visual del concepto que estoy tratando de explicar y es muy efectivo para provocar una apropiada posición. Es posible que usted quiera utilizar algún tipo de indicio visual. Me gusta visualizar líneas imaginarias que unen los huesos de la cadera con el pubiano, para crear una forma plana triangular. De esta forma puedo sentir si he creado un nivel plano con el posicionamiento de estos huesos.

No importa si usted está parado, sentado o acostado, una vez que entrene a su cerebro para visualizar las líneas necesarias para lograr la pelvis neutral y ajustar sus huesos, según sea el caso, usted puede crear la pelvis neutral.

En cuanto entienda el concepto de pelvis neutral, puede hallarse haciendo sus propios "estudios" de postura en la calle. Una de las clásicas desviaciones posturales que noto es cuando estoy observando a nuestra gente joven. La próxima vez que vea a los jóvenes divirtiéndose juntos, vea si puede detectar esto también. Es típico ver a los adolescentes usando pantalones de mezclilla demasiado grandes, sostenidos por la cresta superior del hueso de la cadera. Por lo general, estas huesudas caderas están echadas hacia atrás en una inclinación pélvica posterior, lo que empuja al hueso pubiano hacia delante. Esta postura puede tener sus recompensas si su nombre es Elvis Presley o Tom Jones, pero se está haciendo daño, si usted "vive" en esta posición. Con las caderas siempre en una inclinación posterior las corvas se acortan, lo que, a su vez, crea una postura plana hacia atrás. En esta posición, las vértebras de

La pelvis y la espina dorsal neutrales

La pelvis y la espina dorsal están en una posición neutral, cuando ninguna de las estructuras está girada ni inclinada en cualquier dirección. El posicionamiento pélvico está clasificado como anterior cuando la espina lumbar está extendida en exceso y el hueso pubiano está hacia atrás. Cuando se imagina a la pelvis como una cubeta, en la inclinación anterior el agua se tiraría de la parte de enfrente de la misma. En la inclinación posterior, la cadera está muy extendida y el hueso pubiano presiona hacia delante. El agua se derramaría por la parte de atrás de la cubeta en esta posición de la pelvis. Cuando ésta se encuentra inclinada hacia el lado, las caderas están horizontalmente desniveladas; en la analogía de la cubeta, el agua se tiraría por los lados.

En una óptima alineación, la pelvis está nivelada de lado a lado y anclada en una posición central entre los dos extremos de la inclinación posterior y la anterior. Este posicionamiento suministra una base equilibrada para el alineamiento de la columna vertebral.

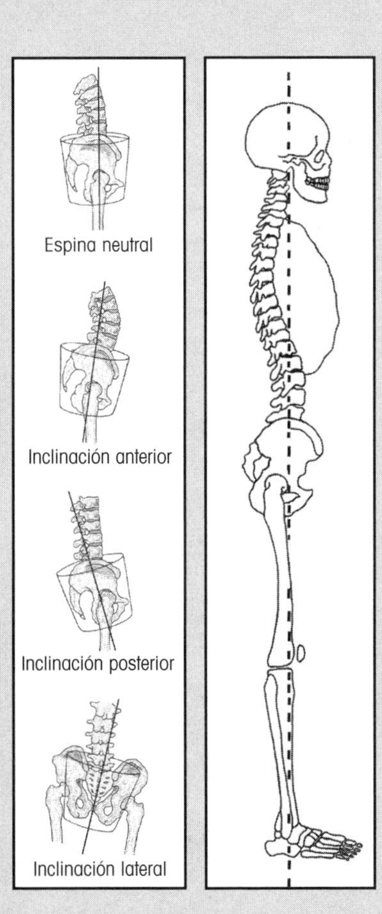

Al observar una espina dorsal y pelvis bien alineadas desde una vista de lado, usted puede dibujar una línea vertical que pasaría a través de varias estructuras del cuerpo. Siguiendo la gravedad, esta línea pasaría por la mitad del oído y luego, dividiría el centro del hombro, cadera y articulaciones de la rodilla, culminando en un lugar directamente frente a la articulación del tobillo. En esta alineación todas las articulaciones reflejan un estado de neutralidad, siendo cada lado del cuerpo una imagen de espejo de la otra. La equilibrada dinámica de esta alineación del esqueleto, proporciona una estructura desde la cual el cuerpo puede moverse con más eficiencia y proteger las articulaciones clave de la espina dorsal y la pelvis de alguna lesión.

la espina dorsal se desalinean y la persona queda propensa a las lesiones.

A la inversa, si usted es una de esas personas que tiene una excesiva inclinación anterior, los huesos de su cadera se empujarán hacia delante y su cóccix se presionará hacia fuera, detrás de usted. Esta posición pélvica aumenta la curva hacia dentro de la espalda baja. Cuando observa a la gente con esta desviación postural, notará que con frecuencia esto se asocia con un abdomen y glúteos protuberantes, junto con los hombros redondeados y una postura hacia delante. Esta alineación espinal conduce a la compresión de los discos a un lado de la espina lumbar y la cervical. Esto obliga a los discos a proyectarse desde el otro lado de la espina vertebral. Si este posicionamiento postural no se verifica, estos abultados discos pueden resultar en más problemas. Pueden "pellizcarse" durante los simples movimientos de flexión o extensión de las actividades diarias, y entonces, este material de disco herniado puede presionar los nervios de la médula espinal, una condición que provoca un intolerable dolor. Cuando las desviaciones posturales causan problemas de esta magnitud, con frecuencia, la cirugía es el único recurso. La gente se siente tan afectada que a menudo requiere de una mezcla de medicamentos sólo para tolerar el dolor, y pueden encontrar que no hay ninguna posición en la que no sienta dolor.

Algunas personas tienen la pelvis desnivelada. Frecuentemente, este es el resultado de pararse con una cadera salida hacia un lado. Conversando con personas que conozca bien y con las que interactúe mucho, puede notar que tienden a propiciar que sobresalga una cadera de lado. Esta presentación se conoce como una inclinación pélvica lateral. Con frecuencia he notado en las mujeres que tienen niños pequeños, que uno puede ver en cuál cadera cargan a sus bebés, porque una es más alta que la otra. Cuando el sacar la cadera se vuelve costumbre en la postura de una persona, los músculos del lado de la cadera que sobresale se estiran demasiado y los del otro lado se acortan. Este tipo de desequilibrio en las caderas se puede transferir hacia abajo a las musculaturas de la rodilla y tobillos, afectando el modo de andar de la persona y dejándola vulnerable a las lesiones en las articulaciones de estos últimos.

El siguiente importante concepto de una buena alineación espinal al que deseo llamar su atención, es la activación del transverse abdominis. En el capítulo 2 hablamos de él por primera vez, en su función como parte de la musculatura central del cuerpo. Un activo músculo transverse abdominis proporciona un vigorizante corsé de protección para la espina dorsal. Activamos a este músculo al subir y bajar el ombligo hacia la espina. (Esta acción se hace mejor en la fase de exhalar en su ciclo de respiración). La simple acción de llevar el ombligo hacia la espina ayuda a alinearla y a mantener su posición.

Cuando se cimienta la espina dorsal en una óptima alineación, se tiene una sólida y fuerte base con la cual generar poder en los movimientos. Aprender a utilizar apropiadamente la musculatura de su transverse abdominis, le ayuda a concentrarse en el fuerte centro de su cuerpo, para que todos sus movimientos se originen desde este fuerte y confiable cimiento. Sus patrones de movimiento se vuelven más controlados, precisos y deliberados. Cuando una persona intenta iniciar un movimiento sin activar este músculo, es equiparable a golpear un tapete mientras se está parado sobre hielo. Si estuviéramos viendo a alguien hacer esto, veríamos un movimiento de golpeo, desorganizado e impreciso, como resultado de un contacto débil y poco efectivo con el tapete.

Es imperativo que la espina dorsal esté anclada en su lugar antes de que se realice cualquier movimiento. Cuando la columna vertebral no está soportada por un activo transverse abdominis, las vértebras y los discos pueden deslizarse de su lugar, desde el impulso del movimiento, dando como resultado una lesión en la espalda baja. Y aprender a involucrar apropiadamente a este músculo, no sólo ayuda a proteger la espina dorsal, sino que el simple acto de llevar el ombligo hacia ella, da tono a la musculatura abdominal, ayudando a desarrollar un aspecto estéticamente agradable de los músculos abdominales. Observando de perfil a una persona que está activando su transverse abdominis, uno puede notar un estilizado tronco y una cintura con una apariencia como si estuviera "fajada".

Los yoguis conocen a la acción que incluye al músculo transverse abdominis como *uddiyana bhanda*. *Julandhara bhanda* se involucra al retraer la barbilla. *Mula bhanda* se efectúa al contraer el perineo. En el tradicional trabajo de práctica de yoga con las bhandas, se combina con pranayama (trabajo de respiración) con el propósito de dirigir el prana en el cuerpo de tal manera que se convierta en energía espiritual. Por lo general, la práctica de bhandas no se debe hacer, sino hasta que el estudiante de yoga se haya purificado, con varios meses de práctica de asanas. También algunos yoguis incitan a la utilización de bhandas en la meditación, para ayudar a tratar diversas condiciones médicas. Esto se encuentra fuera del alcance de este libro, pero si desea saber más sobre este fascinante tema, sugiero que consulte *Meditation as Medicine* [Meditación como medicina] de la doctora Dharma Singh Khalsa. En Yoga con balón el trabajo de bhanda se realiza al principio de la práctica, para persuadir al cuerpo para que tenga una natural y soportada alineación.

Cuando active el transverse abdominis en las posiciones de Yoga con balón, usted se sentirá más relajado y aún más seguro en cada asana, porque tiene la sólida sensación de que está anclado en una fuerte base de soporte. En ese momento, podemos sentir que estamos afectando el delicado equilibrio entre el *sukha* yoga, estabilidad, y *shira*, facilidad de esfuerzo. Un vez que se acostumbre a trabajar desde su fuerte centro, encontrará que puede crear más largas y derechas líneas de yoga por todo el cuerpo, cuando esté practicando los asanas. Su posición yoga se vuelve más organizada desde la punta de los dedos de los pies hasta la punta de la cabeza.

Cuando consiga alinear su cuerpo para soportar una postura correcta, encontrará que su respiración también se vuelve más estable y con menos esfuerzo. La postura y la respiración son ingredientes esenciales para el sólido cimiento sobre el cual uno puede empezar a construir su práctica personal de Yoga con balón.

Plan postural: alineación ideal

Como un preludio del trabajo de asanas con Yoga con balón, usted deseará equilibrar su espina dorsal al practicar los bhandas y luego alinear su cuerpo desde los dedos de los pies hasta la punta de la cabeza. Empezamos con los pies porque es aconsejable siempre empezar su práctica yoga conectándose con la tierra y moviéndose hacia la conciencia del momento presente —muchas personas se ayudan en esto contemplando el lugar donde sus pies se conectan con la Madre Tierra. El Plan postural lo llevará paso a paso a través del proceso de equilibrar la espina dorsal. Usted deseará trabajar con los bhandas y la estabilización de los omóplatos, hasta que los microajustes que proporcionan se conviertan en una naturaleza segundaria.

Propósito Arreglar la alineación de la espina dorsal y centrar su peso equitativamente en el balón. Practicar la activación del transverse abdominis para proteger la espalda baja y generar poder.

Advertencias • Manténgase derecho a través de la espalda. • Tenga cuidado de no sumir el estómago al sostener la respiración.

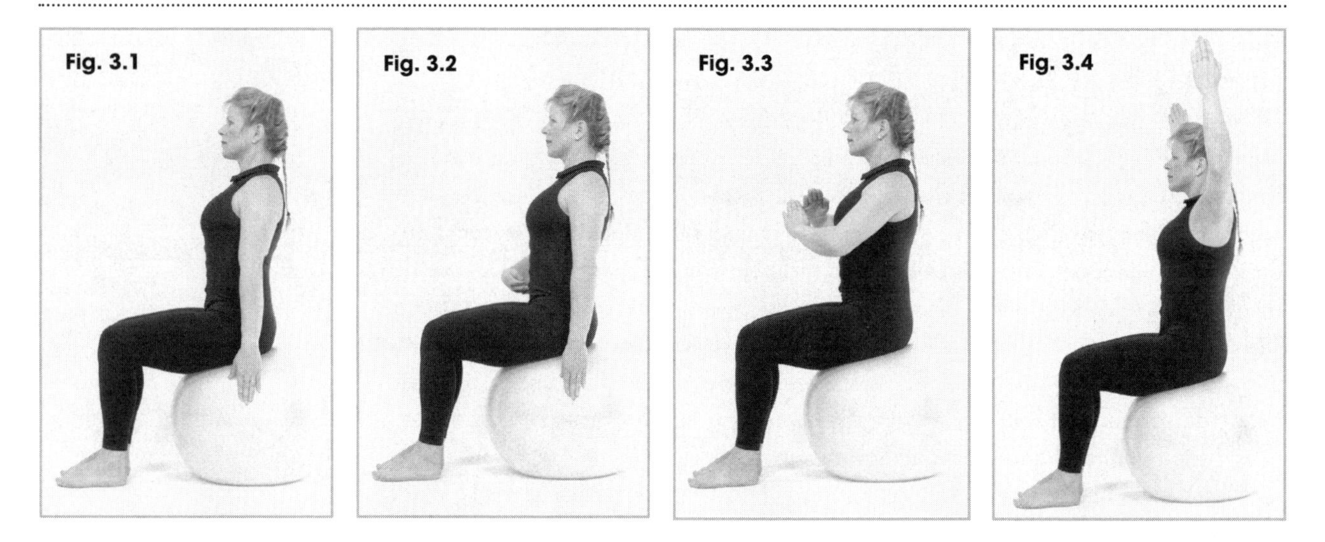
Fig. 3.1 Fig. 3.2 Fig. 3.3 Fig. 3.4

posición inicial

1. Empiece sentándose derecho sobre su balón, con los pies separados al ancho de los hombros. Los dedos de los pies apuntando hacia el frente, las articulaciones de los tobillos alineadas debajo de las rodillas. Concéntrese en el lugar donde sus pies están conectados con la tierra (fig. 3.1).
2. Moviendo su conciencia hacia arriba por su cuerpo, alinee las caderas con las rodillas.
3. Coloque una mano en el estómago bajo y lleve la espina dorsal hacia su ombligo, activando la banda de músculos que se envuelven alrededor de la cintura y protege la espalda baja (fig. 3.2).

movimiento 1: abridor de pecho

1. Cruce las muñecas en la chakra del corazón, el centro de su pecho (fig. 3.3). Inhale y lleve los brazos sobre la cabeza (fig. 3.4).

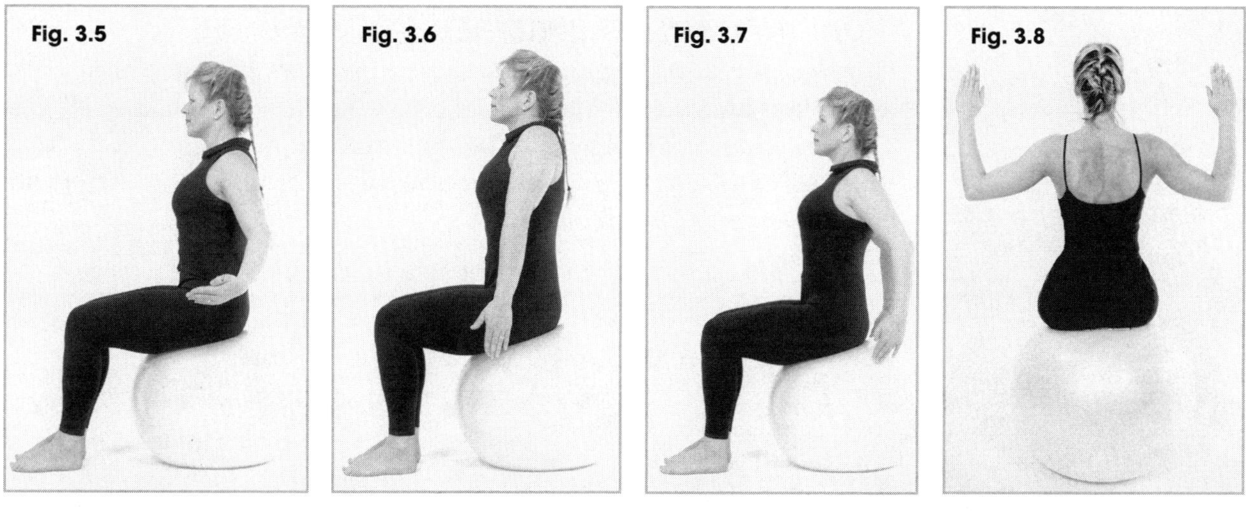
Fig. 3.5 Fig. 3.6 Fig. 3.7 Fig. 3.8

2. Exhale mientras baja los brazos a los lados (fig. 3.5). Asegúrese que su pecho esté levantado y los hombros no redondeados.
3. Inhale mientras levanta los hombros (fig. 3.6), luego ruédelos hacia atrás mientras exhala con un largo "¡ahh-hhh!" (fig. 3.7).
4. Repita si lo desea.

movimiento 2: estabilización de los omóplatos

Use los músculos que se encuentran entre los omóplatos para juntar estos con suavidad, estabilizando la escápula (fig. 3.8).

movimiento 3: retracción de la barbilla (julandhara bhanda)

1. Ahora ruede los hombros hacia atrás, coloque los dedos en la barbilla, y con suavidad guíe la cabeza hacia atrás y arriba (fig. 3.9). Los yoguis nombran a este movimiento julandhara bhanda.
2. Encuentre su *dristi* yoga, un punto de enfoque, en la pared frente a usted. Concentre la mirada en esa señal. Utilizando su visión de esta forma, realzará más su postura al mantener la barbilla apropiadamente alineada, ni volteando al suelo ni apuntando hacia el techo (fig. 3.10).

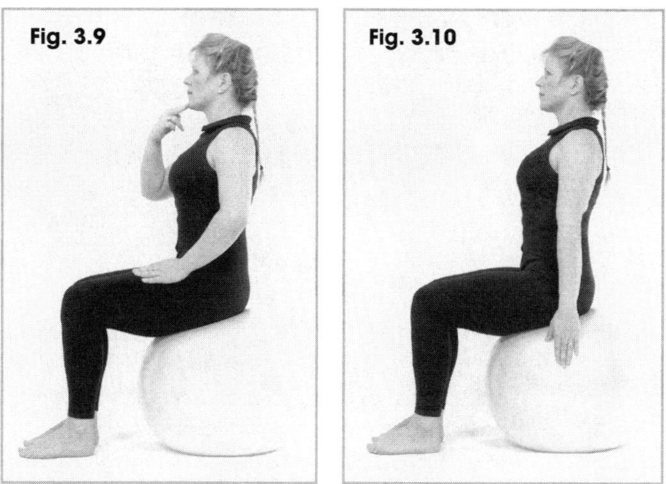
Fig. 3.9 Fig. 3.10

3. Note dónde está situada su cabeza en relación a la parte de arriba de la espina dorsal. ¿Está inclinada hacia delante? ¿Está inclinada a un lado o al otro? ¿Puede sentir algún desequilibrio aquí?
4. Ahora, intente alargar el cuello y crecer aún más. Sienta toda la espina dorsal alargarse. Imagine que le están jalando la punta de la cabeza hacia el techo, para que la coronilla y el techo se encuentren.
5. Haga tres respiraciones diafragmáticas, permitiendo que su cerebro y sistema nervioso integren lentamente este patrón postural en su memoria muscular.

Compresiones de abdomen

Los ejercicios que se presentan a continuación, también le proporcionan varias oportunidades para explorar más completamente la activación del músculo transverse abdominis. Este tipo de ejercicios otorgan formas para despertar lo que para muchos es un músculo "dormido". El ejercicio le ayuda a encontrar este importante músculo y luego a trabajarlo.

Propósito Crear una memoria muscular para activar el músculo transverse abdominis y fortalecerlo.

Advertencia • Mantenga la curva natural en la espalda baja.

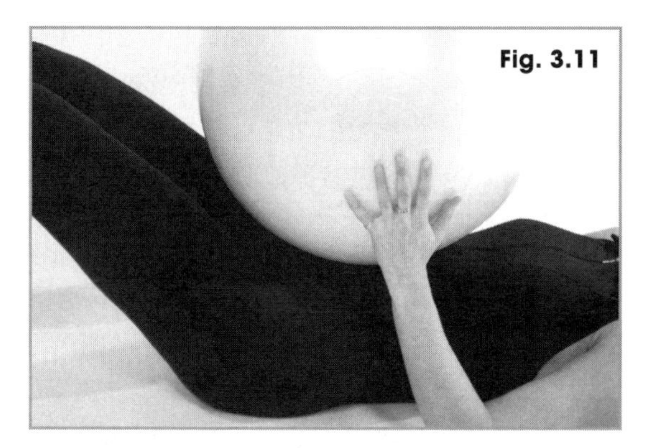

Fig. 3.11

posición inicial

1. Recuéstese de espalda con las rodillas dobladas y los pies sobre el piso, separados al ancho de la cadera. Alargue el cuello y asegúrese de que la barbilla apunte hacia el techo.

2. Coloque el balón en el estómago bajo, sopórtelo con ambas manos (fig. 3.11).

movimiento

1. Inhale por la nariz para llenar el estómago con aire. Note que el balón se levanta.

2. Exhale y lleve el estómago hacia la espina dorsal. Note que el balón se hunde en la exhalación.

3. Mientras respira rítmicamente, mantenga una contracción moderada del transverse abdominis (uddiyana bhanda) por aproximadamente 6 segundos.

4. Inhale y con suavidad libere la contracción.

5. Repita de seis a ocho veces.

Media tabla con uddiyana bhanda

La Media tabla con uddiyana bhanda ayuda a crear conciencia de y construir fuerza en el transverse abdominis. Este ejercicio depende de las compresiones de abdomen; sin embargo, es un poco más desafiante porque los músculos abdominales están trabajando contra la gravedad (lo que no estaban haciendo en aquel ejercicio). A través de esta posición, aprendemos que para activar el transverse abdominis se necesita no sólo sumir el ombligo hacia la espina dorsal, sino también se trata de mover con suavidad el músculo adentro y arriba. Agregar movimiento provoca que los músculos trabajen más duro para estabilizar el cuerpo.

Propósito Crear conciencia de y construir fuerza en el transverse abdominis.

Advertencias • Mantenga la espina neutral a lo largo de la posición. • No deje caer la cabeza.

posición inicial

Deje caer el cuerpo sobre el balón en Posición de media tabla. Las palmas de las manos están hacia abajo en cualquier lado del balón, directamente debajo de la articulación del hombro: las rodillas se encuentran bajo las caderas. Asegúrese de que su peso esté distribuido equitativamente en las cuatro extremidades. Mantenga la apropiada alineación de la cabeza en la espina dorsal. La mirada está en el piso.

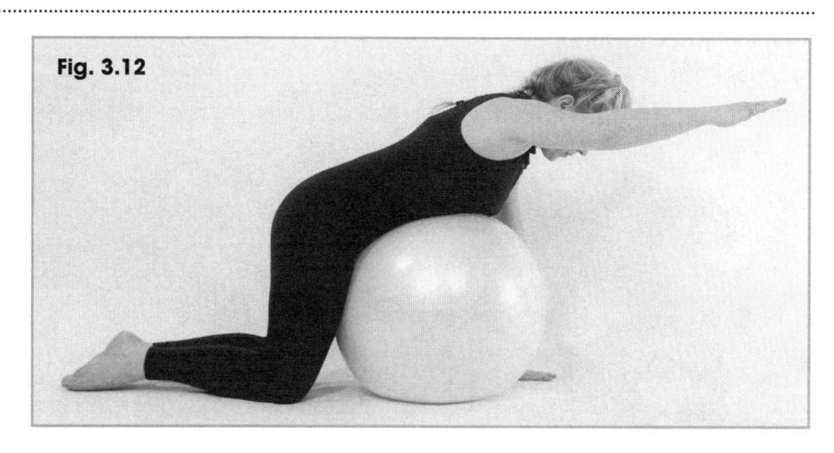

Fig. 3.12

movimiento 1

1. Inhale y sienta el estómago presionar el balón.
2. En la exhalación active el transverse abdominis (uddiyana bhanda), al llevar el ombligo hacia arriba y adentro hacia la espina, intentando levantar ligeramente el estómago fuera del balón sin mover el cuerpo.
3. Mantenga esta moderada contracción de 6 a 8 segundos, mientras respira rítmicamente.
4. Repita de seis a ocho veces.

movimiento 2: agregar extremidades superiores

1. Inhale y sienta el estómago presionar el balón.
2. Al exhalar haga que el transverse abdominis (uddiyana bhanda) trabaje, llevando el ombligo arriba y adentro hacia la espina dorsal, mientras que al mismo tiempo levanta un brazo en el Medio equilibrio espinal (fig. 3.12).
3. Mientras respira rítmicamente, mantenga esta moderada contracción de 6 a 8 segundos mientras sostiene el brazo en el aire.
4. Lleve el brazo a la posición inicial.
5. Repita con el otro lado.

Contracción abdominal (*Akunchan prasarana*)

Este rítmico ejercicio abdominal da masaje y mejora la circulación de los órganos abdominales y cambia dramáticamente el tono de la pared abdominal. Al exhalar se presiona la sangre fuera de la cavidad abdominal al inhalar, ésta se relaja y un fresco suministro de sangre rica en oxígeno es enviada a los órganos. Con este sistemático bombeo de sangre a través del abdomen, los órganos de éste se revitalizan; se mejora la eliminación, digestión y absorción de los nutrientes y aumenta la circulación.

Cuando por primera vez empiece a practicar este ejercicio, deseará generar una contracción que es aproximadamente 30 por ciento de su máximo y luego poco a poco aumentarla a casi el 50 por ciento. Contraer con todo el poder, crea demasiada tensión en el abdomen.

Propósito Fortalecer el músculo transverse abdominis. Proporcionar un suave masaje a los órganos abdominales.

Advertencia • Asegúrese de mantener la espina dorsal en una posición neutral durante toda esta posición.

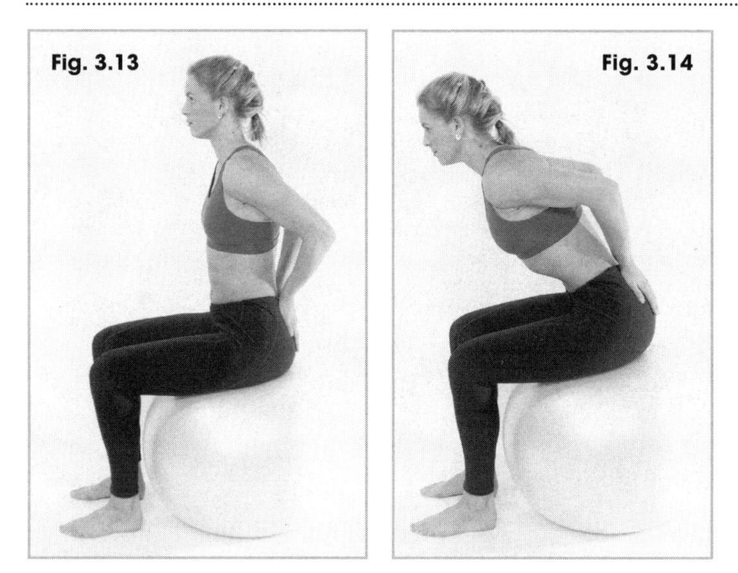
Fig. 3.13 Fig. 3.14

posición inicial

1. Siéntese sobre el balón con los pies separados un poco más del ancho de las caderas. Encuentre la espina neutral al usar el Plan postural.
2. Inclínese sólo un poco hacia delante, para colocar las palmas de las manos en las articulaciones sacroilíacas en ambos lados del sacro con forma triangular en la base de la espina dorsal (fig. 3.13).

movimiento

1. Exhale y lleve el ombligo hacia arriba y adentro a la espina dorsal. Sienta el transverse abdominis contraído como al 30 por ciento de la máxima contracción (fig. 3.14).
2. Libere el estómago para llegar a la posición inicial en la inhalación.
3. Repita diez veces.

Yogui meditativo

Este ejercicio mejorará su fuerza abdominal y su estabilidad central. Al balancearse sobre el balón con un pie fuera del piso, los músculos abdominales se reclutan para evitar que usted caiga del balón. Esta es una divertida posición para practicar y puede hacerlo sonreír al intentarla.

Propósito Mejorar la fuerza abdominal, así como el equilibrio.

Advertencias • Siéntese derecho en la alineación ideal. • Respire suave y calmadamente. • Esfuércese en mantener las caderas niveladas e inmóviles mientras trabaja por todo el movimiento.

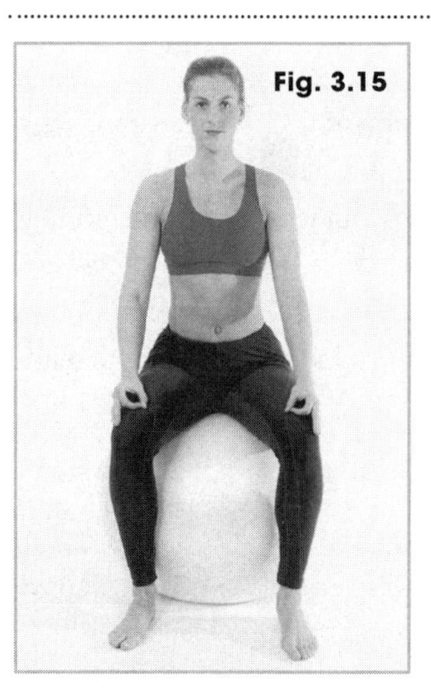
Fig. 3.15

posición inicial

1. Siéntese sobre el balón con las rodillas dobladas, con los pies separados al ancho de los hombros, las rodillas alineadas por encima de las articulaciones de los tobillos. Encuentre la espina neutral utilizando el Plan postural. Haga trabajar al transverse abdominis (uddiyana bhanda).
2. Con los dedos meñiques descansando en la parte de fuera de las rodillas, coloque las manos en una posición meditativa al conectar el pulgar y el índice (fig. 3.15).

movimiento —nivel 1

1. Enderece la pierna derecha, levantándola a aproximadamente veinte centímetros del piso (fig. 3.16). Sostenga por cinco segundos, respirando.
2. Libere y repita con el otro lado.
3. Practique Yogui meditativo por un total de tres repeticiones de cada lado.

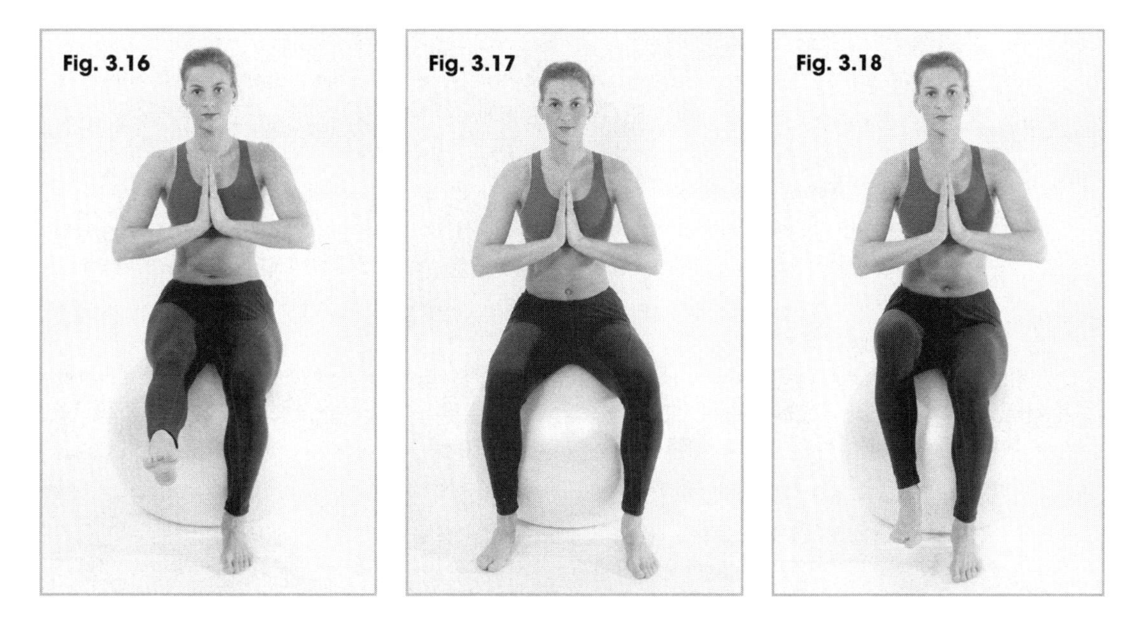
Fig. 3.16 Fig. 3.17 Fig. 3.18

movimiento —nivel 2

1. Empiece desde la misma posición inicial, usando el Plan postural para encontrar la alineación ideal y haciendo trabajar al transverse abdominis. Lleve las manos al frente del esternón y presione las palmas juntas en Posición de plegaria (fig. 3.17).
2. Mantenga la rodilla doblada, levante el pie derecho aproximadamente quince centímetros fuera del piso (fig. 3.18). Sostenga durante cinco segundos, respirando.
3. Coloque el pie derecho otra vez sobre el piso. Antes de seguir al lado izquierdo, asegúrese de que esté sentado en una posición equilibrada y que el transverse abdominis esté activado.
4. Repita este movimiento del lado izquierdo del cuerpo.
5. Regrese el pie izquierdo al piso. Verifique su postura.

Ahora ha completado el Plan postural, la activación del transverse abdominis y ha entendido los ejercicios. Me admira cómo el planear la postura se ha vuelto una parte de mi vida —ahora hago ajustes a mi postura sin pensarlo. Mis hijos se ríen de mí porque espontáneamente alineo mi espina dorsal y llevo mi ombligo hacia la columna vertebral, aún antes de doblarme para recoger algo que se ha caído al piso —algunas veces algo tan ligero como una hoja de papel. Imagino que usted descubrirá lo mismo, una vez que se familiarice con estos ejercicios —puede empezar a notar que alinea su columna vertebral y hace que trabajen los músculos abdominales, antes de voltear en la calle o antes de agacharse a sacar un traste del horno.

Mientras se familiarice con la alineación y los ejercicios de activación, establezca "momentos concientes" de postura en su rutina diaria —momentos en los que dirija su atención hacia la verificación del estado de sus abdominales. Quizá deseará hacer un hábito de la activación de sus abdominales cuando suene el teléfono. O poner la alarma del reloj varias veces al día para recordárselo, para crear un ligero tono en sus abdominales bajos y asegurarse que no está dejando que se proyecte el estómago. Estos sencillos actos le ayudarán a tonificar y dar condición a la musculatura del transverse abdominis, para que pueda progresar continuamente en su programa de Yoga con balón.

Nunca puede equivocarse al crear un poco de tono para asegurar que los abdominales no se proyecten. Las personas que no tienen condición ni conciencia para activar el transverse abdominis, corren el riesgo de jalar la pelvis hacia una inclinación anterior, si tienen una demasiada generosa circunferencia con muy poco tono. Una vez que las personas sin condición desarrollan una mayor línea base de tono en el transverse abdominis, al sostener un poco la activación en diferentes momentos a través del día, pronto podrán hacer que este músculo trabaje por periodos más largos de tiempo y con una mayor contracción.

Como hemos discutido a lo largo de este capítulo, estimular al transverse abdominis conduce a una mayor estabilidad central, lo que protege la espalda baja de alguna lesión y nos ayuda a movernos con más eficiencia y a utilizar nuestra energía con inteligencia. (Y un agradable efecto colateral de un músculo transverse involucrado, es una aerodinámica apariencia de los abdominales, estéticamente agradable). Una alineada y vigorizada postura mejora la forma en que usted se sienta, para y mueve, y también le ayuda a verse, sentirse y a respirar mejor. Una buena postura le dará muy buenos dividendos para siempre. Usted se hace un gran servicio al lograr de la verificación de su postura un patrón regular en los movimientos de su vida.

4

Ese importantísimo calentamiento

Pregunte a cinco personas qué es el calentamiento y es probable que le den cinco respuestas totalmente diferentes. Cada vez que visito el centro de acondicionamiento de mi localidad para llevar a cabo un entrenamiento personal, me admira la variedad de actividades que la gente hace como calentamiento para el ejercicio. En su mayor parte, lo que veo me causa preocupación.

El calentamiento más común que veo que hace la gente en el gimnasio, no es calentar en lo absoluto. Incontables veces he visto a las personas llegar del trabajo, para reunirse con un amigo para un juego de squash o racquetball, lo único que hacen para calentar es una serie de movimientos en redondo de un lado, con el hombro del brazo que lleva la raqueta o un par de tiros de la pelota contra la pared. ¡Eso es todo para un juego en el que el corazón puede estar bombeando a más del 75 por ciento de su máxima velocidad, a los pocos minutos del juego! El solo hecho de pensar en esto hace que mi corazón se acelere. He sido testigo de cómo las personas dejan la cancha después de sentirse abrumadas por el mareo, náusea, ligero aturdimiento, o hasta dolor en el pecho —todos potenciales signos de problemas cardiacos.

Por desgracia, un miembro del gimnasio perdió la vida de esta forma. Era temprano en la mañana y un hombre de mediana edad entró corriendo a la cancha para jugar un partido antes de ir a trabajar. Su compañero de squash y viejo amigo, lo estaba regañando por llegar tarde otra vez. Los dos hombres estaban en muy buena condición y por eso, simplemente empezaron su juego en el mismo momento en que John pisó la cancha.

Ni siquiera pensaron dos veces lo que estaban haciendo —una decisión que minutos después, probó ser trágica. Usted ve, con frecuencia, en los primeros minutos de una actividad aeróbica, que el corazón mostrará inusuales ritmos, en especial si se encuentra en el pecho de un hombre de mediana edad. Este fenómeno se acentúa aún más, si la actividad ocurre temprano en la mañana. Cuando el sistema circulatorio se calienta gradual y adecuadamente, con el tiempo, los ritmos cardiacos se nivelarán, y el espectro de una inminente fatalidad, desaparece.

En aquella fría mañana de invierno, la muerte le tomó a John menos de siete minutos después de llegar a la cancha. Empezó a quejarse de un dolor en el pecho casi al empezar el juego esa mañana, pero como los dos hombres se jactaban de su alto nivel de acondicionamiento, ninguno pensó que algo serio fuera a ocurrir. John pensó que estaba teniendo problemas gastrointestinales por haber desayunado tan rápido ese día. Phil pensó que John estaba alborotando y sólo siguió jugando y disparándole comentarios sarcásticos. John cayó al piso, retorciéndose y contorsionándose; aún entonces Phil no creyó a su amigo capaz de seguir sus dramatizaciones. Pero entonces el color de John cambió a un horrible gris azuloso. En unos cuantos segundos sus ojos estaban sin vida.

Ciertamente, éste es el peor de los casos, pero hasta una tragedia como ésta es una en muchas otras. Es un simple y factible compromiso para su salud, el permitir el tiempo necesario al día para un minucioso y apropiado calentamiento, adaptado a la actividad en la que participará.

¿Por qué necesitamos personalizar un calentamiento? Porque al hacer esto apropiadamente, con suavidad hacemos que trabajen varios sistemas del cuerpo que estarán en juego durante nuestra completa actividad. Las diferentes ocupaciones físicos imponen distintas demandas sobre las diversas partes del cuerpo; nuestro calentamiento debe reflejar las demandas físicas que vamos a imponer a nuestro cuerpo durante el ejercicio. La forma de calentarse antes de levantar pesas, no debe ser la misma para el polo techado. Con el primero, la tensión se coloca sistemáticamente en varios músculos del cuerpo, incluyendo el cardiaco, mientras que en el segundo, los músculos de las pantorrillas reciben un notable golpeteo debido a las instantáneas contracciones concéntricas y excéntricas que necesitan. Trabajar en el jardín tiene diferentes requerimientos que el caminar. En la actividad de jardinería, una gran tensión se puede colocar en las caderas, espalda y cintura mientras que el rendimiento cardiovascular se mantiene al mínimo en su mayoría. Con la caminata el corazón hace un moderado ejercicio físico, mientras que la tensión en cualquier estructura o músculo en el cuerpo es por lo general insignificante (¡en especial si su cuerpo está en una buen alineación postural!). Es importante analizar las demandas de su actividad y planear un calentamiento que le ayudará a prevenir que el cuerpo experimente una tensión o lesión innecesaria.

¿Cómo determinamos que efectivamente es un apropiado calentamiento? Si usted se está preparando para una actividad aeróbica que vaya de moderada a alta, es aconsejable ejercitar a un paso lento de ocho a diez minutos, acercándose gradualmente al nivel de ritmo cardiaco con el que trabajará al final. Si se encuentra en un medio ambiente frío o es una persona mayor, sería más apropiado que caliente de diez a quince minutos.

Un calentamiento gradual prepara los músculos, corazón y pulmones para la próxima carga de trabajo, y aumenta la actividad de enzimas del cuerpo, con el propósito de metabolizar las grasas y los azúcares con más rapidez para que la energía pueda estar disponible con más facilidad. También, es menos probable que el ácido láctico se junte en las articulaciones cuando usted calienta de forma gradual. Eso significa que será menos probable que usted experimente una sensación de ardor en las extremidades, que con frecuencia acompaña a las etapas preliminares de un entrenamiento. (Piense en las veces que calentó tan rápidamente —o no lo hizo— y que sus brazos y piernas parecían pesar una tonelada cuando estaba haciendo ejercicio. Ese es el efecto del aumento de ácido láctico). Para terminar, un eficiente calentamiento prepara a su cuerpo para quemar grasa y ayuda a realzar su actuación. ¡Todas son cosas buenas!

Cuando la actividad para la que se está preparando es una forma de ejercicio que abarca todo el cuerpo, como el yoga, es más beneficioso calentar con un mínimo de tres a cinco minutos de continua actividad rítmica. En este caso nuestro enfoque está en aumentar la temperatura en los músculos y en el tejido que los conecte con el hueso, y el de hueso con hueso. Cuando los músculos, tendones y ligamentos están calientes, son más flexibles y menos vulnerables a la lesión. La elevada temperatura del tejido aumenta la elasticidad y la flexibilidad. Calentar estos tejidos también ayuda a desviar la sangre del bazo y el estómago, y dirigirla hacia los músculos que están trabajando, lo que requiere de oxígeno extra y de nutrientes disponibles por el aumento de flujo sanguíneo.

También el movimiento continuo, suave y de bajo impacto aumenta la producción de fluido en las articulaciones sinoviales. Este fluido viscoso lubrica la articulación, facilitando el movimiento y disminuyendo la probabilidad de que el movimiento provoque desgaste y desgarre en la articulación.

Siempre encuentro útil el empezar y terminar mi sesión de Yoga con balón, con unos cuantos minutos de respiración diafragmática. Me recuesto sobre un tapete cualquiera o en el de yoga, con un balón descansando sobre mi estómago y simplemente me concentro en sentir la respiración inflando mi estómago en la inhalación, y mi ombligo cayendo hacia mi espina dorsal en la exhalación. Me parece profundamente relajante sentir la suave presión del balón en el estómago mientras mi respiración lo expande y retrocede. (Revise el capítulo 2 para una detallada guía de respiración). El respirar con el diafragma y concentrarse en las sensaciones de los músculos mientras se calientan, ayuda a llevar a la mente al momento presente, un importante elemento de una sesión de yoga.

Para empezar su práctica de Yoga con balón, sugiero que haga varias series de respiración diafragmática en una posición reclinada. Luego recomiendo que se siente en su balón y continúe la práctica de cadencia relajante de la profunda respiración diafragmática, mientras realiza rodadas de hombros para abrir el pecho y expandir los pulmones. Después, tenga mucho cuidado para encontrar una buena alineación esquelética con el Plan postural que se describe en el capítulo 3, regrese al lugar donde identifique la musculatura del transverse abdominis (uddiyana bhanda) e involúcrelos concientemente. Disfruto pasar por esta secuencia, por los beneficios posturales y de relajación física que proporciona.

Ahora mi recomendación para usted es practicar la Respiración de plegaria, el fluido se empata con la respiración con un movimiento que puede ayudarle a preparase, física y mentalmente, para las posiciones yoga que siguen. Coloque las manos en Posición de plegaria en el chakra del corazón, inhale para levantar las manos hacia los cielos, y exhale mientras con lentitud baja los brazos a los lados. (La Respiración de plegaria se describe en su totalidad en el capítulo 2). Encuentro que esta secuencia de respiración y movimiento postural es una efectiva forma para conectarme con la tierra y centrarme, como un primer paso en mi práctica yoga.

La mayoría de las tradicionales formas de yoga empiezan con un fluido asana llamado Saludo al sol o Surya namaskar. Es una graciosa secuencia de enlazadas posiciones diseñadas para crear *tapas*, o calor, en el cuerpo, y para preparar a éste y la mente para una más extensiva práctica.

Cuando realizamos el Saludo al sol, como un calentamiento, no mantenemos alguna de las poses por más de una o dos respiraciones que lleva el ejecutar completamente cada postura. Con este constante movimiento rítmico podemos crear el tapas necesario para ayudar al cuerpo a acomodarse, para el resto de la práctica.

En la secuencia completa del Saludo al sol, que se describe abajo, ponga mucha atención a las instrucciones que se dan en relacionadas con la respiración y la posición del cuerpo. Practique cada segmento por separado hasta que gradualmente se familiarice con toda la secuencia, y en poco tiempo podrá completar todo el Saludo al sol sin tener que detenerse y empezar de nuevo constantemente.

Una vez que se vuelva un seguidor a la práctica del Saludo al sol, lo considerará como un excitante proceso por el cual desplazarse. Puede utilizar esto como un ejercicio de acondicionamiento aeróbico, al realizar varias repeticiones del Saludo al sol a un paso activo. Si desea utilizar su programa de Yoga con balón como una sesión cardiovascular, lo puede hacer al combinar a un buen paso, este Saludos con otros asanas móviles de Yoga con balón.

Saludo al sol (Surya namaskar)

El Surya namaskar es un específico calentamiento yoga diseñado para preparar al cuerpo y a la mente para una práctica más extensa de asana. En el programa de Yoga con balón, esta secuencia se efectúa totalmente sobre el balón. Honre a su cuerpo escuchando las claves que le proporciona y de acuerdo con esto, establezca el paso de su práctica. Por ejemplo, si encuentra que le cuesta trabajo respirar o hay lugares donde está sosteniendo la respiración durante el Saludo al sol, necesita bajar el paso. De forma similar, si siente rigidez en algunas áreas de su cuerpo mientras se mueve a través del calentamiento, deseará ajustar sus movimientos para que no esté presionando las posiciones demasiado intensamente. Luego, establezca su ritmo de entrenamiento de acuerdo a sus necesidades, teniendo como base las sensaciones que sienta mientras se mueve a través del calentamiento.

Propósito Calentar el cuerpo, lubricar las articulaciones y preparar los músculos, el tejido conectador, corazón y pulmones para los más extensas fortalecedoras y de estiramiento.

Advertencias • Mientras se mueve dentro y fuera de las diversas posiciones de Surya namaskar, mantenga una impecable forma por medio del uso de la postura neutral y la alineación ideal. • Algunos movimiento en el Surya namaskar pueden ser difíciles para las personas que son nuevas en el yoga o en el trabajo con balón, ya que ellas necesitan una especialmente fuerte alineación abdominal y un buen equilibrio. Tenga paciencia consigo mismo, y se desarrollará su habilidad para "fluir" a través del Saludo al sol. • La respiración le ayudará a unir una posición con la siguiente, haciendo más fluidos sus movimientos.

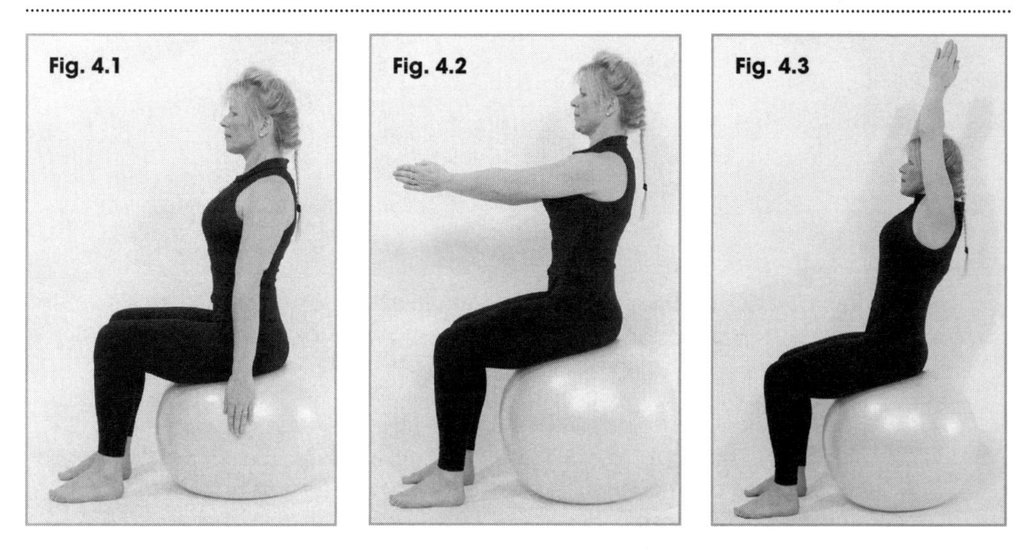

posición inicial

1. Siéntese sobre el balón con los pies separados al ancho de los hombros. Alargue y alinee la espina dorsal y retraiga la barbilla para que la cabeza esté sentada directamente encima de la espina dorsal (fig. 4.1). Active los músculos entre los omóplatos para bajar los hombros y echarlos para atrás.
2. Coloque las manos en una pose de plegaria en el esternón.

movimiento 1

1. Inhale mientras extiende los brazos frente a usted, juntando las palmas (fig. 4.2).
2. En la exhalación, active al transverse abdominis, mientras lleva rápidamente los brazos arriba de la cabeza para reclinarse en un ligero salto mortal hacia atrás (fig. 4.3). Incline un poco la cabeza, para que quede en línea con la espina. La barbilla se levantará ligeramente.
3. Inhale en este ligero salto mortal hacia atrás, o asana Cobra.

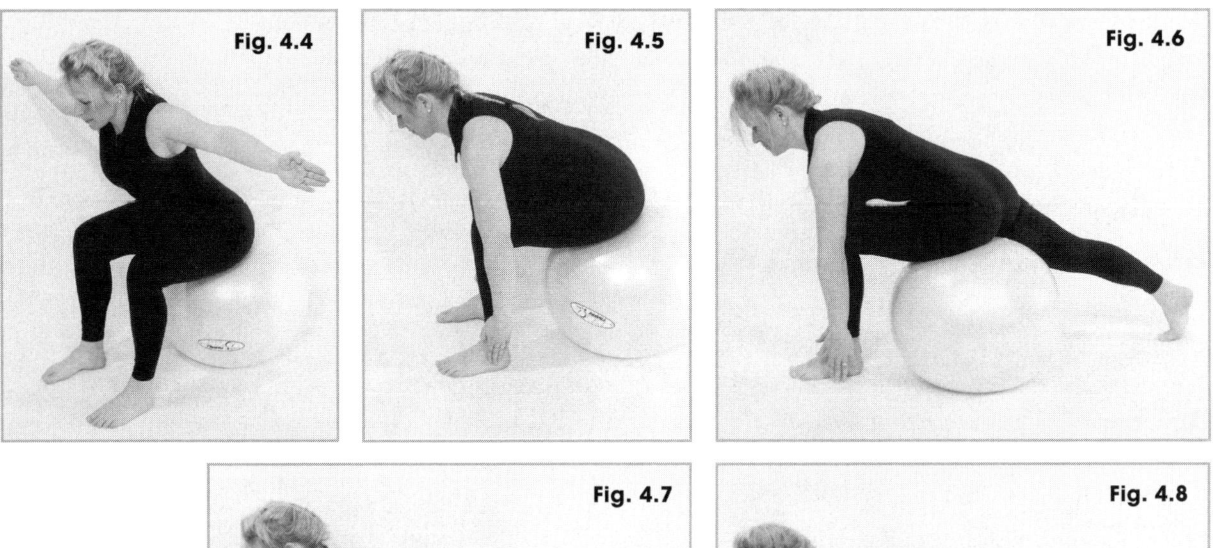

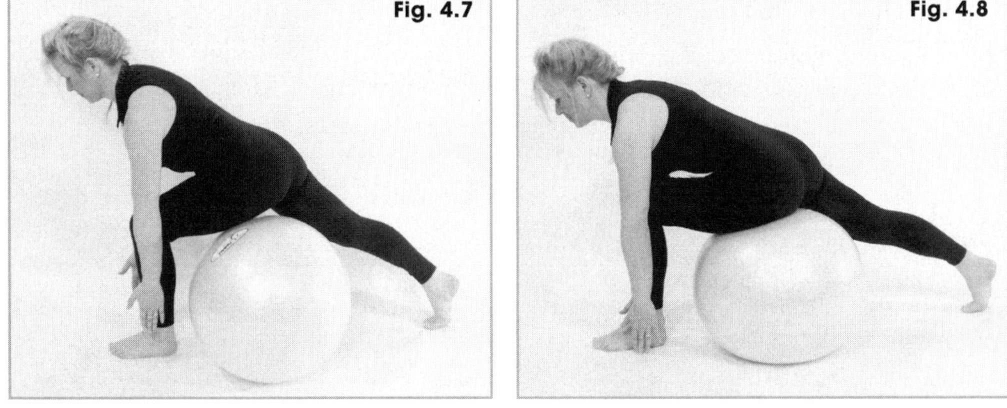

movimiento 2

1. Mientras exhala, involucre al transverse abdominis y dóblese por la cadera para extenderse hacia delante, los brazos separados a los lados del cuerpo (fig. 4.4). Deténgase en el punto en el cual empiece a redondear la espalda.
2. Soporte el peso de la parte superior de su cuerpo en esta posición, colocando las manos sobre las rodillas o al lado de los tobillos (fig. 4.5). Asegúrese que la espina dorsal esté alargada y derecha.

movimiento 3

1. Respire rítmicamente mientras gira el pie izquierdo para que esté alineado con el centro de su cuerpo.
2. Al mismo tiempo, extienda la pierna derecha hacia atrás y dóblese hacia delante por las caderas, para extender las manos hacia el piso a ambos lados del pie izquierdo. (fig. 4.6).

movimiento 4

1. Inhale mientras estira la rodilla (derecha) que está atrás, levantando las caderas fuera del balón (fig. 4.7). La parte baja del muslo que se encuentra atrás mantiene sólo un ligero contacto con el balón. Sienta el estiramiento en la ingle derecha y el frente del muslo derecho.
2. En una exhalación involucre al transverse abdominis, mientras dobla ligeramente la rodilla de atrás y hunde más profundamente el muslo que se encuentra enfrente, cuidando de no doblar esa rodilla más de 45 grados. (fig. 4.8).

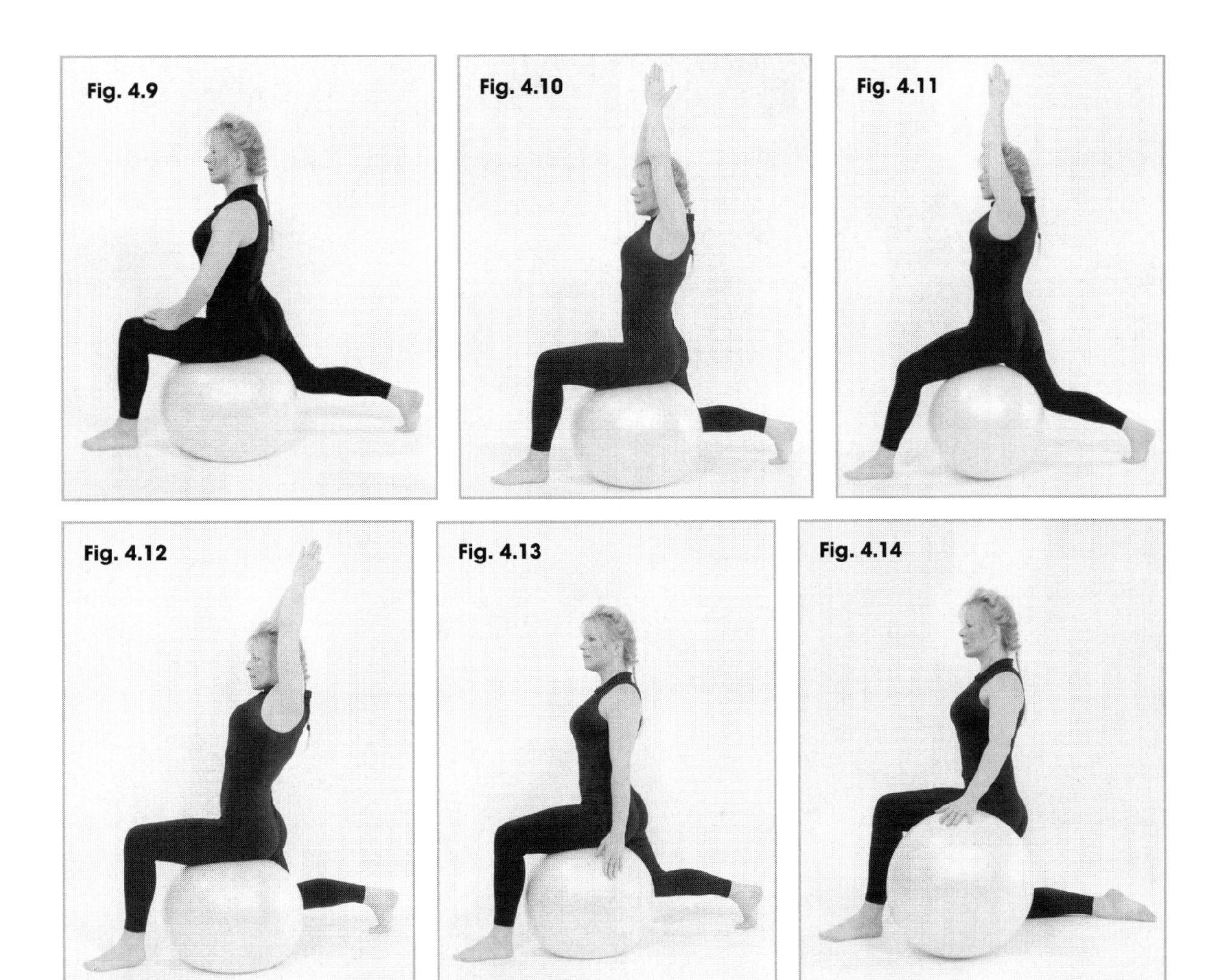

movimiento 5

1. Mantenga una respiración rítmica mientras levanta verticalmente la parte superior del cuerpo y coloque las manos sobre la rodilla que está al frente para soportar su peso (fig. 4.9).
2. Inhale mientras levanta las caderas fuera del balón, manteniendo vertical la columna vertebral. La rodilla de atrás se endereza un poco.
3. En la exhalación involucre al transverse abdominis, mientras baja el cuerpo para hacer contacto con el balón otra vez. La rodilla que está atrás se dobla ligeramente para acomodar la posición de embestida de las piernas.

movimiento 6

1. Inhale y levante los brazos sobre la cabeza, presionando un poco las palmas juntas (fig. 4.10).
2. Exhale.
3. Inhale mientras levanta las caderas fuera del balón (fig. 4.11). Con las palmas de las manos juntas siga presionándolas suavemente.
4. En una exhalación involucre al transverse abdominis, mientras baja las caderas al balón, conservando los brazos extendidos sobre la cabeza.
5. Inhale.
6. En una exhalación active al transverse abdominis, mientras se dobla con suavidad hacia atrás (fig. 4.12).
7. Tome una inhalación completa.

movimiento 7

1. Exhale, verifique que el transverse abdominis esté activado y libere el salto mortal hacia atrás. Baje los brazos a los lados, manteniendo la posición de embestida sobre el balón (fig. 4.13).
2. Levante las caderas fuera el balón y ruédelo hacia su lado izquierdo, luego baje a la posición de rodillas (fig. 4.14).

movimiento 8

Continúe respirando rítmicamente, mientras lleva la pierna izquierda de regreso junto a la derecha, arrodillado detrás del balón, ambas manos descansan ligeramente a los lados, arriba del balón.

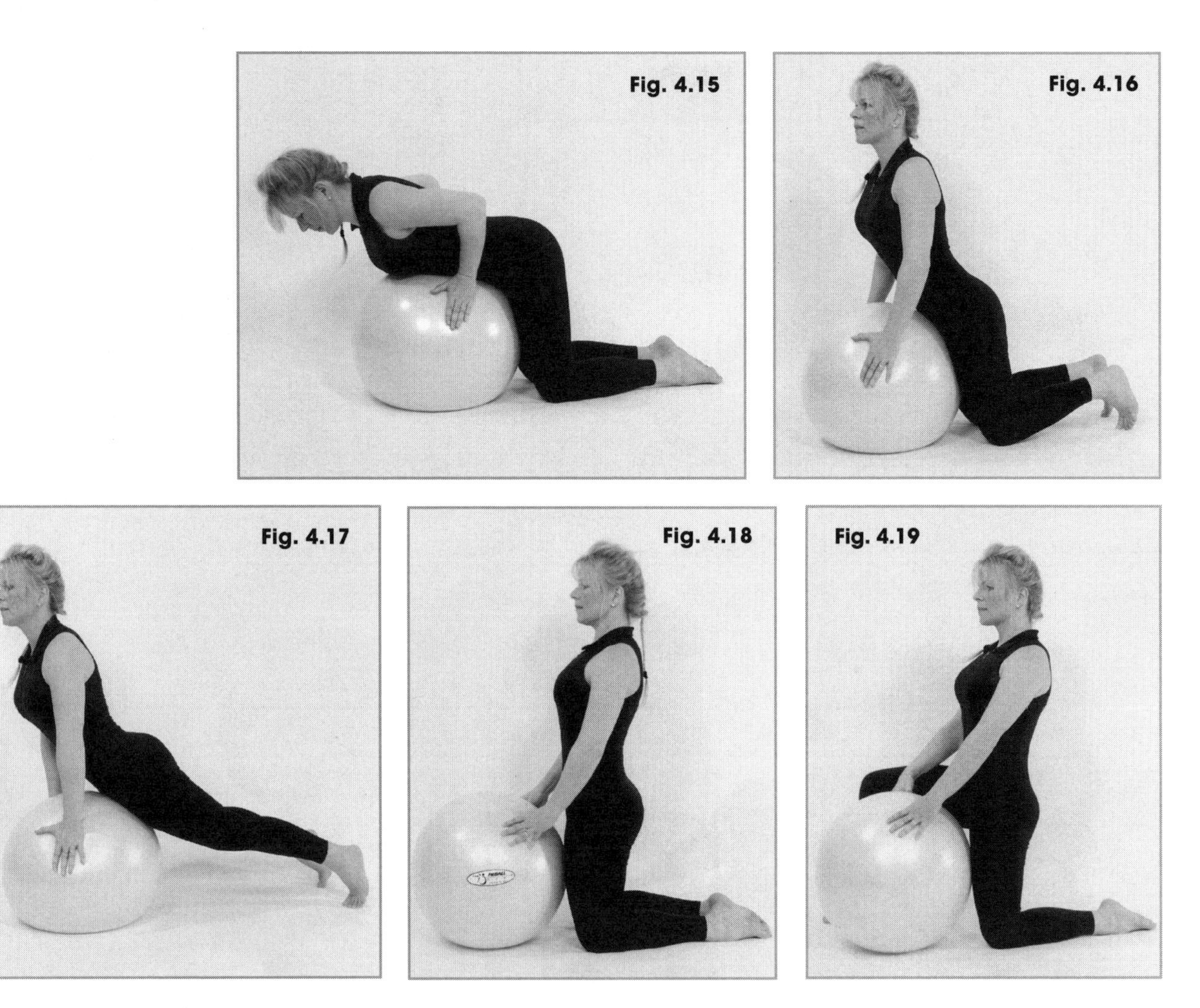

movimiento 9

1. En una exhalación involucre al transverse abdominis, y baje el pecho al balón (fig. 4.15). Esta es la Posición de media tabla.
2. Curveé los dedos de los pies hacia atrás e inhale mientras separa el pecho del balón, levantándose en leve salto mortal hacia atrás, mientras que endereza parcialmente los brazos (fig. 4.16). Este es un nivel de principiantes, del asana Cobra.
3. Exhale al doblar los brazos y bajar el pecho al balón. Verifique la activación del transverse abdominis.
4. Respire rítmicamente mientras rueda el balón un poco hacia delante y endereza las rodillas. Inhale mientras presiona para hacer un salto mortal hacia atrás, el nivel avanzado de Cobra (fig. 4.17).
5. En una exhalación libere el Cobra, rodando de regreso a estar de rodillas (ver fig. 4.16). Sus brazos le soportan en el balón.

movimiento 10

1. Levántese en una posición vertical de rodillas detrás del balón, descansando las manos ligeramente sobre la superficie del balón (fig. 4.18).
2. Ruede el balón al lado izquierdo de su cuerpo, mientras lleva la rodilla derecha hacia delante en línea con el balón. Las manos se colocan en la parte de arriba del balón, a los lados (fig. 4.19). Ahora usted está en una sencilla posición de embestida.
3. Levante del piso la rodilla (izquierda) que está atrás, y deslice el balón debajo de la pelvis (fig. 4.20). Ahora está preparado para ejecutar el Saludo al sol en el otro lado.

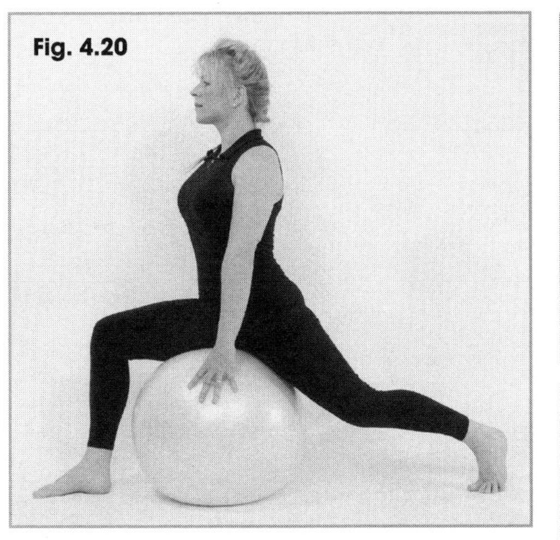
Fig. 4.20

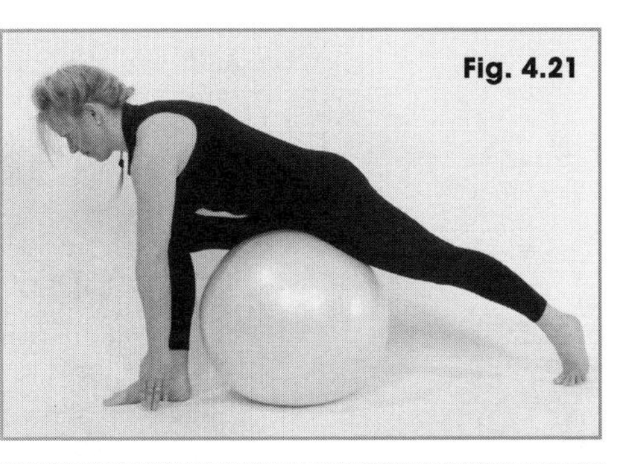
Fig. 4.21

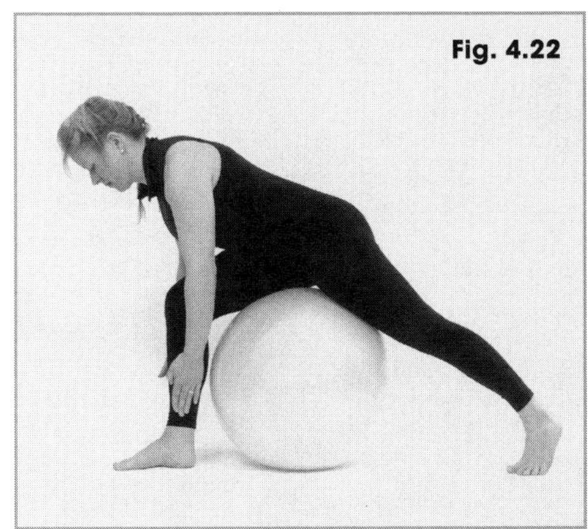
Fig. 4.22

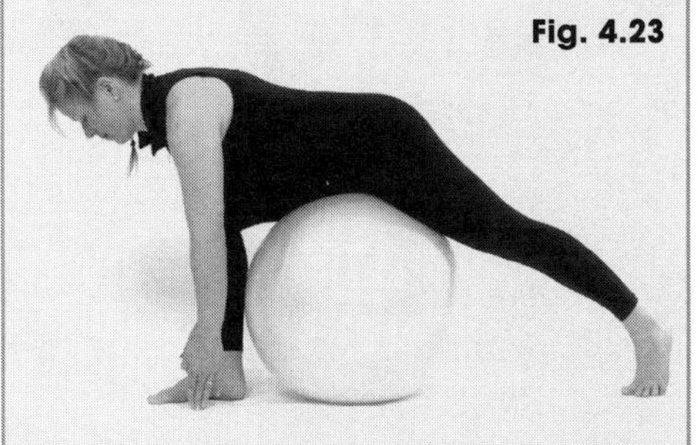
Fig. 4.23

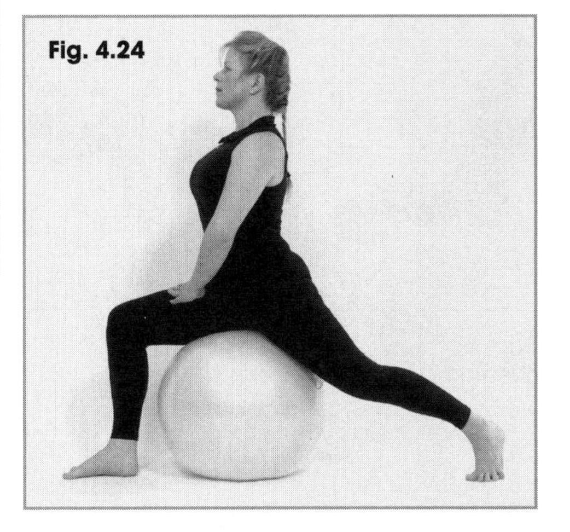
Fig. 4.24

movimiento 11

1. Dóblese hacia delante por las caderas mientras extiende la pierna izquierda hacia atrás, llevando las manos al piso a ambos lados del pie derecho (fig. 4.21).
2. Inhale mientras endereza la rodilla (izquierda) que se encuentra atrás, levantando las caderas fuera del balón (fig. 4.22). La parte más baja de atrás del muslo mantiene sólo un ligero contacto con el balón. Sienta la tensión en la ingle izquierda y el frente del muslo izquierdo.
3. En una exhalación involucre al transverse abdominis, mientras dobla la rodilla de atrás ligeramente y hunde más el muslo que se encuentra enfrente, cuidando de no doblar esa rodilla más de 45 grados. El muslo izquierdo que está arriba descansa en el balón otra vez (fig. 4.23).

movimiento 12

1. Mantenga una respiración rítmica mientras levanta la parte superior del cuerpo hacia una posición vertical, colocando las manos en la rodilla para soportar su peso (fig. 4.24).
2. Inhale mientras levanta las caderas fuera del balón. La rodilla que se encuentra atrás se estira ligeramente.
3. Al exhalar involucre al transverse abdominis, mientras baja el cuerpo para hacer contacto con el balón, otra vez. La rodilla de atrás se dobla un poco para acomodar

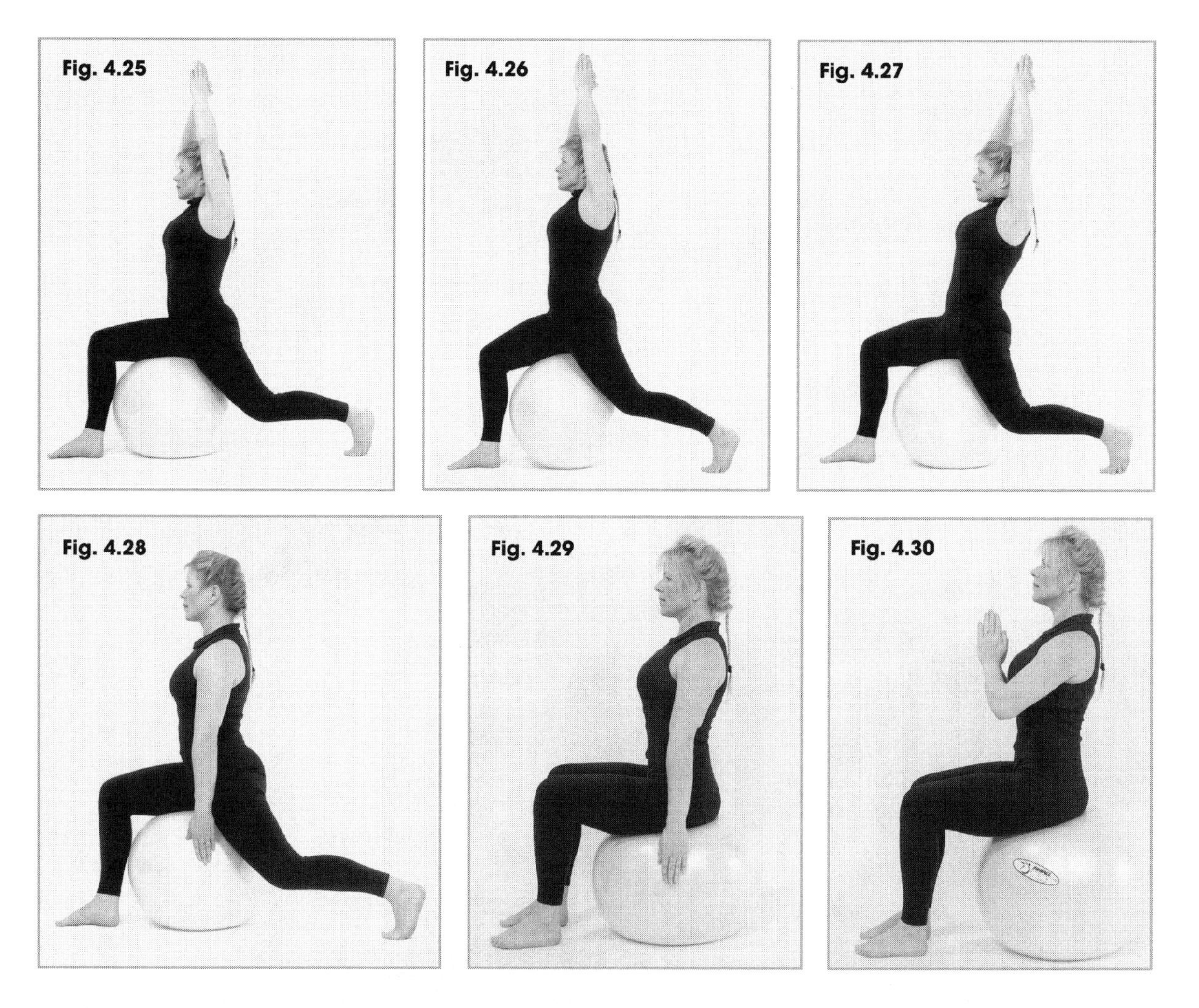
Fig. 4.25 Fig. 4.26 Fig. 4.27 Fig. 4.28 Fig. 4.29 Fig. 4.30

la posición de embestida de las piernas.

movimiento 13

1. Inhale y levante los brazos que están sobre la cabeza, presionando ligeramente las palmas juntas (fig. 4.25).
2. Exhale.
3. Inhale al levantar las caderas fuera del balón (fig. 4.26). Continúe para presionar suavemente las palmas juntas.
4. En una exhalación involucre al transverse abdominis, mientras baja las caderas al balón, con las manos todavía extendidas sobre la cabeza.
5. Inhale.
6. En una exhalación active al transverse abdominis, mientras se dobla suavemente hacia atrás (fig. 4.27).
7. Aspire profundamente.

movimiento 14

1. Exhale, verifique la activación del transverse abdominis y libere el salto mortal hacia atrás. Mientras se endereza a una posición vertical, libere los brazos y llévelos a los lados, mantenga la posición de embestida en el balón (fig. 4.28).
2. Lleve la pierna que está atrás hacia delante junto con la otra, para que usted esté bien alineado sentado en el balón (fig. 4.29).

movimiento 15

1. Lleve las manos a la Posición de plegaria frente al pecho (fig. 4.30).
2. Aquí, tome dos largas y completas respiraciones diafragmáticas. Permanezca sentado en silencio y sienta cómo se eleva el calor en su cuerpo y a su corazón bombeando sangre a las extremidades.

Mientras práctica el Saludo al sol, observe y tome nota de cualquier cosa que pueda darle útiles informes sobre la condición de su cuerpo. ¿Sintió una excesiva tensión en alguna área de su cuerpo? Si es así, es posible que necesite pasar más tiempo calentando esa parte, con una variedad de suaves y rítmicos movimientos, y en su enfriamiento, con suaves estiramientos alargar las fibras de los músculos de ahí. ¿Hubieron áreas adoloridas o dolor que llamara su atención, al iniciar el movimiento? Si pasó esto, observe estas áreas mientras se mueva a través de su práctica de yoga, asegurándose de llevar el registro de sus observaciones. Si los problemas en estas partes persisten, consulte a su proveedor de cuidado médico sobre ellas. El calentamiento proporciona la oportunidad de utilizar la conciencia del momento presente, para estar a tono con su cuerpo; no se apresure. Programe el tiempo apropiado para su calentamiento a fin de pueda estar presente para observar y absorber la información que su cuerpo le comunica en esta fase esencial de su práctica.

El calentamiento también le prepara psicológicamente para el trabajo que sigue. Empezar una sesión de ejercicio sin una preparación mental, es similar a saltar de la cama, echarse la ropa encima al instante en que sus pies tocan el piso, para poder llegar al trabajo a tiempo. Todos hemos experimentado esos momentos, cuando estamos más apurados, dispersos y no aptos para lo que nos espera. Un calentamiento bien ejecutado impide que su sistema nervioso y su estado de ánimo se impacten negativamente, porque usted no está prevenido. Tómese su tiempo. Observe los crecientes cambios en su respiración y patrones de ritmo cardiaco que poco a poco le alistan para la actividad que sigue.

El calentamiento es el momento para empezar a notar cómo cambian sus patrones de respiración y moldearlos mientras nos movemos, a través de las posiciones básicas del Surya namaskar. Advierta la forma en que sus patrones de respiración cambian al introducir el movimiento. Si nota que le cuesta trabajo respirar o siente como si no tuviera suficiente aire para moverse con comodidad por todo su calentamiento, disminuya la velocidad para que la respiración pueda acomodarse más fácilmente a su actividad corporal.

Actúe de acuerdo con la información que se le está comunicando, ajuste su paso y práctica para que se adecue a sus necesidades de cualquier día dado. Honre a su cuerpo mientras avanza al corazón de su práctica.

5

Asanas yoga —consiguiendo el equilibrio entre fuerza y flexibilidad

El practicar asanas yoga beneficia muchos aspectos de nuestro ser. El yoga alimenta la mente al estimular el enfoque del momento presente. Si usted está verdaderamente dirigido a ejecutar una posición y a unir la respiración con el movimiento, no puede pensar en algo más. De esta manera, la práctica de asana yoga ayuda a la mente a deshacerse del innecesario parloteo, proporcionándose alivio de los cotidianos factores de tensión así como de otros desafíos que pueda estar enfrentando en su vida. Agregar el balón a la práctica de yoga da una variedad a su sesión de ejercicios de asanas, ayuda a mantener la mente estimulada. También le proporciona nuevas oportunidades para desarrollar concentración y disciplina.

Como ya lo hemos discutido, la práctica de asana yoga mejora la salud de su cuerpo de muchas maneras. Igual que otras formas de ejercicio, el yoga fortalece los músculos, ligamentos y articulaciones. El hacer asanas yoga también beneficia la salud de los órganos, así como a la suprarrenal y a otras glándulas endocrinas. El balón de ejercicio permite experimentar las posiciones yoga en formas que no se pueden ejecutar sobre el tapete. Con este balón como compañero, algunas posiciones yoga le serán más accesibles; otras le proporcionarán un desafío único, dado la base inestable que el balón provee. Trabajar con el balón agudiza su conciencia del cuerpo del lugar que ocupa en el espacio, en un momento dado en el tiempo. Aún no hemos hablado de este asombroso sistema. Un atleta confía en los propio-ceptores, que son órganos sensoriales albergados en la piel, músculos y articulaciones, para informarle lo que le hará más eficiente en su deporte. Piense en un ciclista bajando por una montaña, que debe enfrentar un desafiante terreno para no caerse de su bicicleta. Como cualquier atleta, el ciclista debe cambiar constantemente su centro de gravedad para que se adecue a los movimientos integrales de su deporte.

Los propio-ceptores proporcionan información al cerebro, la que entonces, se transmite a los músculos, para que una persona pueda afinar bien sus movimientos para dirigirse a lo que se necesita espacialmente en un momento dado. Al introducir el elemento de movilidad del balón, se estimula la agudeza en esta percepción.

También, se dirige la salud del espíritu a través de la práctica de asanas. Al unir la respiración con el movimiento se equilibra el sistema nervioso y nos ayuda a relajarnos en el momento. La contemplación y la reflexión interna nos llega con facilidad en esos momentos. Ejecutar las posiciones yoga con el balón puede ser un movimiento de meditación. Los asanas del capítulo 8 están diseñados para crear una relajación profunda. Si intensificar su sensibilidad espiritual es una de sus metas al practicar yoga, estos asanas le ayudarán a relajar su cuerpo lo suficiente paraque, de forma natural, avance dentro del pensamiento espiritual y la contemplación.

Vinyasa —la práctica de la secuencia

En la práctica hatha yoga, la secuencia de las posiciones es específicamente para optimizar los beneficios para el cuerpo. Las sílabas que constituyen la palabra *hatha* son *ha*, que significa “sol”, la energía masculina, y *tha* “luna”, la energía femenina. Según la teoría yoga, todas las personas tienen las dos energías presentes en su interior: la práctica de yoga unifica estos opuestos y complementos.

La organización de las posiciones en una secuencia se llama *vinyasa*. Al construir una práctica yoga, cada posición debería complementar o contrabalancear la anterior. Por ejemplo, una posición puede extender sólo la parte superior del cuerpo; la Cobra es un buen ejemplo. Esta pose extiende la espalda y estira el pecho. A la práctica del asana Cobra debería seguir el Saltamontes, una posición complementaria que extiende la parte inferior del cuerpo. Este asana estira los flexores de la cadera y los cuadriceps, y fortalece los músculos de los glúteos.

Para lograr un óptimo beneficio para el cuerpo, a estos dos asanas debería seguir una posición equilibrada como doblarse hacia atrás. Esta es una pose que involucra a los músculos opuestos a aquellos que se acaban de utilizar. En este ejemplo, a una serie de doblarse hacia atrás le seguiría una serie de doblarse hacia delante. En otras palabras, a la extensión le sigue la flexión, que es seguida por otra extensión.

Uno de los sobresalientes beneficios de la secuencia del Yoga con balón esquematizada en este capítulo, consiste en que los ejercicios fueron escogidos con mucho cuidado para desarrollar y mantener equilibrio muscular a lo largo de todo el cuerpo. Como una entrenadora de acondicionamiento y maestra de yoga, estoy alerta sobre esto en mi trabajo con los estudiantes. En Yoga con balón, hemos hecho la secuencia de posiciones para enfatizar el crear el equilibrio en la musculatura, dado nuestros estilos de vida del siglo XXI.

La mayoría de la gente en nuestra cultura utiliza el frente del cuerpo más que el posterior. Considere que cuando empuja el carrito del mandado, levanta y carga una bolsa de la compra o abre una puerta del carro, usted entrena sus músculos pectorales (pecho). Cuando sube las escaleras o hasta al cruzar las piernas bajo el escritorio, usted está entrenando los músculos de los cuadriceps (muslos). Para muchos, los débiles músculos de la espalda, que es la consecuencia de sentarse desgarbados en el escritorio o de pasar mucho tiempo manejando, se contrarrestan con estos tiesos músculos del pecho y cuadriceps, junto con los apretados flexores de cadera y las corvas. Sostener el cuerpo con una mala postura, también puede crear el desequilibrio muscular, lo mismo puede pasar con su deporte y su actividad preferida de acondicionamiento físico.

Los asanas en este capítulo se enfocan en fortalecer los músculos que por lo general son débiles, y en crear flexibilidad en las áreas del cuerpo que con más frecuencia están tensas. Las necesidades de la flexibilidad están relacionadas con que las articulaciones estén trabajando. Para funcionar óptimamente el cuerpo necesita que algunos músculos sean flexibles, mientras que otros deben estar tensos para soportar la función de las articulaciones. De hecho, es posible tener demasiada flexibilidad —en una situación como está, las articulaciones se vuelven sumamente móviles y por lo tanto, vulnerables a las lesiones. Un equilibrio delicado entre fuerza y la flexibilidad se necesita para el buen funcionamiento del cuerpo. Una eficaz sesión de ejercicio entrena al cuerpo para la movilidad y la estabilidad. No podemos sacrificar ninguna de las dos.

Los asanas

En este capítulo y en los siguientes, en cada asana se le darán instrucciones específicas para la forma de entrar en la posición, cómo mantenerla y salir con seguridad. Cuando practique una posición de un lado, se necesita que se repita exactamente igual del lado opuesto del cuerpo para estimular la simetría y el equilibrio. Ponga atención especial a las instrucciones dadas en cada postura para el uso de la respiración. El trabajar con ella y unirla con los movimientos involucrados en el asana, son ingredientes esenciales en cualquier práctica yoga. Muchos de mis estudiantes han compartido conmigo que su práctica se aviva, cuando empiezan de verdad a sentir sus movimientos inseparablemente ligados con sus inhalaciones y exhalaciones. Aquí, tenga paciencia consigo mismo —puede llevar tiempo desarrollar la habilidad para enlazar su respiración con su movimiento y alargar la aspiración y expiración para hacer que esta unión se sienta natural.

Antes de lanzarse a la práctica completa de un asana, aconsejo que primero pase algún tiempo aprendiendo los mecanismos de la posición. Practíquela sin estar preocupado por la respiración y luego, una vez que entienda cómo se ejecuta la posición, empiece a ligarla con el movimiento. Acerque el proceso para empatar la respiración con el movimiento con un sentido de diversión, y un gusto para jugar y experimentar. La perfección no es el punto; la personificación, fluidez y el reconocimiento de que la inspiración fluye literalmente a través de nosotros, son los regalos de enlazar la respiración y el movimiento en el yoga.

En cada práctica diaria de yoga usted desea encontrar lo que Buda llamó el "camino medio", el que se encuentra entre dos extremos. La expresión completa de un asana es fuerte y estable, pero lo suficientemente cómoda para no causar una dureza reflexiva en partes del cuerpo que no están trabajando de forma directa con la posición. Siéntase libre de retarse a sí mismo, para sentir que sus músculos trabajan duro y las articulaciones se abran, pero en el punto en el que sienta más que una tensión moderada, retroceda un poco. Si en un estiramiento impone más que una tensión suave, provocará que el músculo con el que está estirando se retraiga en lugar de relajarse, para protegerlo de un desgarre. Abstenerse de hacerse daño a usted y a los demás (*ahimsa*) es una parte esencial de la práctica de yoga. No hay un lugar más inmediato para asimilar esta importante doctrina que momento a momento en el fuerte trabajo de la práctica de asana. Permanezca en sthira (sostener) y sukha (comodidad), permitiendo al prana fluir a través del cuerpo con cada respiración.

Inclinación de pie, hacia delante (Uttanasana)

Por lo general, en la práctica tradicional de yoga las inclinaciones hacia delante se practican inmediatamente después del trabajo de preparación de pranayama (respiración) y el Saludo al sol. A la Inclinación hacia delante siempre le sigue un asana de contrapeso, como la Cobra. Este asana ayuda a masajear a los órganos internos, al darles una suave fricción cuando el tronco se mueve hacia las extremidades inferiores. La sangre es expulsada de los órganos, los que luego se bañan con fresca y oxigenada sangre que fluye hacia dentro, mientras el cuerpo se abre después de un estrujante movimiento hacia delante. La teoría yoga nos dice que las inclinaciones hacia delante disminuyen la inflamación y promueven el pensamiento claro.

Cuando realice las inclinaciones hacia delante, es importante que adapte la forma en que se dobla a sus niveles personales de fuerza y flexibilidad. Si sus inclinaciones hacia delante van más allá de los 60 grados de flexión, necesita apoyarse con una silla, contra la pared, o con un balón de ejercicio. Sin ese soporte, usted literalmente está colgando fuera de las estructuras pasivas de la espina dorsal —los discos y ligamentos— y esto puede causar daño a la espina. El ejecutar apropiadamente las inclinaciones hacia delante, puede ayudar a fortalecer la espalda, ya que se requiere que los músculos erector spinae lo jalen hacia arriba en la extensión. Cuando practique la Inclinación hacia delante, dóblese únicamente tan abajo como ello le permita mantener una neutral y bien alineada columna vertebral. Si está a punto de perder la espina neutral, no debería bajar más hacia el piso, sino detenerse donde pueda conservar la alineación correcta.

Propósito Fortalecer los músculos de la espalda y estirar los músculos de las corvas (la parte trasera de los muslos). Este asana enseña al practicante la forma de mantener la espina neutral mientras realiza las inclinaciones.

Advertencias • Mantenga alargada la espina todo el tiempo. • No flexione la espina dorsal. • Conserve las rodillas relajadas; asegúrese de no bloquearlas. • Una vez que haya encontrado la espina neutral, asegúrese de mantener la contracción en los omóplatos.

Fig. 5.1

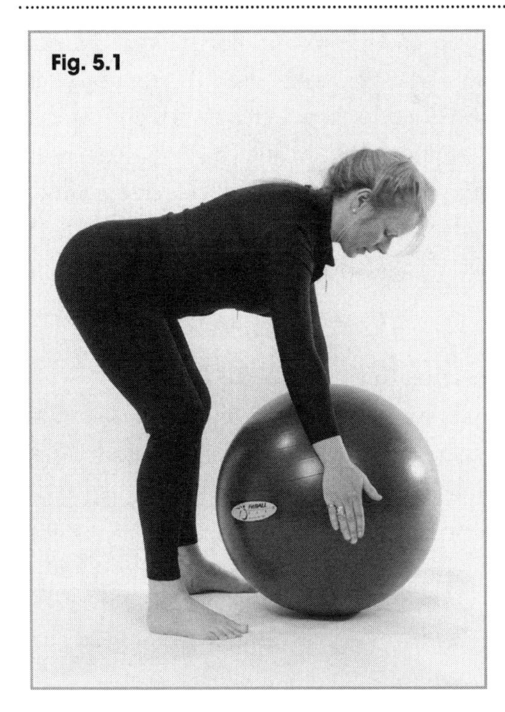

posición inicial

Párese con los pies separados al ancho de los hombros y las rodillas un poco dobladas, el balón se encuentra frente a usted en el suelo. Utilice el Plan postural para encontrar la espina neutral.

movimiento

1. Al exhalar, con suavidad involucre al transverse abdominis.
2. Manteniendo una espina dorsal alargada, dóblese hacia delante desde las caderas. Haga esto sólo hasta donde pueda mantener la espina neutral (fig. 5.1).
3. Mantenga esta posición durante tres respiraciones completas.
4. Regrese a la posición inicial.
5. Repita una vez más. Note si puede doblarse más en la segunda repetición.

Inclinación sentado, hacia delante

Este asana proporciona un bienvenido estiramiento de las corvas. Es más fácil limitar el grado de flexión en la Inclinación sentado, hacia delante, porque el tronco está más cerca del piso de lo que está en la Inclinación parado, hacia delante. La actual ciencia del ejercicio sugiere que el tronco esté apoyado en la flexión que exceda los 60 grados para prevenir un daño en la espina dorsal. El lugar donde le sea más cómodo poner las manos —en el balón, las rodillas, los tobillos o en el suelo— está directamente relacionado con la flexibilidad de las corvas. Esto le proporciona una línea base para comparar cuándo se estiran las corvas a través de la práctica repetida.

Propósito Estirar los músculos de las corvas. Fortalecer el erector spinae, los músculos que corren al costado de la espina dorsal y dar masaje a los órganos internos.

Advertencias • Asegúrese de mantener la espalda derecha y el cuello largo. • Una vez que haya encontrado la espina neutral, asegúrese de mantener la retracción en los omóplatos.

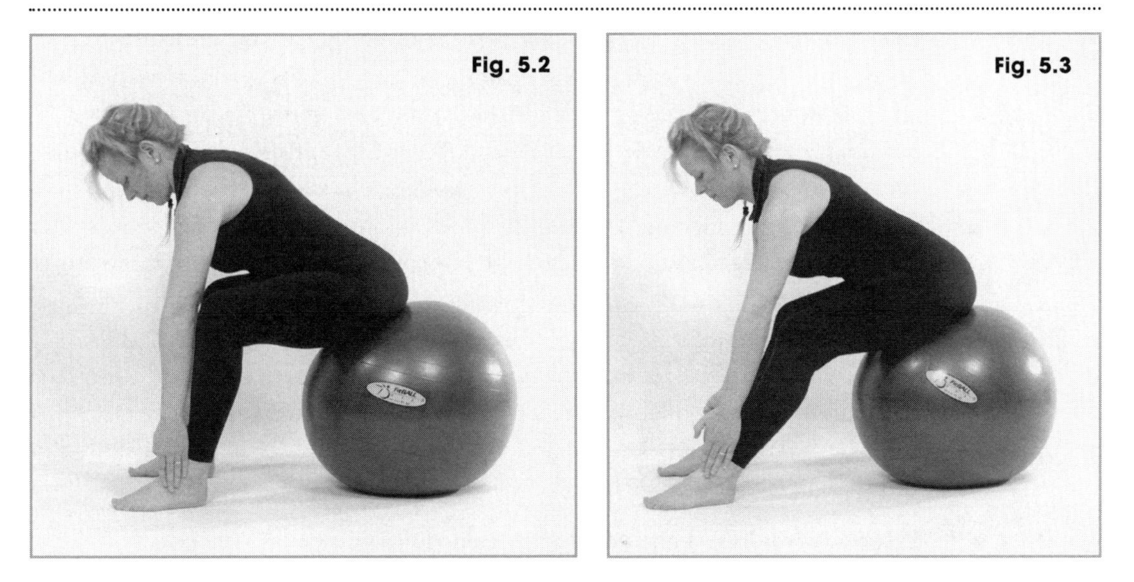
Fig. 5.2 **Fig. 5.3**

posición inicial

Siéntese derecho en el balón, con los pies paralelos y separados al ancho de los hombros. Utilice el Plan postural para encontrar la espina neutral.

movimiento

1. En una exhalación suave involucre al transverse abdominis y dóblese hacia delante desde la articulación de la cadera sin flexionar la espina dorsal (fig. 5.2). Coloque las manos en el balón, las rodillas, los tobillos o el suelo para soportar el tronco.

2. Inhale mientras rueda el balón hacia atrás, hasta que sienta un suave estiramiento en las corvas (fig. 5.3).

3. Exhale y con suavidad involucre al transverse abdominis otra vez. Ruede el balón hacia delante.

4. Repita de dos a tres veces.

Cobra (Bhujangasana)

Seguimos la flexión de las inclinaciones hacia delante con la extensión de la espalda, el movimiento esencial del asana Cobra. La soportada extensión es más terapéutica para la espalda —este asana fortalece los músculos erector spinae, que extienden la espina dorsal, y los romboides, los músculos que posicionan al omóplato con relación a la columna vertebral. Al extender la espalda, este asana también proporciona un fuerte estiramiento a la parte frontal del cuerpo, expandiendo la caja torácica y alargando los músculos del pecho, incluyendo los que se involucran en la respiración. Esto puede ser un bienvenido descanso para quienes enfrentan el asma. Si debe mantener el apropiado equilibrio muscular en el cuerpo, en términos del índice de flexibilidad y fortaleza, esta postura es lo que debe hacer,

Uno de los errores más comunes al ejecutar esta posición es el arquear de más la espalda. Si experimenta una sensación de picor o algún dolor o molestia en la espalda, mientras está realizando esta postura, usted está arqueando de más. Trabaje con esta posición, y trate de conservar la consistencia del alargamiento de la columna vertebral en todo momento —visualícese creando espacio entre todas las vértebras con cada respiración que haga. Este enfoque ayudará a contrarrestar cualquier tendencia de arquearse de más. Si es un ejercitador principiante o es nuevo en el yoga, debe encontrar que confía en los músculos de sus brazos para levantar el tronco, más que en permitir que los erector spinae hagan su trabajo de extender la espalda (y así, levanten el pecho). Evite la tentación de utilizar los músculos de los brazos aquí; en lugar de eso, mantenga la extensión baja. Mientras se fortalecen los músculos de la espalda, podrá levantar más arriba la parte superior del cuerpo, fuera del balón sin la ayuda de los brazos. Prosiga al nivel dos cuando sienta que tiene la fuerza y el equilibrio necesarios para poder realizar y mantener la posición por seis segundos.

Encuentro que la Cobra es una posición interesante para ejecutar. La practico con frecuencia cuando estoy enfrentando nuevos retos, para recordarme que estoy abriendo nuevas oportunidades y todo eso es bueno y está a mi disposición en la vasta magnificencia de este universo.

Propósito Ayudar a mantener la apropiada alineación de las vértebras. Fortalecer los músculos erector spinae de la espalda, que extienden la espina dorsal y los romboides, los músculos que se encuentran entre la columna vertebral y los omóplatos, y que retractan a estos últimos. Estirar los músculos del pecho y los abdominales.

Advertencias • Concéntrese en los músculos de la espalda —más que confiar en los músculos de los brazos— para levantar el pecho. • Mantenga la espina dorsal y el cuello alargados todo el tiempo. No arqueé de más la espalda; esto puede resultar en una compresión de las vértebras, causando daño a la columna vertebral. • Mantenga los omóplatos estabilizados. • Conserve un activo transverse abdominis a lo largo de todo el movimiento.

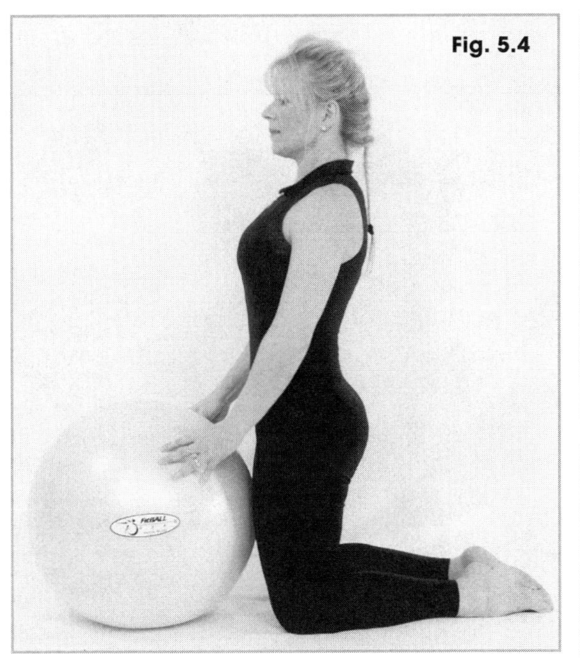
Fig. 5.4

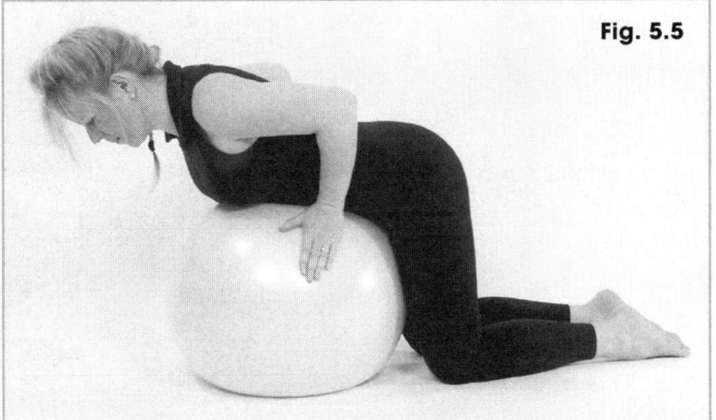
Fig. 5.5

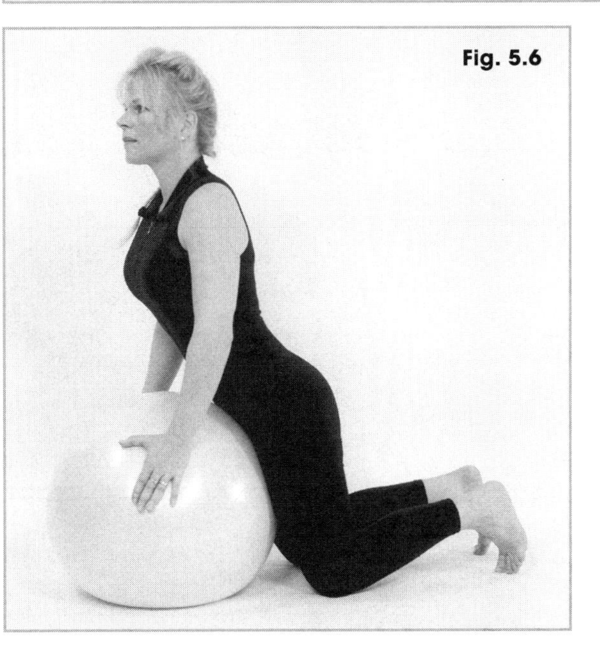
Fig. 5.6

posición inicial

1. Arrodíllese atrás del balón y llévelo junto a su cuerpo (fig. 5.4).
2. Déjese caer sobre el balón, descansando el pecho en él (fig. 5.5). Las manos están a los lados superiores del balón.

movimiento —nivel uno

1. Alargue la espina dorsal. En una exhalación involucre al transverse abdominis, al sumir con suavidad el ombligo hacia la espina.
2. En la inhalación haga que trabajen los músculos erector spinae al costado de la espina, para poco a poco levantar la parte superior del cuerpo fuera del balón, arqueando en una extensión hacia atrás (fig. 5.6). El balón rodará un poco hacia delante con este movimiento. Las rodillas permanecen en contacto con el piso. Si siente algún ardor o dolor en la espalda, está arqueando demasiado la espina dorsal.
3. Si puede, mantenga esta posición por 6 segundos. Recuerde de seguir respirando. Trate de trabajar hasta que sostenga la posición y la respiración durante 1 minuto.
4. Exhale mientras baja el pecho al balón.
5. Repita el asana tres veces.

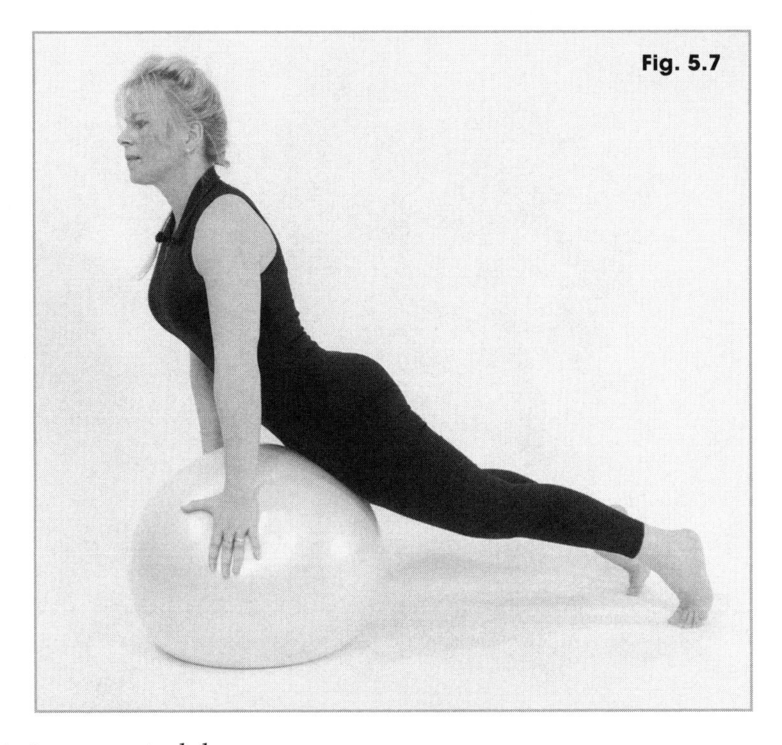

Fig. 5.7

movimiento —nivel dos

1. Alargue la espina dorsal. Arrodíllese detrás del balón y llévelo junto a su cuerpo (ver fig. 5.4).
2. Déjese caer sobre el balón, descansando el pecho sobre él. Las manos están a los lados superiores del balón (ver fig. 5.5).
3. En una exhalación involucre al transverse abdominis, al sumir con suavidad el ombligo hacia la espina dorsal.
4. Curveé hacia arriba los dedos de los pies y presiónelos para rodar el balón hacia delante, enderezando las rodillas mientras que al mismo tiempo inhala e involucra los músculos a lo largo de la espina, para levantar la parte superior del cuerpo fuera del balón (fig. 5.7). Ahora se está arqueando en un suave salto mortal hacia atrás, las piernas están largas y fuertes detrás de usted. Resista tener los músculos de los muslos lejos del suelo, sin apretar de más los glúteos.
5. Sostenga está posición por 6 segundos. No olvide seguir respirando. Trate de trabajar hasta que mantenga la postura y la respiración durante un minuto.
6. Exhale mientras baja el pecho al balón.
7. Repita tres veces.

Perro hacia abajo (Adhomukha svanasana)

El Perro hacia abajo es la perfecta contraparte del Cobra. En este asana, la gravedad proporciona tracción para el estiramiento de la espina, quitando la presión de los discos intervertebrales y creando espacio entre las vértebras mientras mantiene a la espina dorsal en una posición neutral. El Perro hacia abajo es una excelente posición para las personas que necesitan alargar la espina, para liberar el dolor asociado con la enfermedad degenerativa de discos.

El error de entrenamiento más generalizado en esta posición es no poder estabilizar los omóplatos. Es fácil perder el equilibrio cuando uno se encuentra en esta posición invertida, porque los omóplatos quieren levantarse hacia las orejas (esto es, hacia el suelo) debido al efecto de las fuerzas gravitacionales. Para muchas personas, los omóplatos ya están en una indeseable posición alargada debido a sus actividades diarias —encorvarse sobre un escritorio, conducir un automóvil— que estiran en lugar de fortalecer los músculos escapulares. Involucre los romboides, los músculos entre la espina dorsal y los omóplatos, para mantener una ligera retracción de estos últimos. Use la disciplina y el discernimiento, para sentir dónde están los omóplatos todo el tiempo cuando esté ejecutando el Perro hacia abajo.

Entrar y salir de esta postura, así como mantenerla, requiere usar los músculos de la parte superior e inferior del cuerpo. Cada vez que practico esta posición, recuerdo que hay un equilibrio delicado que se necesita mantener en la vida. Este asana le enseña a ser fuerte, pero si usted no es flexible, puede que al principio tenga algo de problemas para manejar esta posición. Por otro lado, si es flexible pero no tiene fuerza, no podrá sostener la pose por mucho tiempo. Una práctica regular de este asana desarrolla la fuerza y la flexibilidad que se requieren para ejecutar esta posición apropiadamente. Esta postura nos recuerda que siempre estamos desafiados para mantener un equilibrio en nuestras vidas, en términos de las energías que dirigimos hacia la familia, carrera y las otras cosas que son importantes para nosotros. La superabundancia en un área puede llevar a la deficiencia en otras. Es importante ser paciente, establecer nuestras trayectorias y movernos en la dirección que parece la más apropiada en cada momento.

Propósito Fortalecer los músculos del pecho, brazos y hombros, así como los cuadriceps (frente de los muslos). Alargar la espina por medio de la tracción de la gravedad. Estirar el frente de los hombros (deltoides), la parte posterior de los muslos (corvas), los glúteos y las pantorrillas.

Advertencias • Mantenga la escápula estabilizada a lo largo de toda la posición. • Conserve una ligera flexión en las rodillas y los codos. Limite la inclinación anterior de la pelvis, si no tiene flexibilidad en las corvas y pantorrillas. • Tenga cuidado de no presionar la parte superior del cuerpo en un estiramiento demasiado extenso, si tiene los músculos del pecho y hombros tensos o problemas con las articulaciones del hombro. • Las personas que sufren de presión alta o glaucoma no deben practicar las posiciones invertidas, sin consultar primero con un médico.

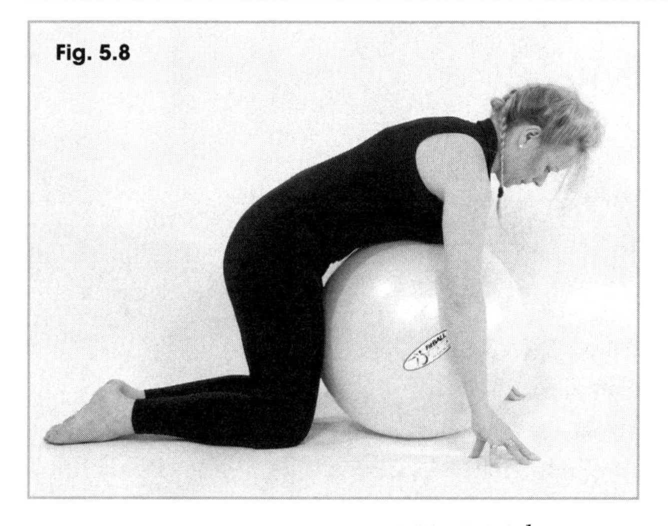
Fig. 5.8

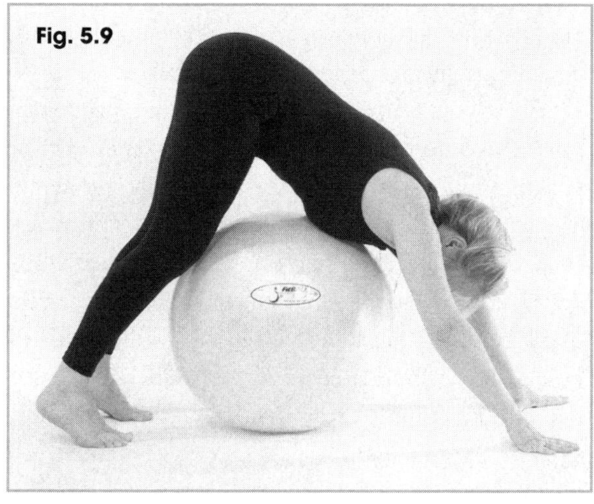
Fig. 5.9

posición inicial

Arrodíllese detrás del balón sobre las manos y rodillas, con el balón debajo del tronco para soportar el peso del cuerpo (fig. 5.8). Las manos están alineadas directamente bajo las articulaciones de los hombros y las rodillas debajo de las articulaciones de la cadera. Involucre los músculos romboides para estabilizar los omóplatos.

movimiento

1. Al exhalar con suavidad involucre al transverse abdominis, curveé los dedos de los pies hacia delante y levante los glúteos hacia el techo para que el tronco y las piernas formen una V invertida (fig. 5.9). Permita que el balón ruede con su cuerpo para soportar el pecho. No se preocupe si los talones no tocan el suelo.

2. Respire rítmicamente en esta posición, mantenga la espina dorsal alargada. No flexione o extienda de más el cuello; en lugar de esto, mantenga la cabeza en línea con la columna vertebral.

3. Usted puede desear bajar al piso los talones alternadamente, para aumentar el estiramiento en los músculos de las pantorrillas.

4. Puede aumentar o disminuir la intensidad del estiramiento de las corvas en esta posición. Si deja caer las caderas un poco (el balón rodará hacia las manos), disminuirá el estiramiento en la parte superior de las corvas, si las levanta (el balón rodará un poco hacia los pies) y baja los talones al piso, aumentará la tensión en los músculos de las corvas.

5. Para empezar, intente mantener la posición por 10 segundos. Trabaje para llegar a sostenerla por 30 segundos o más, respirando rítmicamente durante todo el estiramiento.

6. Baje el estómago al balón en una exhalación.

7. Realice hasta tres repeticiones del Perro hacia abajo. Registre la intensa activación en los músculos de los brazos, así como el estiramiento que ocurre a través de la espalda mientras la tracción hace su trabajo en este asana.

Tabla invertida o inclinada (Purvottanasana)

Este asana es una buena contraparte para el Perro hacia abajo. Mientras que éste fortalece los músculos frontales de los hombros y los cuadriceps, la Tabla invertida da tono a la parte trasera de los hombros y brazos (en particular los músculos deltoide posterior) y estira el pecho. La Tabla invertida es también muy eficiente al mejorar el centro de estabilidad. Los teóricos de kundalini yoga nos dicen que esta posición fortalece los riñones.

Esta postura puede ser intimidante para el principiante. Si se está iniciando en el yoga, puede ser que no tenga la fuerza para ejecutar una Tabla completa; si este es el caso, siga las instrucciones para el nivel uno. Cuando practico esta posición me acuerdo que necesitamos aceptar dónde estamos el día de hoy, mientras aún estamos abrazando nuestros sueños para el futuro.

Propósito Fortalecer los músculos deltoides traseros y estirar el pecho (los pectorales) y los músculos frontales de los hombros. Desarrollar el centro de estabilidad.

Advertencias • Mantenga los omóplatos suavemente agrupados. • Distribuya el peso del cuerpo equitativamente entre las manos. • Durante toda la posición, conserve la cabeza en línea con la espina dorsal y la barbilla retraída. • Concéntrese en mantener la activación del transverse abdominis para evitar que ruede el balón. • Cuide de seguir respirando. • Si tiene una hernia en el canal digestivo o un agudo problema del músculo del puño rotativo (articulación del hombro), busque el consejo de su profesional en el cuidado de la salud, antes de practicar esta posición.

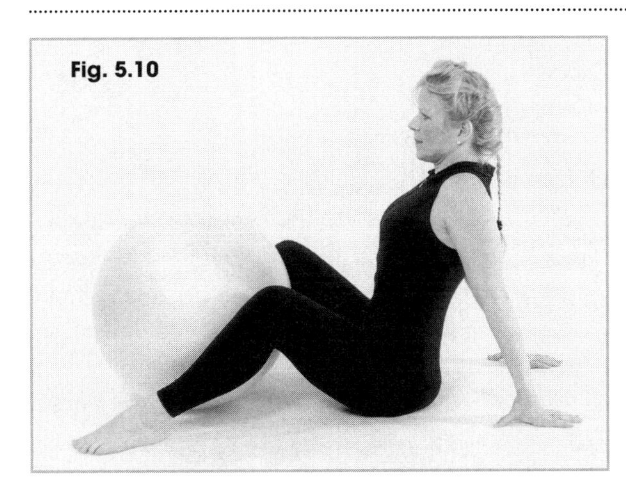

Fig. 5.10

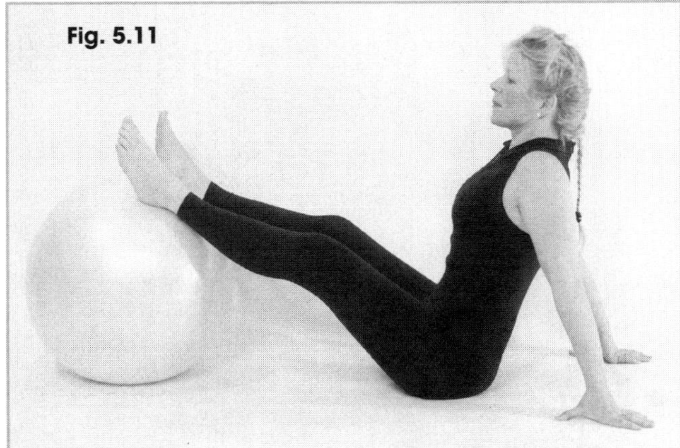

Fig. 5.11

posición inicial

1. En una posición sentada, asegure el balón entre los pies. Coloque las manos detrás de las caderas, con los dedos apuntando lejos del cuerpo (fig. 5.10).
2. Ponga un tobillo a la vez sobre la superficie superior del balón.
3. Haga equilibrio en este punto por un ciclo de respiración (fig. 5.11).

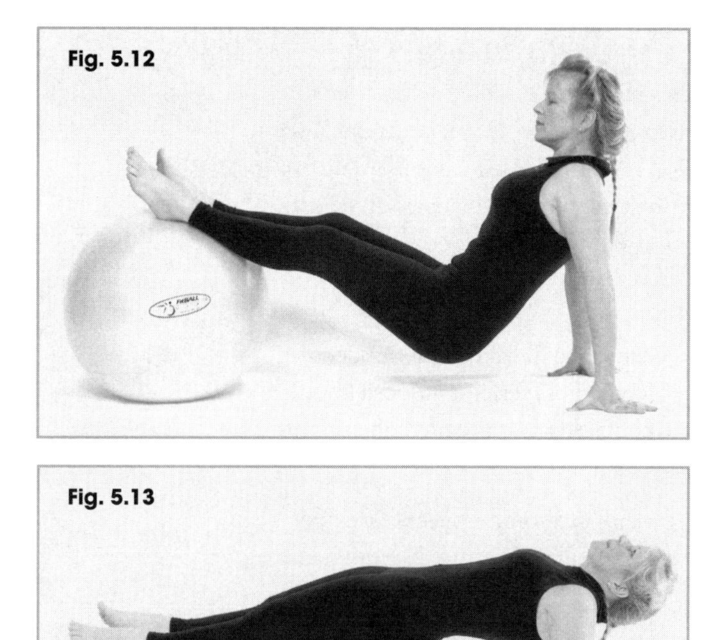

Fig. 5.12

Fig. 5.13

movimiento —nivel uno

1. En una exhalación, involucre al transverse abdominis, al llevar con suavidad el ombligo hacia la espina dorsal.
2. Inhale mientras levanta los glúteos unos cuantos centímetros del piso (fig. 5.12).
3. Intente mantener la posición por 3 segundos, respirando rítmicamente. Trate de trabajar hasta que se sostenga en la postura por 12 segundos.
4. Exhale, bajando los glúteos al piso.
5. Repita de seis a ocho veces, o siga directamente al nivel dos.

movimiento —nivel dos

1. En una exhalación haga trabajar al transverse abdominis, al llevar el ombligo con suavidad hacia la espina dorsal.
2. Inhale mientras levanta los glúteos del piso hasta que el cuerpo forme un plano continuo (fig. 5.13).
3. Intente mantener esta posición por 3 segundos. No olvide respirar. Trabaje hasta que pueda sostenerse por 12 segundos.
4. Exhale, bajando los glúteos al piso.
5. Realice de seis a ocho repeticiones.

Posición de camello (Ustrasana)

El camello es una posición complementaria a la Tabla, debido al hecho de que agrega un salto mortal hacia atrás a la ecuación. Esta posición podría ser básica en la mayoría de los sistemas de mantenimiento corporal de cualquier persona, porque abre el pecho, extiende la espalda y da tono a la musculatura central, dirigiéndose a las áreas que la mayoría de la gente necesita expandir y fortalecer.

La teoría yogui sostiene que esta posición estimula los pulmones y el corazón. La estimulación abdominal impartida por esta pose, realza el funcionamiento del sistema gastrointestinal y disminuye los gases y el estreñimiento.

Propósito Fortalecer los músculos centrales y dar todo a los abdominales. Expandir el pecho y los músculos anteriores de los hombros.

Advertencias • Coloque una toalla enrollada bajo las rodillas si siente molestias en esta posición. • Mantenga los omóplatos estables. • No arqueé de más la espalda. • Mantenga la activación del transverse abdominis a lo largo de toda la postura.

posición inicial

Descanse sobre las rodillas y ruede el balón alrededor de su cuerpo (fig. 5.14). Colóquelo detrás de éste, entre los tobillos.

movimiento

1. En una exhalación involucre al transverse abdominis, al sumir suavemente el ombligo hacia la espina dorsal y recuéstese hacia atrás hasta donde sienta que se contraen los músculos abdominales para que le ayuden a mantenerse en la posición (fig. 5.15).
2. Haga el esfuerzo de mantener esta posición por 12 segundos, respirando rítmicamente.
3. Libere la posición y ruede el balón frente de usted para una fase de reposo.
4. Realice el camello por un total de seis a ocho repeticiones.

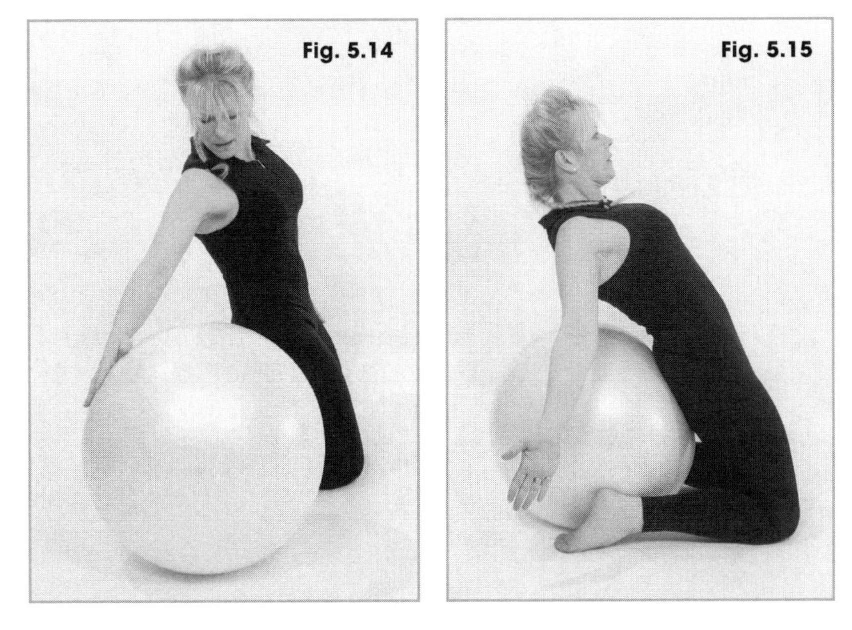

Fig. 5.14

Fig. 5.15

Inclinación hacia delante, con giro de espina (Prasarita padottanasana 1)

Esta inclinación hacia delante es una efectiva contraparte del camello. Ya que ahora la espina dorsal está caliente, es seguro introducir el giro de espina. Este la mantiene flexible y es una excelente posición para liberar tensión para la gente que trabaja muchas horas, y es propenso a desarrollar tensión y espasmos en la espalda y hombros. Encuentro que los giros de espina "bombean" la tensión fuera de mi espina. Los asanas que incorporan los giros son también muy buenas para desarrollar el estabilizado, pero libre movimiento necesario para las actividades que involucran la rotación —en especial si es un movimiento instantáneo, como es el rápido disparo desenrollado del blandir de golf.

Es imperativo que este giro se realice despacio y con cuidado. Es peligroso realizar rápido *cualquier* movimiento de giro de la espina. En el gimnasio, con frecuencia veo que se realizan giros espinales de tipo balística, mientras que la persona se sostiene de un poste. Esta es una fórmula para el desastre —las vértebras y discos deben rotar perfectamente y sin perder la adecuada protección de la espina dorsal, para que se evite un daño. La controlada y suave rotación que se presenta en este asana es un enfoque más inteligente para estirar los rotadores de la espina.

Con la ayuda de un balón, para la mayoría de las personas es fácil de realizar la Inclinación hacia delante, con Giro de espina. El balón soporta mucho del peso del cuerpo, por esta razón disminuye la carga en las extremidades superiores y en la espina dorsal. Los yoguis creen que las inclinaciones hacia delante crean tapas (calor) en el cuerpo, y ayudan al prana para que circule a través del mismo. Cuando practico esta posición, visualizo el masaje de compresión que reciben mis órganos mientras flexiono en la inclinación hacia delante.

Propósito Estirar los rotadores espinales y reconocer el movimiento soportado a través de la espina. Estirar las corvas y los músculos del pecho, en especial los pectorales. Fortalecer la parte superior del cuerpo.

Advertencias • Mantenga el cuello y la espina en una posición alargada. No doble la columna vertebral mientras gira. • Evite dejar caer la cabeza. • Conserve estabilizados los omóplatos. • Muévase lentamente cuando esté girando la espina.

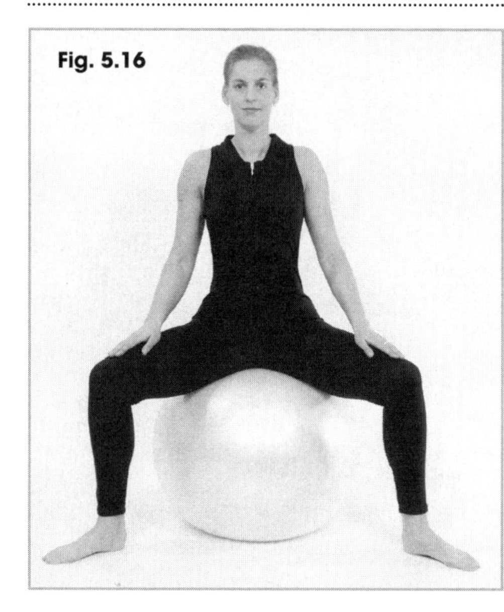

Fig. 5.16

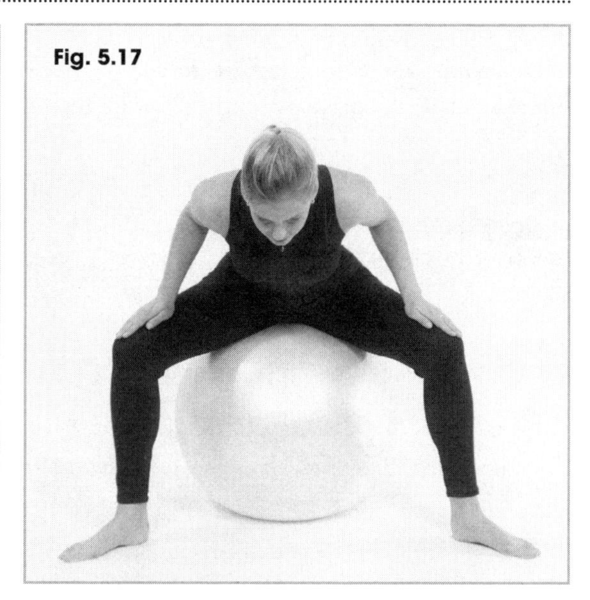

Fig. 5.17

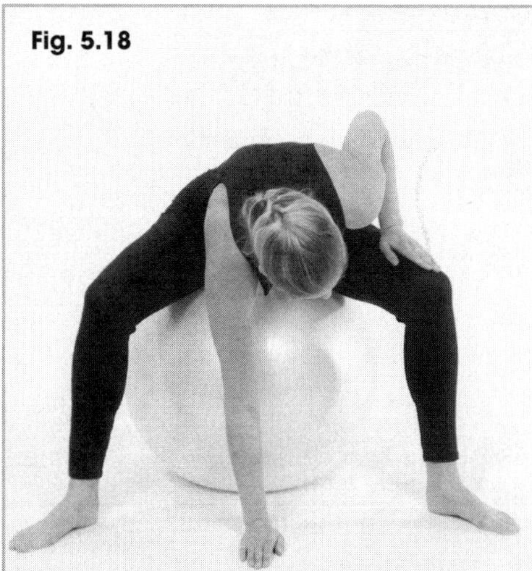

Fig. 5.18

posición inicial

Siéntese sobre el balón con los pies a ambos lados de éste, los dedos de los pies están apuntando hacia fuera, las manos sobre las rodillas (fig. 5.16). Con suavidad involucre los músculos romboides para estabilizar los omóplatos.

movimiento

1. En una exhalación involucre al transverse abdominis, al sumir con suavidad el ombligo hacia la espina. Respire cadenciosa y diafragmáticamente desde aquí, hasta el final de la posición.
2. Inclínese hacia delante desde la articulación de la cadera mientras mantiene una espalda derecha (fig. 5.17). Las manos permanecen sobre las rodillas para soportar el peso de la parte superior del cuerpo.

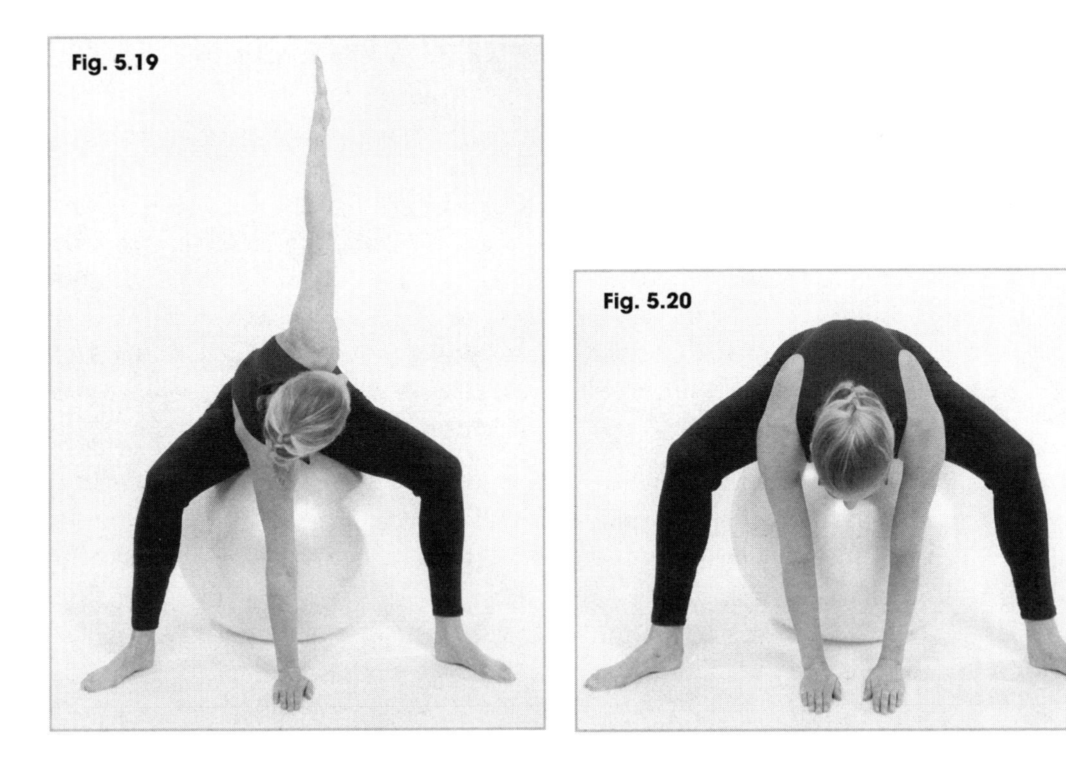
Fig. 5.19

Fig. 5.20

3. Coloque la mano derecha en el centro del espacio entre los pies (fig. 5.18). Con suavidad gire la espina dorsal mientras lleva el brazo izquierdo hacia el techo, la palma de la mano está orientada lejos del cuerpo (fig. 5.19). Forme una larga línea desde la punta de los dedos de la mano del brazo que está abajo, hasta la punta de los dedos del otro, que está arriba.
4. Mire hacia arriba. Concéntrese en alargarse a través de la espina dorsal y en posicionar el brazo que está arriba totalmente abierto y estirado fuera del pecho sin torcer las caderas.
5. Mantenga la posición durante cinco respiraciones completas.
6. Con suavidad y lentamente libere el giro mientras baja el brazo hacia el piso. Lleve ambas manos al piso frente a usted (fig. 5.20).
7. Una vez que se equilibre aquí, coloque la mano izquierda sobre el piso en la línea media del cuerpo y haga el giro del lado opuesto.
8. Realice por lo menos dos repeticiones de cada lado del cuerpo.

Posición yoga de silla (Uktatasana)

La Posición de silla es un movimiento espiral de alcance medio, que regresa la espina a una posición neutral después de inclinarse hacia delante; es una efectiva postura conectiva entre una inclinación hacia delante y una hacia atrás. En esta posición los glúteos presionan hacia atrás, mientras baja el cuerpo al piso en una media posición en cuclillas. De ninguna manera, es éste un ejercicio pasivo —requiere de que usted utilice activamente su espalda y piernas para sostener la posición. Una traducción literal de Uktatasana es "posición levantada". Algunas tradiciones yoga se refieren a ésta como la posición del rayo relampagueante, y si la ve de perfil puede saber por qué.

Si no tiene flexibilidad en las articulaciones de los hombros, es posible que se le dificulte sostener los brazos alineados con las orejas. Escuche lo que le dice su cuerpo. Si llevar los brazos muy lejos hacia atrás le causa molestar, vuelva a ponerlos en su lugar hasta donde sienta un suave estiramiento en los hombros, sin ninguna molestia.

La teoría yoga establece que esta posición da masaje al corazón y al diafragma. Mientras practico esta postura, me gusta visualizar que un místico poder de sanación albergado en los cielos, irradia energía a la punta de mis dedos y se dirige a cualquier área de mi cuerpo, mente o espíritu que la necesite en ese día en particular.

Propósito Fortalecer las piernas, glúteos, y la parte de atrás de los brazos. Estirar el latissimus dorsi, el músculo más ancho de la espalda. Regresar la espina dorsal a la Posición neutral después de la Inclinación hacia delante con giro de espina.

Advertencias • Mantenga el cuello largo y los omóplatos estabilizados. • Asegúrese que las rodillas están alineadas sobre los tobillos en la fase de "bajar" del movimiento y que las rodillas no presionen sobre los dedos de los pies.

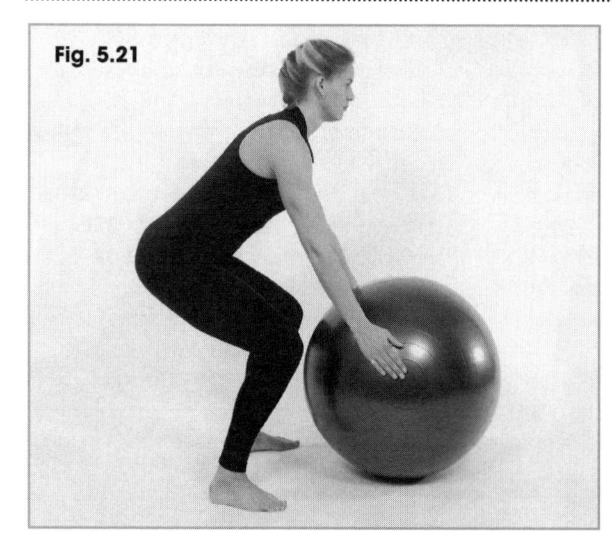

Fig. 5.21

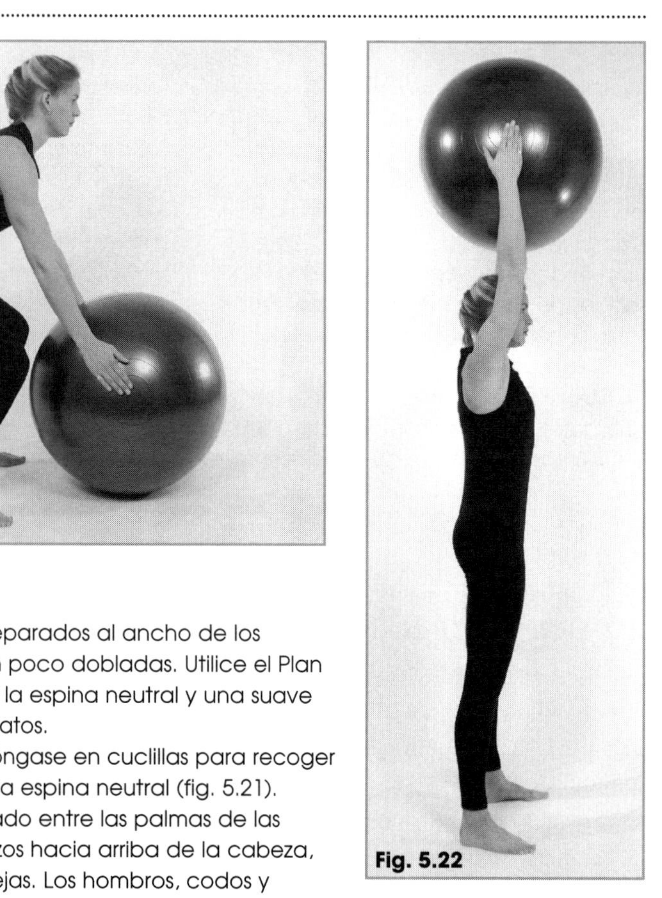

Fig. 5.22

posición inicial

1. Párese con los pies separados al ancho de los hombros y las rodillas un poco dobladas. Utilice el Plan postural para encontrar la espina neutral y una suave retracción de los omóplatos.

2. Doble las rodillas y póngase en cuclillas para recoger el balón, manteniendo la espina neutral (fig. 5.21).

3. Con el balón asegurado entre las palmas de las manos extienda los brazos hacia arriba de la cabeza, alineándolos con las orejas. Los hombros, codos y manos forman una línea recta (fig. 5.22).

movimiento

1. En una exhalación involucre al transverse abdominis, luego baje los glúteos hacia el piso, mientras dobla los codos para bajar el balón detrás de la cabeza (fig. 5.23). Mantenga los codos y los hombros en una línea recta y siga llevando los glúteos hacia el suelo hasta que las rodillas estén directamente sobre los tobillos.

2. Inhale mientras estira los brazos y piernas para regresar a la posición vertical (fig. 5.24).

3. Repita de seis a ocho veces.

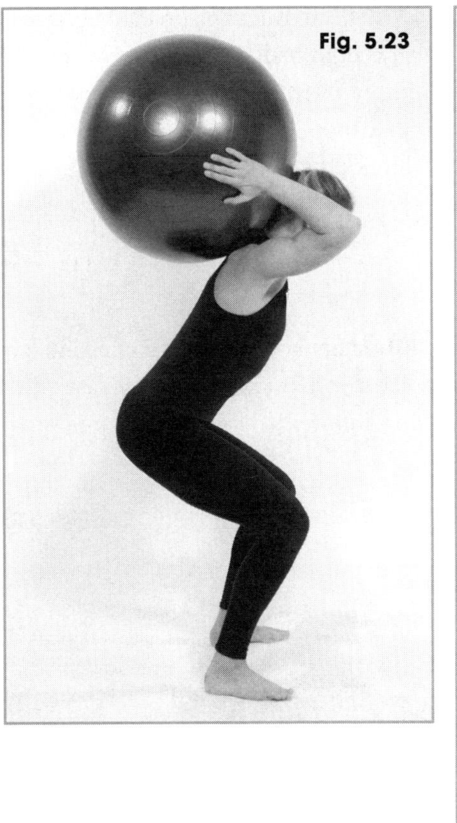

Fig. 5.23

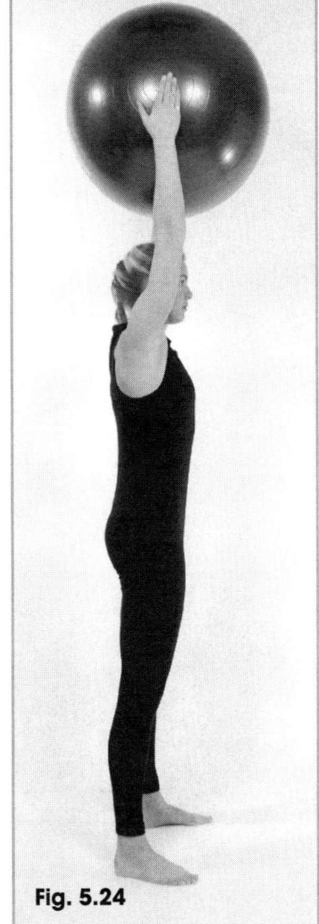

Fig. 5.24

Posición de arco (Dhanurasana)

Esta pose es una adecuada contraparte de cualquier inclinación hacia delante. Esta posición estira maravillosamente el pecho, que por lo general está muy tenso, y extiende la espalda, haciendo más fácil a los músculos involucrados en la respiración el hacer su trabajo. Esta versión modificada del Arco me gusta en particular, porque el balón ayuda a evitar que se compriman los discos en la espina, lo que con frecuencia es el error que los practicantes de yoga hacen cuando jalan los tobillos o extienden de más la espalda en esta posición. También, es una excelente postura para definir y levantar los glúteos.

A la gente que no tiene fuerza en la espalda se le puede dificultar el levantar el pecho, al principio. Quienes tienen débiles los músculos de los glúteos pueden tener dificultades para levantar las piernas del piso. La falta de flexibilidad en el pecho y los músculos flexores de la cadera (el psoas mayor, ilíacos y el rectus femoris) también puede crear un desafío para moverse en esta posición. Tener paciencia y practicar con regularidad dará dividendos y poco a poco la posición se volverá más fácil de ejecutar.

Disfruto trabajar con el imagen del Arco. Me gusta pensar que cuando hago que mi cuerpo realice esta posición revitalizante, estoy generando energía vital, igual que la cuerda del arco la hace antes de liberar la flecha. Luego, me imagino guardando la energía de esta postura en mi cuerpo para que pueda liberarla posteriormente, cuando necesite dirigir mi vitalidad hacia una meta predeterminada.

Propósito Expandir el pecho, el frente de los muslos y los profundos músculos psoas; fortalecer y dar tono a la parte posterior de los muslos superiores, los glúteos y la espalda.

Advertencia • Mantenga el cuello largo. • Conserve la estabilización de los omóplatos. • No arqueé de más la espalda. • Mantenga la activación del transverse abdominis a lo largo del movimiento.

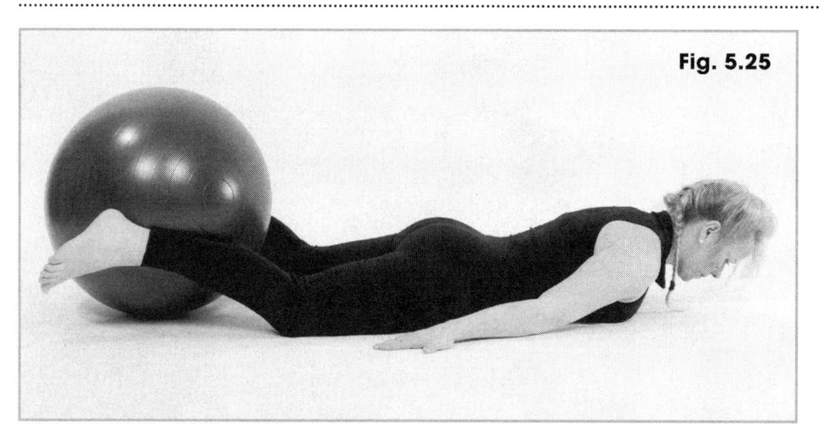

Fig. 5.25

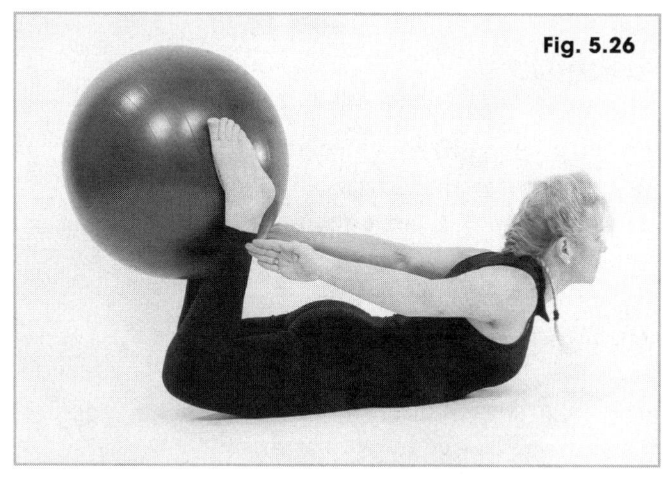

Fig. 5.26

posición inicial

Recuéstese sobre el estómago con el balón entre los tobillos. Los brazos están a los lados, con las palmas hacia abajo (fig. 5.25). Con suavidad contraiga los músculos romboides para estabilizar los omóplatos.

movimiento

1. En una exhalación involucre al transverse abdominis, al sumir con suavidad el ombligo hacia la espina dorsal.

2. Respire rítmicamente mientras que al mismo tiempo levanta del piso la parte superior del cuerpo y dobla las rodillas, llevando el balón cerca de los glúteos. Permita que los brazos se levanten con la parte superior del cuerpo en un suave salto mortal hacia atrás, con las palmas de las manos hacia fuera (fig. 5.26). Presione los talones hacia el techo mientras levanta la parte superior de los muslos del suelo.

3. Mantenga por 6 segundos.

4. Baje la parte superior del cuerpo, brazos y muslos superiores al piso.

5. Repita de seis a ocho veces.

Posición de cuervo (Kakasana)

El doblar la cadera que se involucra en este estiramiento es una buena contraparte para el trabajo de la Posición de arco. Esta postura proporciona un maravilloso descanso en el área de la cadera y glúteos, y por lo tanto, siempre he encontrado que es una relajante posición en la cual hundirse. Usted puede controlar la intensidad del estiramiento con sólo monitorear la rodada del balón —rodar el balón hacia delante y dejarse caer más cerca del suelo, aumenta el estiramiento. Se piensa que esta posición elimina el letargo del cuerpo. Ayuda a liberar la tensión y dolencia de los glúteos cuando se ha estado sentado por mucho tiempo.

Propósito Estirar los glúteos y fortalecer los muslos.

Advertencias • Asegúrese que las rodillas estén alineadas sobre los tobillos durante toda la posición. • Mantenga una suave retracción a través de los omóplatos.

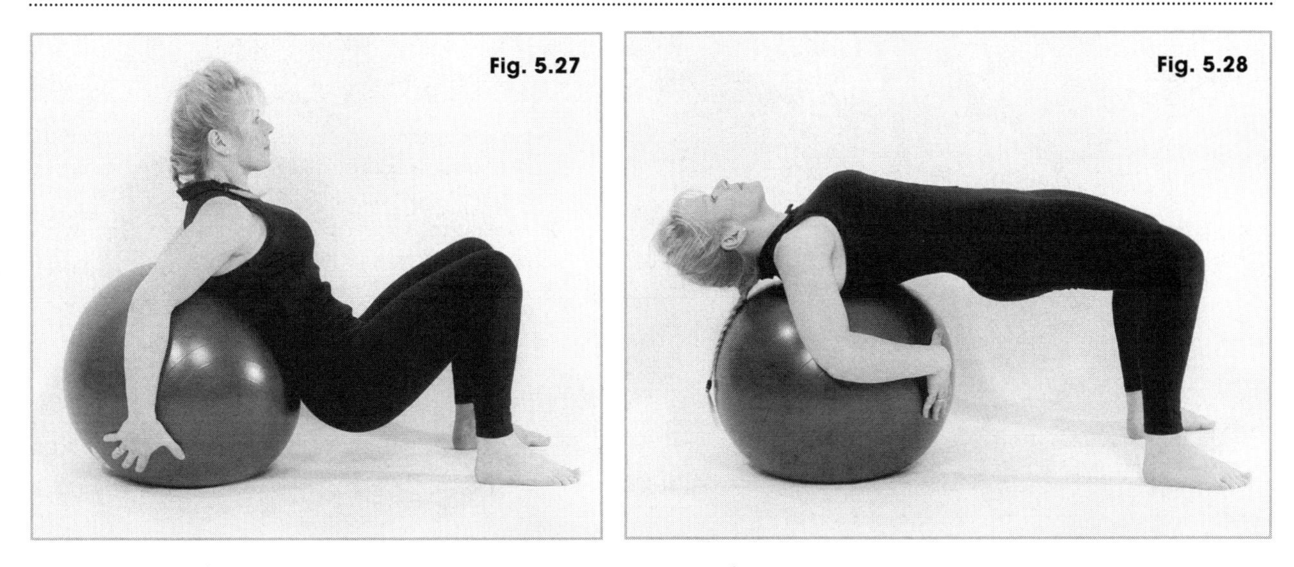

Fig. 5.27

Fig. 5.28

posición inicial

1. Siéntese en el centro del balón con los pies separados al ancho de los hombros. Use el Plan postural para encontrar la espina neutral y una suave retracción de los omóplatos.

2. Camine hacia fuera y luego flexione las caderas y rodillas para hundirse hacia el piso (fig. 5.27). Los pies deben estar planos sobre el suelo y apuntando hacia delante. Los glúteos están de cinco a siete y medio centímetros fuera del piso; los brazos cuelgan a los lados del balón.

movimiento —nivel uno

1. En una exhalación involucre al transverse abdominis.

2. Inhale, levantando el cuerpo en la posición de mesa, creando un plano continuo con el frente del cuerpo desde la cabeza hasta las rodillas (fig. 5.28). Mientras se levanta en pose de mesa, el balón rodará hacia la cabeza. Mantenga las manos en su lugar en el balón. Una vez que esté en esta posición, reajuste los brazos para mayor comodidad si es necesario. Haga una bonita línea derecha desde la cabeza a las rodillas.

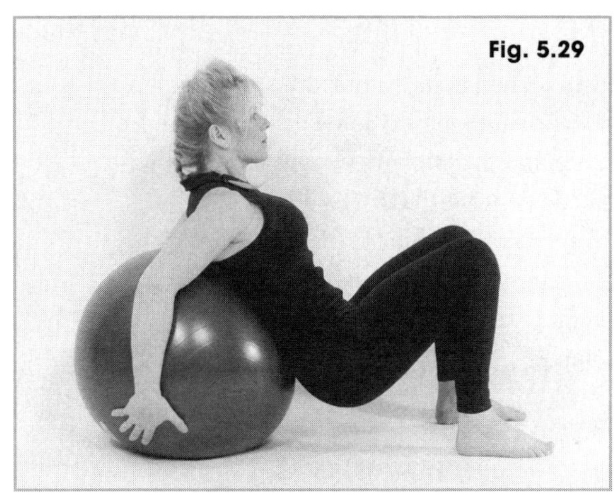
Fig. 5.29

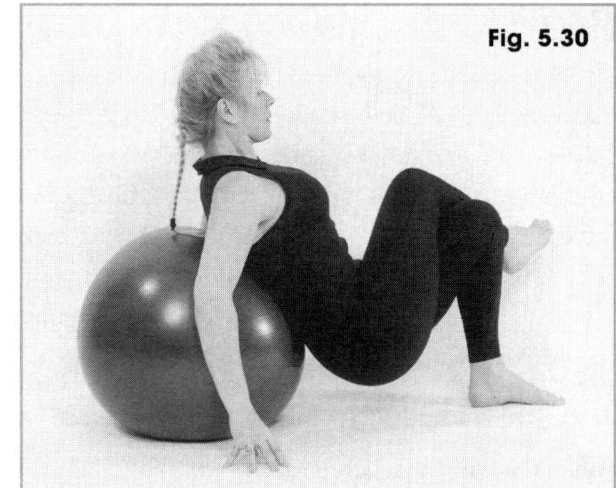
Fig. 5.30

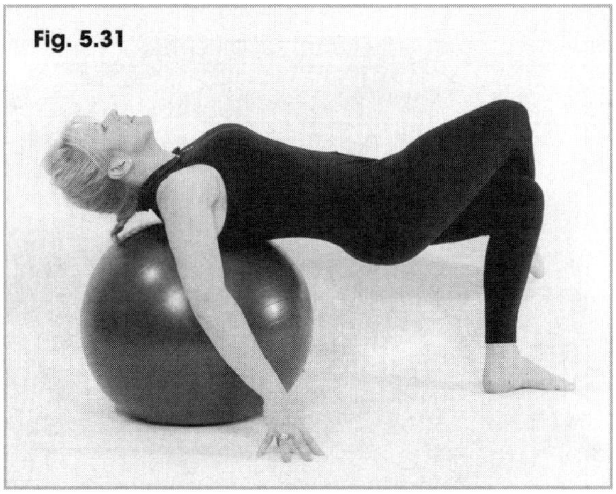

Fig. 5.31

3. Exhale para regresar a la posición en cuclillas (fig. 5.29).
4. Repita de seis a ocho veces.

movimiento —nivel dos

1. Desde la posición en cuclillas, enrolle la pierna derecha sobre la izquierda y lleve las manos al piso para equilibrarse (fig. 5.30).
2. Suba y baje con este intensificado y desafiante equilibrio (fig. 5.31).
3. Repita de seis a ocho veces.
4. Repita del otro lado.

Posición de saltamontes, modificada (Salabhasana)

Los saltamontes (grillos) levantan su parte trasera arriba y abajo. Cuando practique esta pose ponga atención a que no debe extender de más la espalda baja. Mientras las caderas se levantan, deseará cuidar su espalda baja y glúteos —si siente dolor o ardor en esa área, baje las caderas hacia el piso. Al igual que con la Posición de arco, este asana es una pose excelente para fortalecer y tonificar los músculos glúteos.

Se dice que la Posición de saltamontes mejora la digestión y la eliminación, debido a que aumenta el fuego yoga digestivo, que es estimulado por el masaje a los órganos internos. Cuando practico esta posición, visualizo las fuertes piernas que debe tener este insecto para impulsarse de un lugar a otro, e imagino la fuerza que desarrolla mi propio cuerpo para realizar esta posición con regularidad.

Propósito Estirar el frente de los muslos; fortalecer y dar tono a los glúteos y a la parte posterior de los muslos.

Advertencias • Mantenga el cuello largo. • Estabilice los omóplatos. • No arqueé de más la espalda baja. Si siente algún ardor o rigidez en la espalda, haga ajustes graduales en las caderas, llevándolas un poco más cerca del piso.

posición inicial

1. Recuéstese sobre el estómago con las rodillas dobladas a un ángulo de 90 grados, asegure el balón entre los tobillos (fig. 5.32).
2. Coloque una mano bajo la otra y descanse la barbilla en ellas.

movimiento

1. En una exhalación involucre al transverse abdominis. Apriete los músculos de los glúteos y levante los muslos ligeramente fuera del piso (fig. 5.33).
2. Respire mientras sostiene esta posición por 3 segundos.
3. Inhale mientras se relaja hacia la posición inicial.
4. Repita de seis a ocho veces.

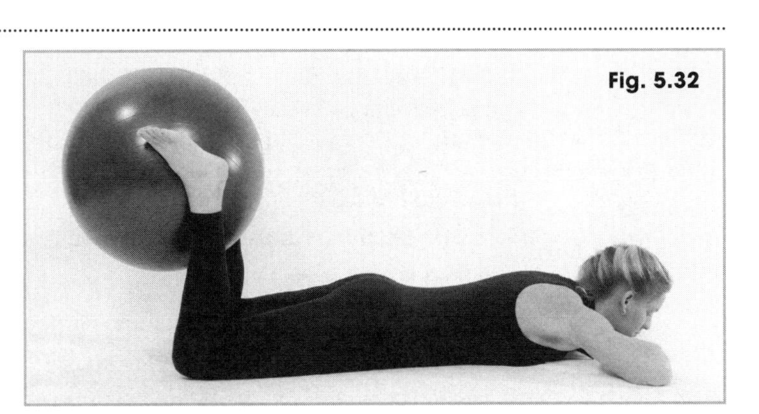

Fig. 5.32

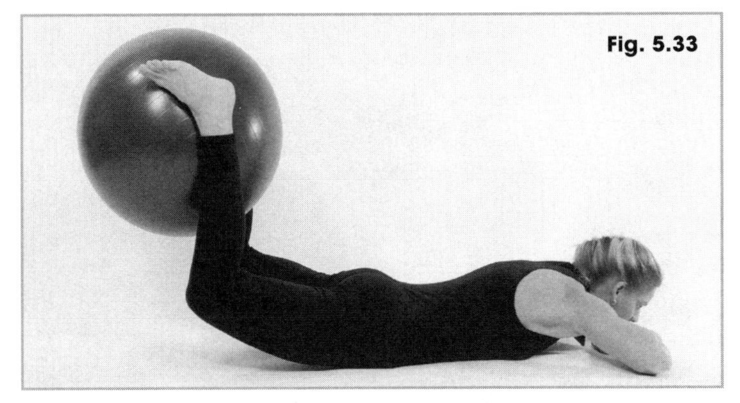

Fig. 5.33

Tabla lateral o equilibrio de brazo (Vashishthasana)

Esta es una posición efectiva para poner en este punto de su práctica de ejercicio, porque proporciona un efectivo trabajo de contraparte. La Tabla lateral trabaja la parte superior del cuerpo; también complementa el Saltamontes al tonificar los músculos de la parte superior del muslo. Este asana es extremadamente útil para desarrollar el centro de estabilidad y la fuerza alrededor de la parte superior del cuerpo. La gente que está involucrada en skulling, canotaje y otros deportes de remo encuentran que esta posición es muy beneficiosa para su entrenamiento. Si no tiene una adecuada fuerza en los músculos estabilizadores del borde del hombro, no podrá equilibrarse por mucho tiempo en esta posición, sin embargo, persista. Esta postura es buena para tonificar y fortalecer estos pequeños aunque muy importantes músculos. La Tabla lateral desafía a una multitud de músculos: los tríceps, los estabilizadores de los hombros, los pectorales, trapecios, lattisimus dorsi, los abductores de cadera, evertores de tobillo y la banda iliotibial. El adicional patrón de movimiento descrito aquí ayuda a dar tono al muslo exterior.

Es fácil ver cómo se le dio el nombre a esta postura. Cuando se practica apropiadamente, el cuerpo forma un plano continuo desde la cabeza hasta los dedos de los pies, que se asemeja a una tabla. El peso del cuerpo se equilibra en el brazo. Los beneficios del yoga, derivados de esta posición, son una concentración incrementada y el no-apego. Para mí, esta posición requiere una gran cantidad de atención y determinación para ejecutarse apropiadamente. Siento que al practicarla con regularidad, fortalezco mi habilidad de concentración y mi sentido de auto dirección.

Propósito Fortalecer la musculatura central. Fortalecer los brazos y los hombros. La variación de movimiento le permite dar tono a los muslos exteriores, al mismo tiempo que desafía su centro.

Advertencias • Mantenga la estabilización escapular y conserve los hombros abajo y lejos de las orejas. • Mantenga la extensión a través del cuello. No permita que caiga la cabeza. • Mientras posiciona el cuerpo en una larga y derecha línea desde la punta de la cabeza hasta los dedos de los pies, no permita que la cadera se cuelgue. • Activamente utilice sus músculos centrales para mantener el equilibrio.

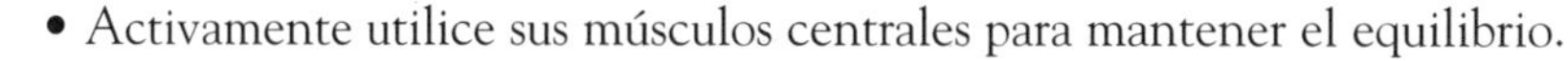

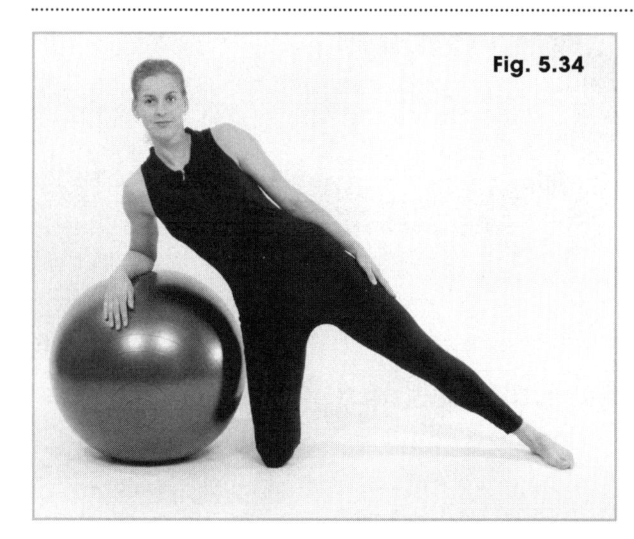

Fig. 5.34

Fig. 5.35

posición inicial

1. Arrodíllese con el balón colocado en su lado derecho. Involucre los músculos romboides para estabilizar los omóplatos.
2. Extienda la pierna izquierda hacia el lado, descansando el brazo derecho encima del balón y el brazo izquierdo sobre el muslo izquierdo (fig. 5.34).

movimiento —nivel uno

1. Exhale mientras involucra al transverse abdominis y dobla su lado derecho sobre el balón, el brazo derecho se resbala hacia abajo de éste, el brazo izquierdo se levanta hacia el techo. Forme una línea derecha desde la articulación de los hombros hasta la punta de los dedos (fig. 5.35). Los dedos apuntan hacia el techo.

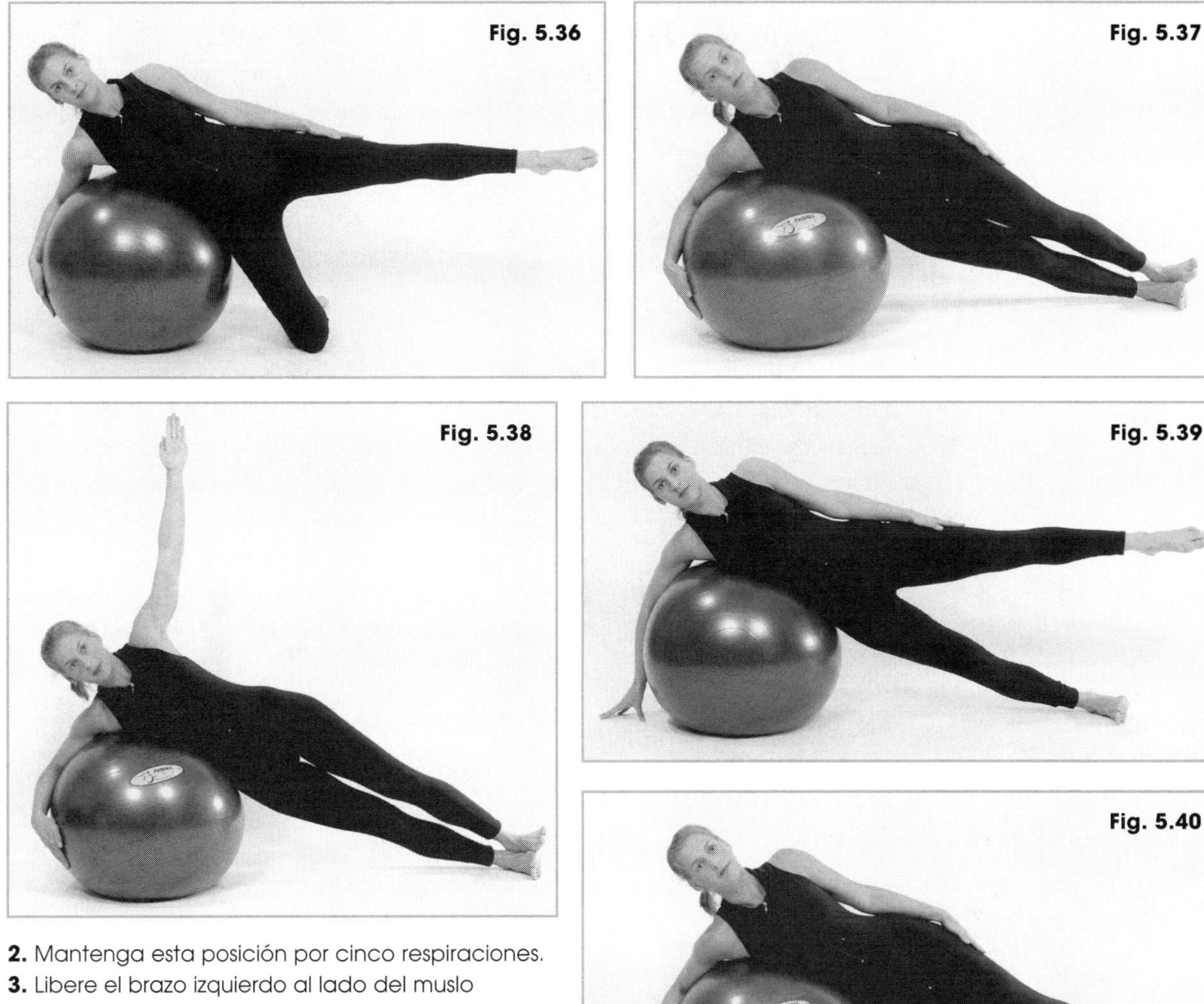

Fig. 5.36

Fig. 5.37

Fig. 5.38

Fig. 5.39

Fig. 5.40

2. Mantenga esta posición por cinco respiraciones.
3. Libere el brazo izquierdo al lado del muslo izquierdo, presione hacia abajo para resistencia. Exhale, involucre al transverse abdominis, y levante el muslo que se encuentra arriba hasta que esté paralelo con el piso (fig. 5.36).
4. Inhale mientras baja la pierna.
5. Repita de seis a ocho veces, luego cambie al lado izquierdo para bajarse hasta una posición arrodillada y ruede el balón a su alrededor a ese lado.

movimiento —nivel dos

1. Empiece doblando el cuerpo lateralmente sobre el balón. Extienda ambas piernas a lo largo y ponga en línea el tobillo y la cadera de la pierna que está arriba, con el tobillo y cadera de abajo. El brazo izquierdo descansa ligeramente en el muslo de arriba (fig. 5.37). Inhale.
2. Exhale e involucre al transverse abdominis, mientras lleva el brazo de arriba hacia el techo, creando una línea derecha desde la articulación del hombro hasta la punta de los dedos (fig. 5.38). Estos se alargan hacia el techo.
3. Mantenga por cinco respiraciones.
4. Lleve el balón al lado del muslo de arriba, presionando hacia abajo para agregar resistencia al movimiento.
5. Exhale y levante el muslo de arriba paralelo al piso (fig. 5.39).
6. Baje la pierna izquierda para descansar en la parte superior de la pierna derecha (fig. 5.40).
7. Repita de seis a ocho veces, luego cambie al otro lado moviéndose a una posición arrodillada y rodando el balón a su alrededor hacia ese lado.

Posición de barca (Paripurna navasana)

La Posición de barca sigue al trabajo de fortalecimiento de la musculatura central y da tono al transverse abdominis. A esta musculatura se le necesita en este asana para estabilizar la espina dorsal, mientras que el cuerpo es desafiado para mantener las piernas en una posición que no tiene soporte en el piso o en el balón. Aquí, he incluido varios niveles diferentes de dificultad —es importante que determine cuál es el correcto para usted. En el nivel uno, se le pide que levante los pies fuera del balón. En el nivel dos, se le instruye para que cambie el lugar del pie así como el del brazo se intensifica la postura al cambiar el centro de equilibrio. Se crea un tremendo desafío en el nivel tres al levantar el balón y los brazos del piso, aumentan significativamente las demandas en la musculatura estabilizadora del cuerpo. Usted deseará tener cuidado de que el nivel de movimiento que escoja como punto de inicio, le permita sostener la espina dorsal en una posición neutral sin jalar la espalda en un arco excesivo —lo que puede ser dañino para la espina— cuando levante las piernas.

De acuerdo con la teoría de yoga, se piensa que la Posición de barca estimula los riñones, la tiroides, la glándula prostática y los intestinos. También mejora la digestión.

Propósito Fortalecer los músculos centrales y aplanar los abdominales.

Advertencias • Asegúrese de no redondear la espalda. • Tenga cuidado de no arquear la espalda cuando levante los pies del piso. • Mantenga activado el transverse abdominis a lo largo de la posición. • No practique este asana si tiene presión sanguínea alta, enfermedad del corazón o glaucoma.

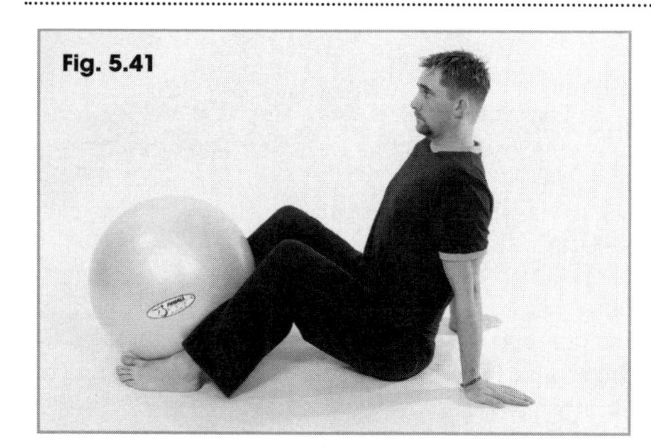

Fig. 5.41

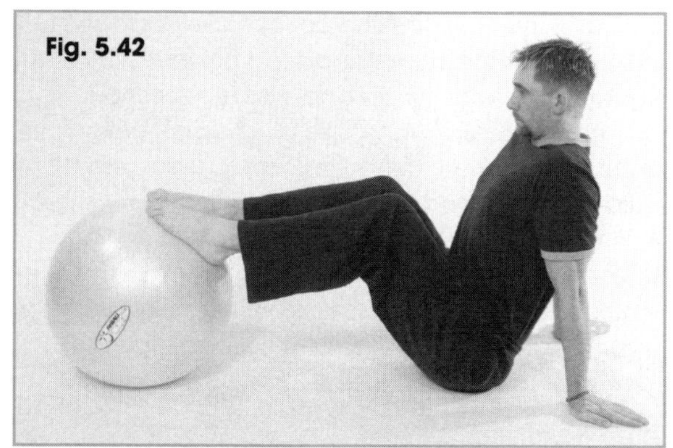

Fig. 5.42

posición inicial

Empiece en una posición sentada sobre el piso, las rodillas dobladas y los pies planos sobre el suelo. Asegure el balón entre los pies. Las manos están colocadas a los lados del cuerpo, atrás de los glúteos (fig. 5.41).

movimiento —nivel uno

1. Apóyese hacia atrás y cambie su peso a los brazos y a la parte superior de los glúteos, mientras coloca los talones encima del balón (fig. 5.42). Alinee la espina dorsal en una posición ideal.

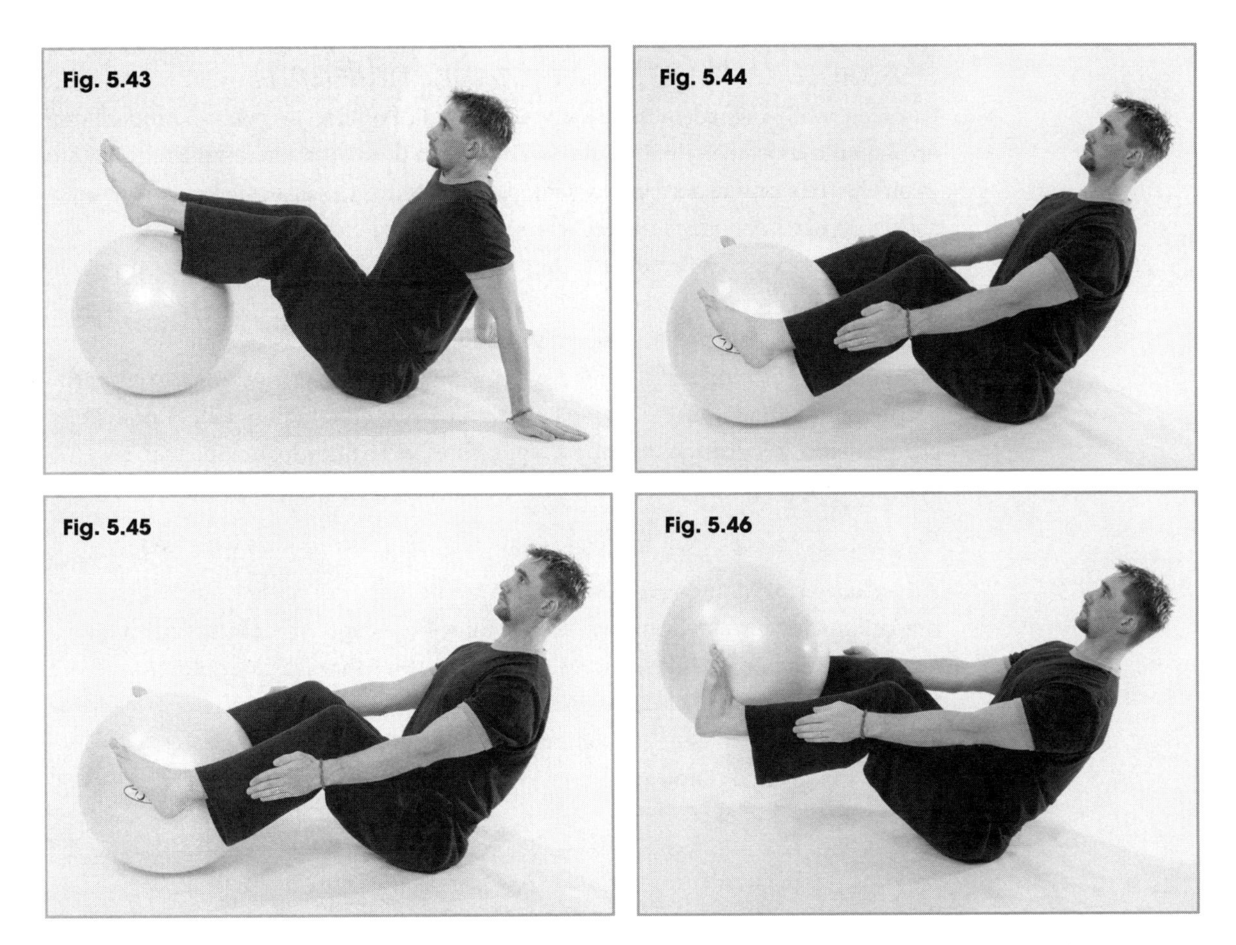
Fig. 5.43

Fig. 5.44

Fig. 5.45

Fig. 5.46

2. Exhale e involucre al transverse abdominis. Retraiga la barbilla y por la parte de afuera volteé los brazos un poco. Haga una gran respiración.
3. Verifique la activación del transverse abdominis. Exhale mientras levanta los pies dos y medio centímetros fuera del balón (fig. 5.43).
4. Mantenga por seis segundos, respirando rítmicamente.
5. Libere al bajar los pies al balón.
6. Repita dos veces más.

movimiento —nivel dos

1. Desde la misma posición inicial, exhale mientras involucra al transverse abdominis y levanta los pies para que aprieten el balón a medio camino. Una vez que encuentre el equilibrio, levante los brazos para que estén en línea con los pies (fig. 5.44).
2. Mantenga por seis segundos. Asegúrese que no está dejando de respirar, sino que está respirando suave y cómodamente.
3. Libere los brazos al bajarlos a los lados y deje de apretar tanto el balón.
4. Repita dos veces más.

movimiento —nivel tres

1. Empiece en la posición sentado, con los pies apretando hasta la mitad del camino, en la parte superior de los lados del balón, los brazos están alineados arriba casi paralelos con la parte baja de las piernas (fig. 5.45).
2. Exhale, mientras involucra al transverse abdominis y levanta el balón fuera del piso, para que los tobillos estén casi paralelos con las rodillas (fig. 5.46).
3. Intente sostener por seis segundos. Trate de conservar tranquilo el ritmo de respiración.
4. Libere los brazos al bajarlos y deje de apretar el balón.
5. Repita dos veces más.

Posición de puente (Sethu bhandasana)

La extensión de la cadera que se involucra en la Posición de puente, proporciona una sencilla contraparte para la flexión de cadera de la Posición de barca. El Puente es un efectivo tonificador para los glúteos y las corvas, y es útil para las personas que toman parte en deportes que requieren un entrenamiento de la musculatura de los glúteos que sirve para "empujar", que son responsables de mover el cuerpo hacia delante en una posición derecha.

Se cree que los beneficios que proporciona el yoga en esta posición son el incrementar la circulación de la sangre y los nutrientes hacia la glándulas pituitaria, tiroides y suprarrenal. Cuando presione hacia arriba en esta posición, el peso de su cuerpo debe estar distribuido entre los pies, la espalda alta y los omóplatos: usted no debe sentir que está soportando el peso de su cuerpo en el área del cuello.

Propósito Fortalecer y dar tono a los músculos del torso, glúteos y corvas.

Advertencias • Mantenga las rótulas de frente mirando hacia el techo, durante todo el movimiento. • Conserve la estabilización escapular. • Conserve una línea recta que pasa por los hombros, los glúteos hasta los talones en la "fase arriba" de este asana. • Involucre el transverse abdominis al sumir el ombligo hacia la espina dorsal. Utilice toda esta musculatura central para mantener el balón derecho. • Relaje el cuello. Colóquese de tal forma que no esté soportando el peso de su cuerpo en el área del cuello.

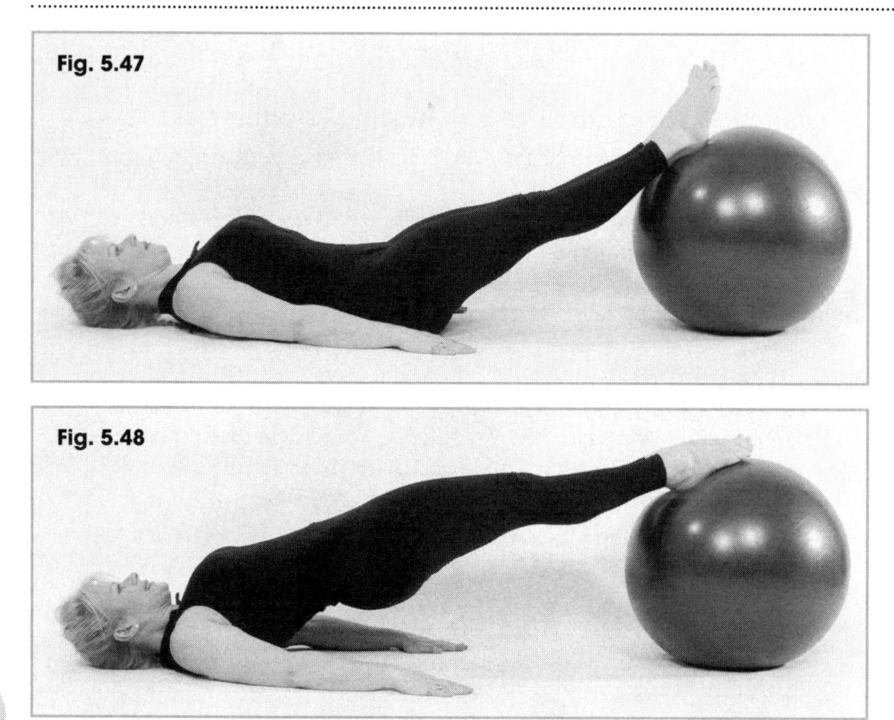

Fig. 5.47

Fig. 5.48

posición inicial

1. Recuéstese de espalda con los talones sobre la superficie de arriba del balón (fig. 5.47). Con suavidad lleve los omóplatos hacia la columna vertebral. Asegúrese de que el cuello esté largo y los hombros hacia abajo, lejos de las orejas.
2. Inhale.

movimiento —nivel uno

1. En una exhalación involucre al transverse abdominis. Levante los glúteos fuera del piso hasta que estén arriba en una línea con los talones, el cuerpo forma una línea recta desde la cabeza hasta los pies (fig. 5.48).
2. Sostenga por dos respiraciones.
3. Repita seis veces en el nivel uno o siga al nivel dos.

movimiento —nivel dos

1. Recuéstese de espalda con las plantas de los pies descansando sobre la superficie del balón (fig. 5.49). Las rodillas están directamente sobre las articulaciones de la cadera, formando un ángulo de 90 grados. Las manos descansan a los lados.
2. Con suavidad lleve los omóplatos hacia la espina dorsal. Asegúrese de que el cuello está largo y los hombros hacia abajo lejos de las orejas.
3. Inhale.
4. En una exhalación involucre al transverse abdominis.
5. Levante los glúteos del suelo hasta que queden alineados con las plantas de los pies (fig. 5.50).
6. Ruede el balón lejos de su cuerpo al estirar las piernas, poniendo los hombros, glúteos y plantas de los pies en una línea recta (fig. 5.51). Utilice los músculos centrales para mantener el control del balón. No ponga tiesas las rodillas ni permita que caigan los glúteos.
7. Ruede el balón de regreso hacia su cuerpo (fig. 5.52).
8. Repita el ejercicio de seis a ocho veces.

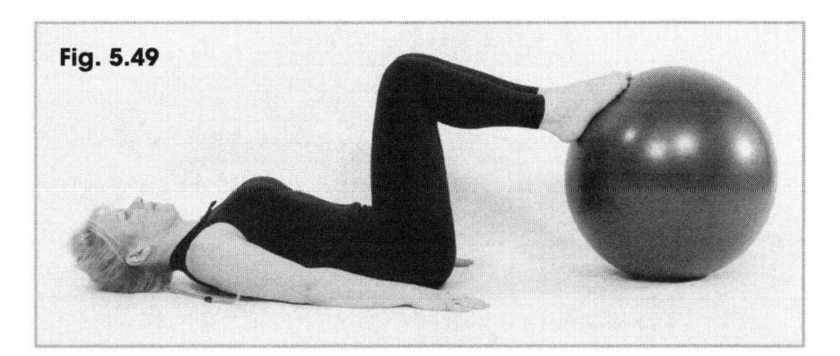
Fig. 5.49

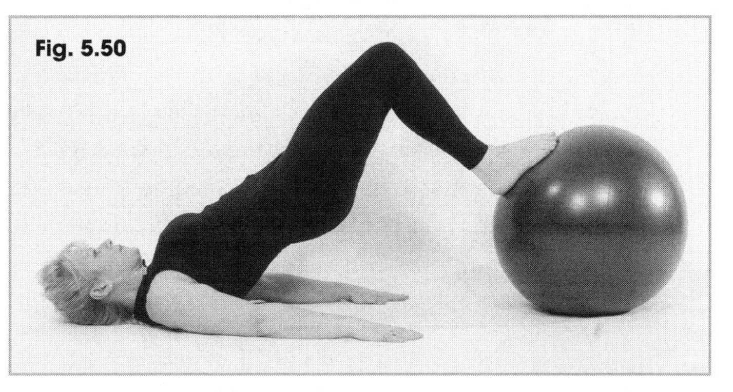
Fig. 5.50

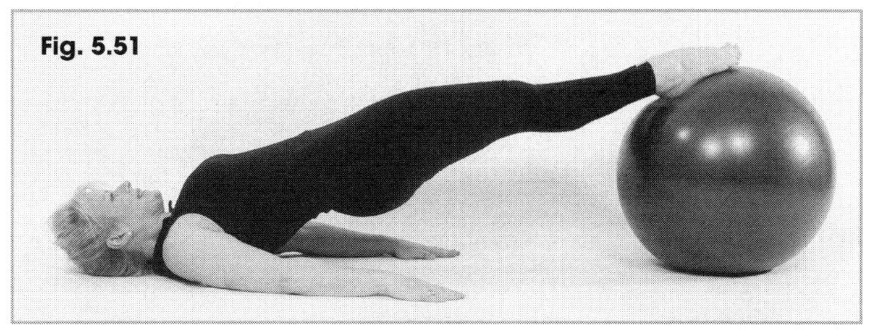
Fig. 5.51

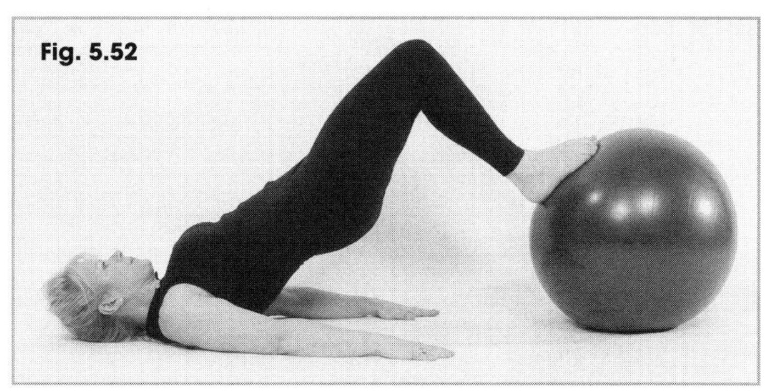
Fig. 5.52

Guerrero 1 (Virabhadrasana 1)

Este asana proporciona una buena contraparte del Puente, al cambiar el centro de la fuerza de los músculos de las corvas para estirar y fortalecer la musculatura recíprocal: los cuadriceps. Además de ser un efectivo tonificador de los muslos, la Posición de guerrero es un buen estiramiento para los músculos flexores de la cadera (el iliaco, psoas y el rectus femoris), que en la mayoría de las personas están tensos por estar frecuentemente sentadas. Esta posición también estira el latissimus dorsi, el músculo más largo de la espalda.

La palabra raíz en sánscrito para *Virabhadrasana* se puede traducir como "héroe". *Bhadra* significa "buen augurio." Me maravilla la belleza del cuerpo en esta posición, los brazos estirados hacia el cielo para abrazar el firmamento mientras que los pies permanecen firmemente plantados en la Madre Tierra. Interpreto la postura de los brazos en este asana como un saludo a los cielos, lo que para mí, simboliza que el practicante está buscando el consejo del espíritu que está arriba para aprender a continuar con sus obligaciones aquí en la Tierra, en la más noble e inteligente forma posible.

Propósito Fortalecer los músculos cuadriceps de la parte frontal de la pierna. Estirar los cuadriceps y los músculos flexores de la cadera de la parte posterior de la pierna. Dar tono a los músculos estabilizadores del muslo interno en ambas piernas.

Advertencias • Sostenga la estabilización escapular. • Manténgase largo a través del cuello y la espalda. • Conserve las rodillas alineadas con los tobillos, la pelvis en una alineación neutral. Si empieza a perder la forma ideal, deténgase. Aumente el número de repeticiones mientras se aumenta su fuerza.

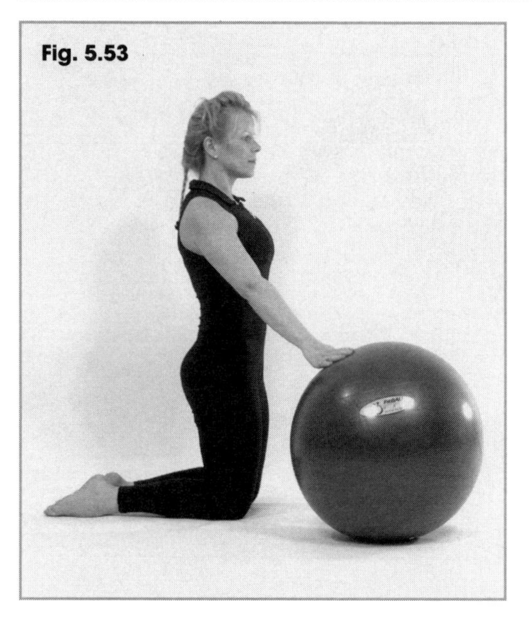

Fig. 5.53

posición inicial

Arrodíllese con el balón frente a usted, con los brazos suavemente puestos sobre el balón. Involucre los músculos romboides para que con delicadeza lleve los omóplatos hacia la espina dorsal, estabilizando la escápula (fig. 5.53).

movimiento —nivel uno

1. Exhale e involucre al transverse abdominis. Lleve la rodilla izquierda hacia una posición de embestida (fig. 5.54). El balón está al lado derecho del centro.
2. Lleve el balón sobre la cabeza, mientras usted se levanta saliendo de la posición de embestida (fig. 5.55, 5.56 y 5.57). Asegúrese de no arquear de más la espina dorsal.
3. Ponga el balón a su lado derecho y regrese a la posición de embestida (fig. 5.54).
4. Regrese a la posición inicial (fig. 5.53) y realice el ejercicio del lado opuesto.
5. Repita de ocho a quince veces, dependiendo de su nivel de comodidad.

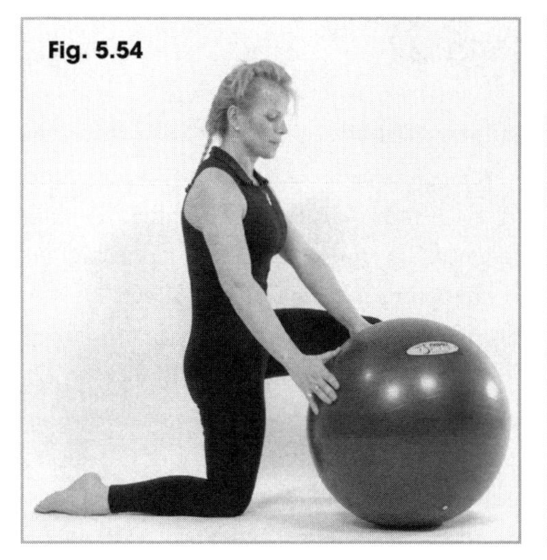
Fig. 5.54

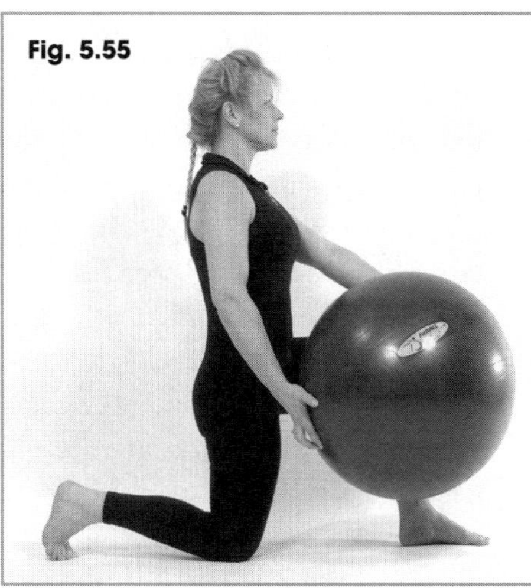
Fig. 5.55

movimiento —nivel dos

1. Empiece de la posición de embestida con la rodilla de atrás fuera del piso. El balón está en el aire y colocado frente al muslo derecho (fig. 5.58).
2. En una exhalación involucre al transverse abdominis y suba el balón sobre la cabeza con ambas manos, mientras se levanta del piso (figs. 5.56 y 5.57). Inhale al incorporarse.
3. Exhale y baje el balón frente a su cuerpo (fig. 5.58). Toque el balón con el punto medio de la rodilla mientras la otra baja hacia el piso.
4. Repita de seis a ocho veces.
5. Repita del otro lado del cuerpo.

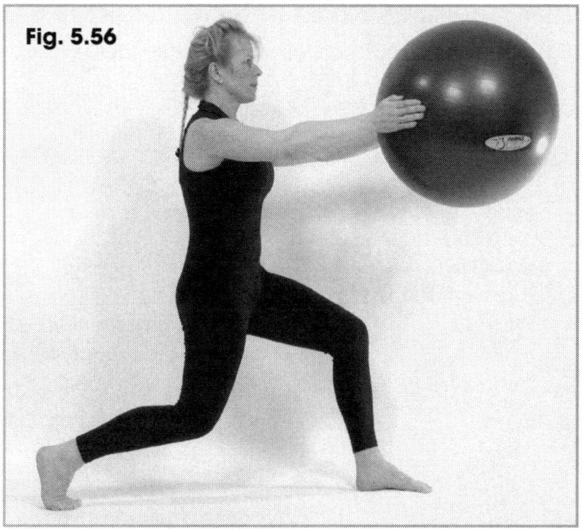

Fig. 5.56

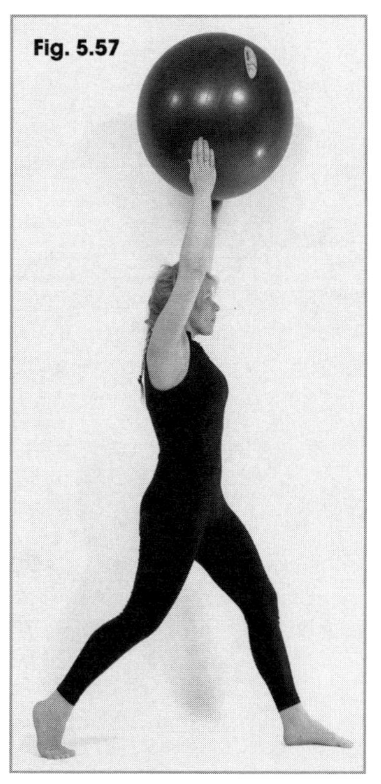
Fig. 5.57

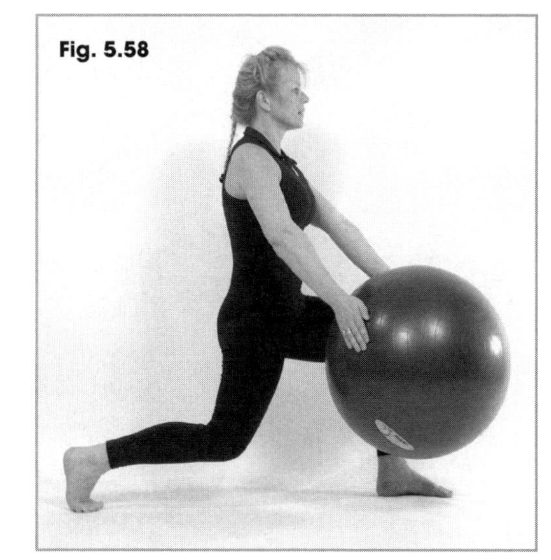
Fig. 5.58

Guerrero 2 (Virabhadrasana 2)

Veo al Guerrero 2 como una progresión del Guerrero 1. Los beneficios del primero son muy parecidos a los del segundo. Levantar y bajar el cuerpo en este asana da tono a los cuadriceps, glúteos y corvas. Esta posición es útil para los atletas que necesitan fortalecer los cuadriceps y estirar los muslos internos. También es una buena posición para el fortalecimiento general de quien empieza su práctica de yoga, porque entrena un número de diferentes grupos de músculos a la vez.

Para mí, la posición Guerrero 1 simboliza que el practicante está buscando el consejo de los cielos para saber cómo abordar sus obligaciones. En el Guerrero 2, me indica que el practicante tiene las respuestas que necesita y está puliendo las habilidades requeridas para dirigirse con eficiencia al desafío. Practicar esta posición puede ayudar a sacar y reforzar las admirables cualidades del guerrero dentro de usted —fuerza interna, coraje e integridad. He encontrado que esta posición me ayuda a vincularme con mi fuerza interna, y me deja con una sensación de fortalecimiento conectado con la tierra, después de practicarla.

Propósito Fortalecer los cuadriceps, glúteos y corvas. Estirar el muslo interno.

Advertencias • Conserve la estabilización escapular. • Manténgase largo a través del cuello y la espalda. • Asegúrese de que la rodilla permanezca en línea con el tobillo.

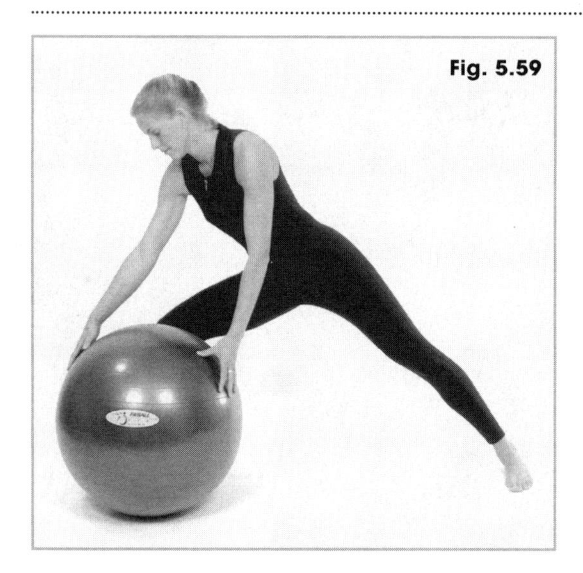

Fig. 5.59

posición inicial

1. Empiece en una posición firme parada con los pies muy separados (de noventa a ciento veinte centímetros). Volteé el pie derecho unos 45 grados hacia fuera; coloque el pie izquierdo para que los dedos de los pies apunten a la misma dirección de las caderas. Debe poder visualizar una línea derecha que conecta el talón del pie derecho con el arco del pie izquierdo. El balón está en el piso junto a la rodilla derecha (fig. 5.59).

2. Coloque el balón sobre la rodilla derecha y húndase en un embestida. La rodilla derecha está sobre el tobillo derecho; hay un ángulo de 90 grados entre la espinilla y la parte posterior del muslo. El brazo derecho está largo cruzando el balón; el izquierdo, sobre el muslo (ver fig. 5.60).

movimiento

1. En una exhalación involucre al transverse abdominis. Presione el brazo derecho hacia abajo sobre el balón, para crear resistencia mientras se alarga a través de la espina dorsal y se profundiza en el embestida. Al mismo tiempo, levante el brazo Izquierdo para crear una línea

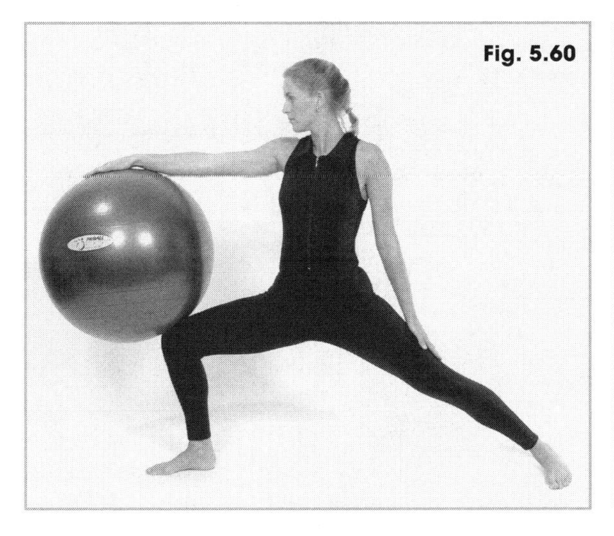
Fig. 5.60

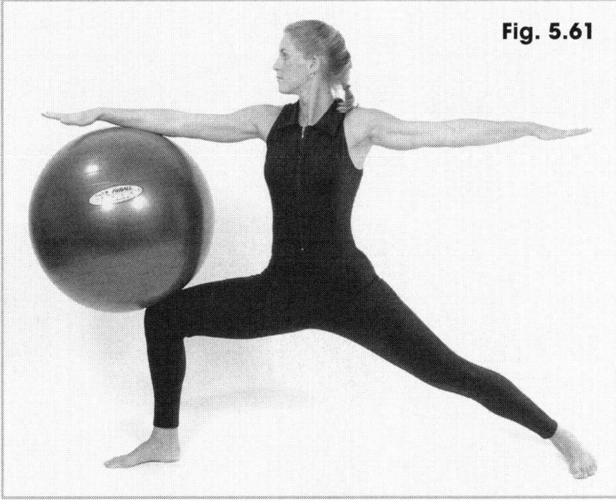
Fig. 5.61

recta desde la punta de los dedos de un brazo hasta los del otro (fig. 5.61).

2. Inhale mientras levanta el brazo izquierdo y relaja un poco el embestida (fig. 5.62).

3. Repita de seis a ocho veces.

4. Regrese a la posición inicial y cambie de lados: gire el pie izquierdo 45 grados hacia fuera; coloque el pie derecho de tal modo que los dedos apunten a la misma dirección de las caderas. Visualice una línea recta que conecta el talón del pie izquierdo con el arco del pie derecho. Coloque el balón sobre la rodilla izquierda y húndase en un embestida. La rodilla izquierda está sobre el tobillo izquierdo; note el ángulo de 90 grados entre la espinilla y la parte posterior del muslo. El brazo izquierdo está largo cruzando el balón; el brazo derecho está sobre el muslo.

5. Repita Guerrero 2 del lado izquierdo del cuerpo.

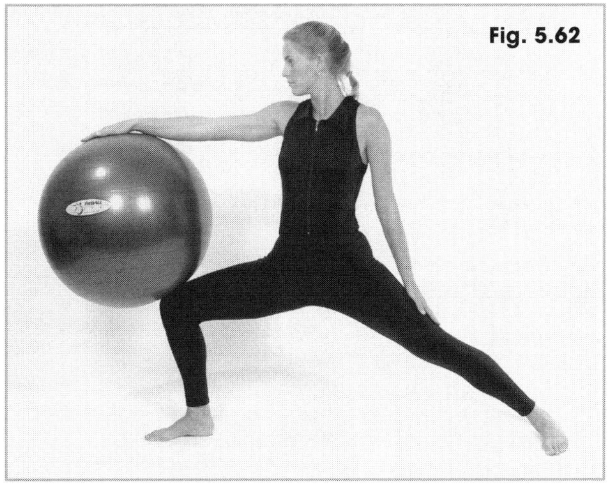
Fig. 5.62

Ángulo lateral extendido (*Parshvakonasana*)

El Parshvakonasana consigue su nombre del *kona*, o ángulo, que la postura forma. Este largo y estirador asana proporciona un fuerte estiramiento para los abdominales oblicuos y otros músculos que se envuelven alrededor del lado del cuerpo, dando un apropiado equilibrio para las muchas inclinaciones hacia delante y atrás de una tradicional práctica yoga. Cuando ejecute esta posición ponga atención en crear una larga línea yoga que se extienda desde el talón hasta la punta de los dedos. Activamente use los músculos para estirar a través de la punta de los dedos, sintiendo la energía que la postura irradia por ellos. Esto maximiza la flexibilidad por medio de los abdominales oblicuos.

Propósito Estirar los músculos que se envuelven alrededor del costado del cuerpo. Fortalecer los cuadriceps y los muslos internos.

Advertencias • Asegúrese de estabilizar la escápula al involucrar los músculos romboides. • Mantenga la espina dorsal derecha durante todo el asana.

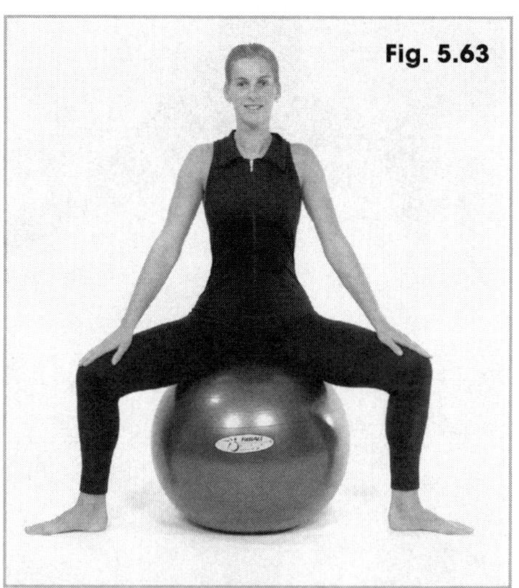

Fig. 5.63

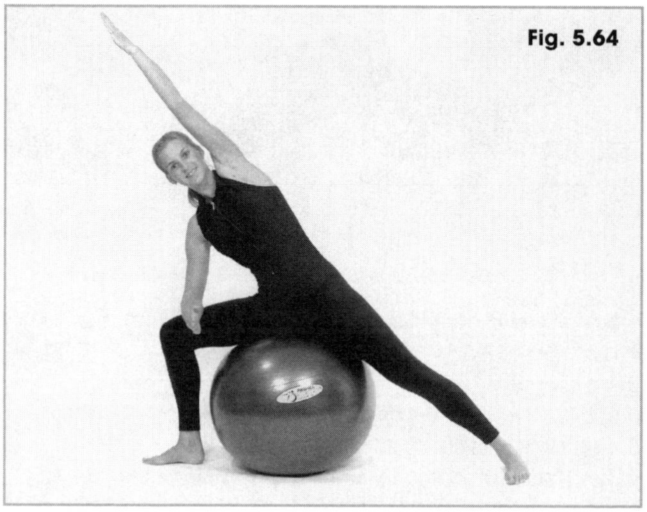

Fig. 5.64

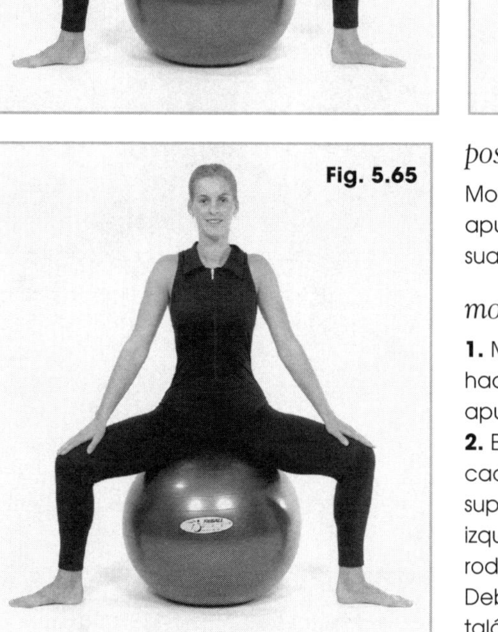

Fig. 5.65

posición inicial

Monte el balón con las piernas abiertas, los dedos de los pies apuntan hacia fuera, a los lados. Los brazos descansan suavemente sobre las rodillas (fig. 5.63).

movimiento

1. Mantenga la posición del pie derecho, los dedos señalando hacia la derecha. Gire el pie izquierdo para que los dedos apunten hacia delante.
2. Exhale e involucre al transverse abdominis. Extienda la cadera izquierda hacia este lado, mientras ladea la parte superior del cuerpo a la derecha, extendiendo el brazo izquierdo sobre la cabeza y colocando el brazo derecho en la rodilla para soportar la parte superior del cuerpo (fig. 5.64). Debe sentir una larga y continua línea extendida desde el talón del pie izquierdo hasta la punta de los dedos de la mano izquierda, que están largos y derechos.
3. Disfrute cinco respiraciones diafragmáticas mientras completa la forma de este asana, estirándose largo y derecho a través de las puntas de los dedos.
4. Baje los brazos a los muslos y levante el tronco para que el peso del cuerpo esté exactamente sobre el centro del balón. Regrese a la posición inicial (fig. 5.65).
5. Gire la pierna izquierda hacia fuera para que los dedos de los pies señalen a la izquierda. Gire el pie derecho para que los dedos apunten hacia delante.
6. Repita la posición del lado izquierdo.

Guerrero 1 con giro de plegaria

Esta variación del Guerrero 1 ofrece al practicante una suave rotación espinal. Todos los giros de la espina dorsal ayudan a eliminar la tensión de la columna vertebral y a promover la movilidad y elasticidad a través de ésta y la musculatura que la rodea. Este tipo de giro es una relajante forma de terminar su práctica. Igual que con cualquier giro de espina, muévase lenta y cuidadosamente sin perder el control.

Propósito Liberar la tensión de la columna vertebral y promover la movilidad espinal.

Advertencia • Igual que con todas las rotaciones espinales, ejecute esta posición lentamente y ponga mucha atención a la alineación de las vértebras.

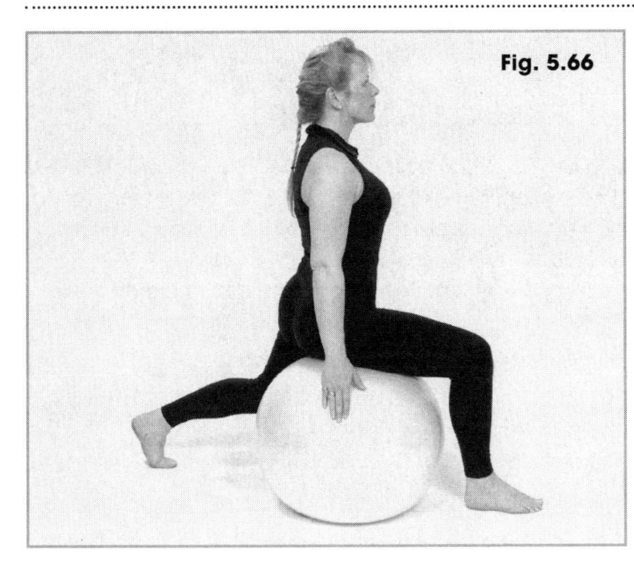
Fig. 5.66

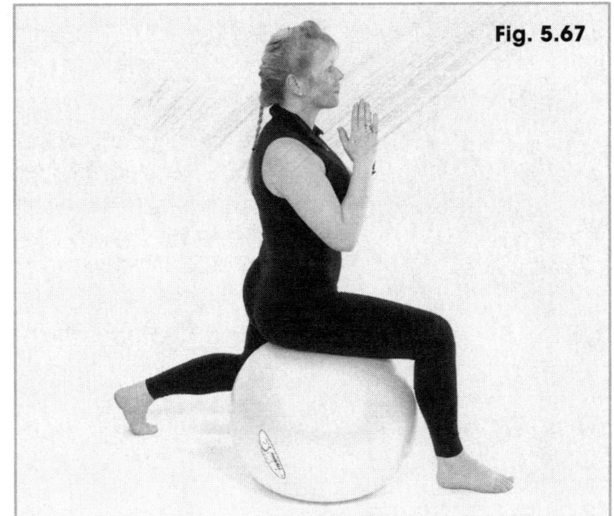
Fig. 5.67

posición inicial

Empiece en la posición de embestida sobre el balón, la pierna derecha hacia delante (fig. 5.66).

movimiento

1. En una exhalación involucre al transverse abdominis. Respire cadenciosamente.
2. Coloque las manos en posición de plegaria, a la altura del esternón (fig. 5.67). Inhale.
3. Exhale mientras baja la parte superior del cuerpo hacia el muslo derecho, manteniendo la alineación ideal a través de la espina (fig. 5.68).

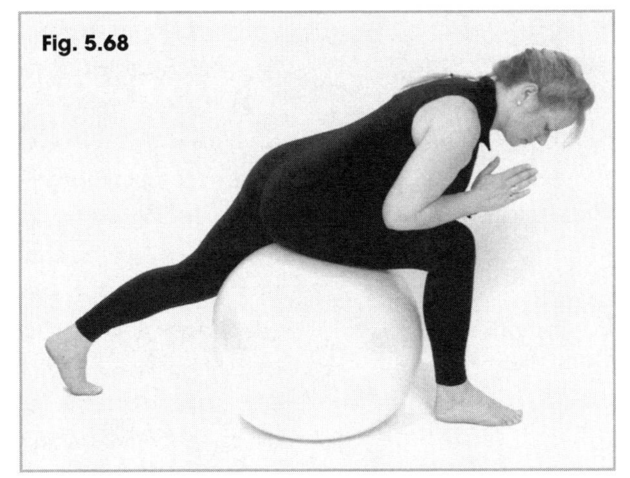
Fig. 5.68

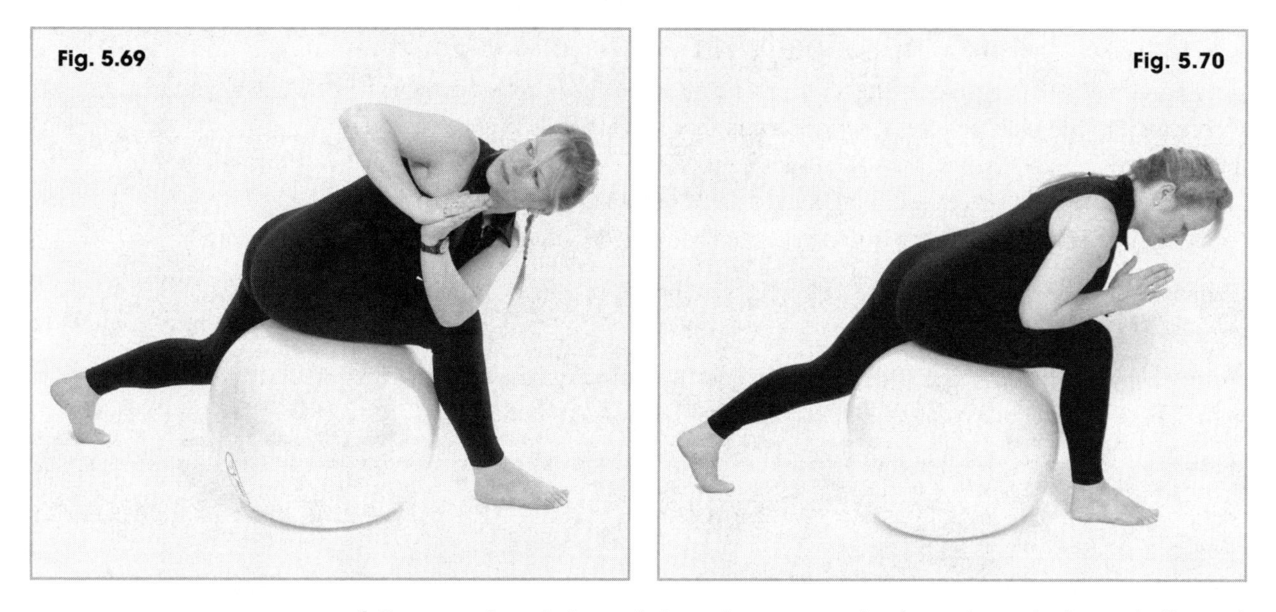

Fig. 5.69

Fig. 5.70

4. Empezando en la base de la espina, gire con lentitud el tronco a la derecha (fig. 5.69). Con cada inhalación alargue a través de la espina; cada vez que exhale, profundice la rotación. El cuello y la cabeza serán los últimos en voltearse.
5. Mantenga la rotación durante cinco respiraciones, luego lentamente libere el giro espinal (fig. 5.70). Levante el tronco para regresar a la posición sentada neutral.
6. Repita el asana con la pierna izquierda adelante, girando el tronco a la izquierda.

Mientras se familiariza con las peculiaridades de su cuerpo, entenderá mejor cómo utilizar completamente los asanas presentadas en este capítulo, para crear ese importante equilibrio entre fuerza y flexibilidad.

Tome su tiempo con el proceso de llegar a conocer su cuerpo. Use la retroalimentación que recibe en su práctica de asana, para recabar la información necesaria para tomar determinaciones sobre la relativa fuerza y flexibilidad de varios grupos de músculos. Usted merece vivir en un cuerpo fuerte y equilibrado. Entérese que tanto su cuerpo como su mente se beneficiarán de la práctica de yoga y de este tipo de compendio de información, sin embargo, la cosecha de estas recompensas puede llegar sólo a través del tiempo, la paciencia y la observación cuidadosa de lo que es específico para su cuerpo. Por lo tanto, piense detenidamente en cúales actividades participa: ¿qué tipo de trabajo de estiramiento y fortalecimiento le dictan las actividades de su vida, para crear equilibrio por todo su cuerpo? También puede desea examinar su fuerza innata, deficiencias y áreas no flexibles con las cuales usted llegó a esta vida. Y recuerde, si usted es como el resto de nosotros en el mundo occidental, tal vez pasa sentado muchas horas del día —agazapado sobre un escritorio, una computadora o al volante de un automóvil. Deseará concentrarse en la creación de su práctica de yoga para dirigirse a los desequilibrios musculares provocados por estas actividades.

Intente utilizar por completo la disciplina yoga en este proceso de equilibrar su cuerpo: sea paciente. Una vez que descubra las zonas específicas de su cuerpo y sepa dónde está tenso y qué desea fortalecer, conozca y trabaje con gracia al aceptar el hecho de que su cuerpo no cambiará de la noche a la mañana. En la práctica yoga es importante aceptar el lugar donde se encuentra en un momento dado. El yoga nos enseña a enfrentar las circunstancias de nuestra existencia actual con fe, coraje, nobleza y calma. Camine gentilmente entre los obstáculos que parecen levantarse en el camino por donde piensa que debe estar. Trabaje con su cuerpo, no en contra de él, y tenga paciencia con su proceso y las lecciones inherentes en ese sentido. Estas son las mismas lecciones que hacen girar la rica estructura de nuestras vidas. Teniendo paciencia con nuestro proceso y las circunstancias en las que nos encontramos, nos da la oportunidad de conectarnos a la energía que nos ayuda a forjar las peculiaridades que nos ayudan a acercarnos a la vida con coraje y nobleza, así como con la estabilidad (sthira) y la comodidad (sukha) de un sereno guerrero yoga.

Siga adelante. Camine poco a poco por su sendero.

6
Equilibrio corporal, equilibrio mental

Cuando éramos niños nos involucrábamos en muchas actividades que entrenaban nuestras habilidades de equilibrio. ¿Recuerda jugar a la rayuela, a saltar con una pierna o a tirar del cable? No pensábamos en estas actividades como un entrenamiento de equilibrio —sólo las hacíamos de forma natural.

El equilibrio —la maravillosa habilidad para recobrar la estabilidad cuando se saca el cuerpo de su centro— puede considerarse como un sexto sentido. Cuando el equilibrio es bueno, una persona puede recobrar el balance sin demora y son más las veces que tiene éxito que las que no. Esta habilidad para mantener o recobrar la estabilidad es controlada por el sistema vestibular, que se alberga en el oído interno. Puede que tenga la posibilidad de recordar una vez, cuando una infección en el oído interno afectó el sentido de equilibrio de su cuerpo. Aunque es una condición temporal, el evento es uno que la mayoría de la gente no olvida con facilidad, ya que cada paso que da una persona se ve afectado por la habilidad de este sistema para trabajar apropiadamente.

Cada vez que su cuerpo requiere realizar su función de equilibrio, se llevan a cabo una compleja secuencia de eventos. Los órganos sensoriales llamados propioceptores, localizados en la piel, músculos y articulaciones, avisan al cerebro sobre la posición en la que se encuentra su cuerpo; sus ojos recuperan información del medio ambiente y también la transmiten al cerebro. Entonces el sistema nervioso envía mensajes a los músculos, basados en esta información que recobra de los centros de equilibrio del cerebro. Estos músculos se alargan o contraen para que usted se mantenga equilibrado en su eje vertical.

Las entusiastas ávidas del acondicionamiento físico y los atletas deben tener un sentido de equilibrio muy bien desarrollado para ser efectivos al realizar su deporte. Piense en las demandas que un jugador de jockey impone a su sistema vestibular. El equilibrio de este jugador está siendo constantemente desafiado al monitorear y maniobrar el disco de goma y al ver a los otros jugadores que intentan frustrar sus esfuerzos. De forma similar, el sistema vestibular de un ciclista de montaña debe responder con rapidez a las rocas, raíces y superficies disparejas de los caminos y laderas por donde pasa. El desafío para las habilidades de equilibrio de un ciclista de montaña es constante e implacable. Los corredores a campo traviesa son desafiados de la misma forma.

No importa de qué deporte se trate. Para ser competente en su deporte, un atleta necesita ser capaz de cambiar el centro de gravedad del cuerpo, para que se adecue a los movimientos integrales de la actividad. Entrenar el equilibrio ayuda a hacer más eficiente el movimiento, al estimular el sistema nervioso para que responda con rapidez a los retos de equilibrio, desalentando al movimiento innecesario que provoca que las extremidades se sacudan y por lo general, pierdan una preciosa energía.

Un entrenamiento de equilibrio es importante para todos. La mayoría de nosotros no estamos concientes de muchos controles que nuestros cuerpos realizan por nosotros, a través de las actividades diarias. Esquivar un estorbo o algo que se aparezca por sorpresa en nuestro camino, son actividades donde nuestro cuerpo realiza su exclusivo acto de equilibrio, con frecuencia sin que ni siquiera nos pase por la cabeza.

Cuando estamos en nuestros años avanzados, nuestras habilidades de equilibrio disminuyen significativamente, a no ser que estemos involucrados en actividades que nos ayuden a mantenerlas bien a punto. Las caídas son una de las principales causas de lesiones en las personas mayores —más de la mitad de las muertes relacionadas con accidentes en la población mayor se puede atribuir a las caídas. Programas bien diseñados para entrenar el equilibrio ayudan a facilitar la conciencia del cuerpo y a estimular sus reflejos, los cuales afinan la confianza y mejoran la calidad del movimiento y por esa razón, se reduce la posibilidad de lesión. Un estudio reporta que la tendencia a las caídas puede reducirse en un 50 por ciento, en personas mayores de hasta noventa años de edad, cuando se estimulan con regularidad los reflejos del cuerpo.

Entrenar el equilibrio también es un componente integral en la rehabilitación, en especial para quienes que han sufrido lesiones o golpes en el sistema esqueletomuscular o nervioso. El primer paso hacia la rehabilitación involucra la reeducación del cuerpo sobre la apropiada alineación y la postura neutral, para las articulaciones involucradas. Por lo tanto, los primeros esfuerzos al rehabilitar una lesión están dirigidos hacia volver a entrenar la conciencia necesaria para sentir a una articulación de forma neutral. Sin el apropiado entrenamiento de equilibrio como parte de la rehabilitación de una persona, los reflejos y los músculos no trabajan tan rápido para detectar y responder a las condiciones ambientales que pueden causar lesiones.

Las actividades que usamos para mejorar el equilibrio como adultos, copian nuestros juegos de niños. Utilizando el balón como una herramienta para este entrenamiento, lleva al desarrollo del equilibrio a un nivel totalmente nuevo. Cuando practicamos posiciones de equilibrio en el tapete sobre el piso, podemos contar en la estabilidad innata del suelo —no se mueve. Pero cuando usamos un balón de ejercicio para practicar asanas de equilibrio, nos proporcionamos un gran desafío. La superficie inestable del balón obliga a nuestra musculatura estabilizadora, nuestros órganos propio-ceptores, y a nuestras mentes a funcionar en una óptima habilidad, para ejecutar con éxito el asana.

Muchas de las posiciones que se presentan en este capítulo son asanas clásicas de equilibrio de yoga, adaptadas para usarse con el balón. Otras no son posiciones de equilibrio, pero las cualidades dinámicas del balón, nos permiten modificar el asana para que se convierta en un desafío de equilibrio.

Cuando los yoguis diseñaron las posiciones de equilibrio, no quisieron desarrollar sólo un balance físico. Estos tipos de posiciones proporcionaron a los yoguis de una estrategia física que podría ayudar a traer tranquilidad mental. Al enfocar sus energías y disminuyendo la respiración podían sostener las posturas de equilibrio por prolongados periodos de tiempo. El simple acto de orientar la energía para concentrar la mente en una posición de equilibrio, ayuda a centrar al practicante.

Todos tenemos esos momentos cuando sentimos como que el mundo está girando fuera de control a nuestro alrededor y buscamos un ancla —algo que evite que giremos demasiado. Es muy probable que encuentre que perderse en un acto de sostener una posición de equilibrio ayuda a cultivar el sosiego y la calma en una mente que con anterioridad estaba aturdida por el parloteo. El objetivo de la yoga para las posiciones de equilibrio, es promover el balance y la armonía dentro de todo su ser, estabilizando energías opuestas junto con los lados derecho e izquierdo del cuerpo, uniendo su ser en una más completamente integrada en totalidad.

Las posturas de equilibrio perfeccionan nuestra concentración, enfoque y disciplina —estas son las cualidades que se necesitan para entrar y salir y, más importante, a "sostener" la postura. Cuando trabajamos con los asanas en este capítulo, es útil seguir unos cuantos principios elementales para obtener más de su práctica.

1. Antes de entrar en alguna posición, desacelere concientemente la respiración.
2. Entre poco a poco en la posición.
3. Encuentre su dristi, un punto de enfoque para su visión, que le ayudará para mantener el apropiado posicionamiento del asana mientras respira.
4. Fíjese en el lugar donde sus pies están conectados con la tierra. Concéntrese en ese lugar de contacto sólido. Extienda los pies y dedos de los pies para que tenga una fuerte base de conexión. Respire hacia el lugar donde sienta la conexión de sus pies con la tierra.

5. Si siente que está perdiendo el equilibrio, concéntrese en disminuir aún más, la velocidad de la respiración, para calmar la mente. Atraiga los músculos del transverse abdominis y luego intente liberar la posición en lugar de "caer" fuera de ella.
6. Vuelva a colocarse, disminuya la respiración e intente la postura otra vez.
7. Si está temblando o tambaleándose en la posición, no se preocupe. Antes de patalear y renunciar a la posición, involucre al transverse abdominis y vea si puede, en realidad, mantener la pose por un poco más, aunque sea sólo unos cuantos segundos.

En este capítulo, las posiciones tienen una secuencia en orden de dificultad para que usted pueda progresar lenta y sistemáticamente en fortalecer sus habilidades de equilibrio. Puede desear escoger dos o tres posiciones de equilibrio en las cuales trabajar por varias semanas; cuando sienta que ha dominado una, entonces sustitúyala por una nueva posición que incremente el desafío. Si está utilizando una postura que le ayuda a relajarse y a centrarse, sosténgala por todo el tiempo que le sea confortable. Una vez que se sienta conectado con la tierra y centrado en la posición, beba la sensación de estar totalmente tranquilo, en calma y sereno. En ocasiones se puede sentir casi como si estuviera flotando. Es probable que sienta que desea mantener la posición por cerca de treinta segundos. Cuando esté listo para salir de la postura, involucre suavemente los músculos del transverse abdominis, libere la posición y pase a la siguiente.

Cuando practique una posición como parte de su rutina de acondicionamiento para mejorar sus habilidades de equilibrio físico, sosténgala por casi diez segundos y luego continúe con la otra, avance a través de una serie de tres o cuatro asanas de equilibrio a un paso muy activo. Para los atletas puede ser de utilidad colocarse en la posición y luego empezar a mover un brazo o una pierna, —que no se involucre con la estabilidad del cuerpo en ese momento— haciendo un movimiento como un pequeño círculo con la extremidad para crear más desafío de equilibrio en la postura.

Sin importar su intención, lea y entienda las instrucciones antes de entrar en la posición, para que una vez que esté en equilibrio, no tenga que salir de ella para leer o ver las imágenes.

Los asanas

Elevación de rodilla

La Elevación de rodilla es un ejercicio de equilibrio que sirve como introducción, que ayudará a calentar su sistema nervioso, incluyendo el cerebro, como preparación para los ejercicios más avanzados que siguen. La virtud de empezar su entrenamiento de equilibrio con un ejercicio básico como el levantar la rodilla, es lo que le permite concentrarse en un grupo de habilidades a la vez. El realizar un movimiento familiar como éste, no necesita concentrarse en aprender las técnicas necesarias para realizar una nueva pose; puede dedicar la mayoría de su atención a afinar las habilidades necesarias para permanecer derecho.

Propósito Entrenar las habilidades de equilibrio y ayudar al estudiante a sentirse más conectado con la tierra y centrado.

Advertencia • Mantenga la espina dorsal derecha durante toda la posición.

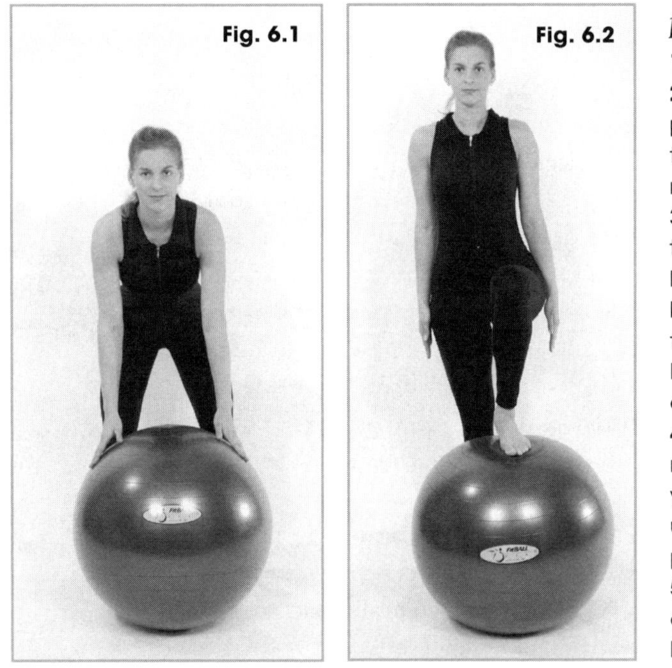

Fig. 6.1

Fig. 6.2

posición inicial

1. Párese frente al balón (fig. 6.1).
2. Observe la forma en que está respirando y luego, cámbiela concientemente a un lento patrón de respiración diafragmática.
3. Sienta el lugar donde sus pies tocan el suelo. Concéntrese en ese lugar de contacto sólido. Extienda los pies y dedos de los pies para que tenga una sólida base de contacto. Respire hacia el lugar donde sus pies están conectados con la tierra.
4. Continúe respirando calmadamente hasta que se sienta centrado y muy conectado con la tierra, en una conciencia del momento presente.
5. Estas instrucciones para la posición inicial aplican a cada una de las posiciones de equilibrio.

movimiento

1. Siga con su respiración diafragmática y cuando esté listo construya lo siguiente dentro de su patrón de respiración. Exhale e involucre al transverse abdominis.
2. Levante la rodilla y coloque el pie sobre el balón sin volver a la respiración poco profunda ni dejar de respirar (fig. 6.2).
3. Encuentre un dristi, un punto de enfoque en la pared y concéntrese en él con una mirada suave. Permítase trabajar desde dentro, poniendo atención sólo a las sensaciones internas de su cuerpo —concéntrese en sus patrones de respiración y su sensación de qué tan estable se encuentra. Sienta cómo su nivel de confianza con relación a su habilidad para sostener la pose y no caerse, puede afectar su ejecución. Confíe en usted mismo.
4. Respire en una forma rítmica y diafragmática. Mantenga la posición por tres respiraciones completas o hasta que no pueda conservarlas sin generar una tensión excesiva.
5. Libere a la posición inicial.
6. Repita del otro lado.

Posición de árbol (Vrikshasana)

La Posición de árbol es una postura de equilibrio de nivel básico. Su esencia comunica un número de imágenes positivas: árboles creciendo altos hacia los cielos, pero sus raíces están plantadas firmemente dentro de la Madre Tierra; árboles que superan muchas tormentas y mantienen el equilibrio a lo largo del curso de la mayoría de ellas. Esta posición expande el muslo interno y el latissimus dorsi, además de mejorar la estabilidad central. El asana de Árbol nos recuerda que, a pesar de que pueden soplar vientos de cambio y adversidad, podemos permanecer firmes y confiadamente enraizados.

Propósito Entrenar las habilidades de equilibrio y ayudar al practicante a sentirse conectado con la tierra y centrado. Mejorar la estabilidad central y fortalecer los cuadriceps. Estirar el latissimus dorsi y el muslo interior.

Advertencias • Mantenga una espina dorsal alargada durante toda la posición. • Retraiga la barbilla para mantener la alineación neutral a través de la espina cervical. • Equilibre su peso equitativamente en el pie que está en el piso. • No deje de respirar.

posición inicial

1. Siéntese sobre el balón con los pies separados al ancho de los hombros (fig. 6.3). Respire en una manera lenta, rítmica y diafragmática.
2. Sienta el lugar donde sus pies tocan la tierra. Concéntrese en ese lugar de contacto sólido. Expanda los pies y los dedos de los pies para que tenga una sólida base de contacto. Respire hacia el lugar donde sus pies están conectados con la tierra.
3. Continúe para respirar serenamente hasta que se sienta centrado y fuertemente conectado con la tierra, en una conciencia del momento presente.

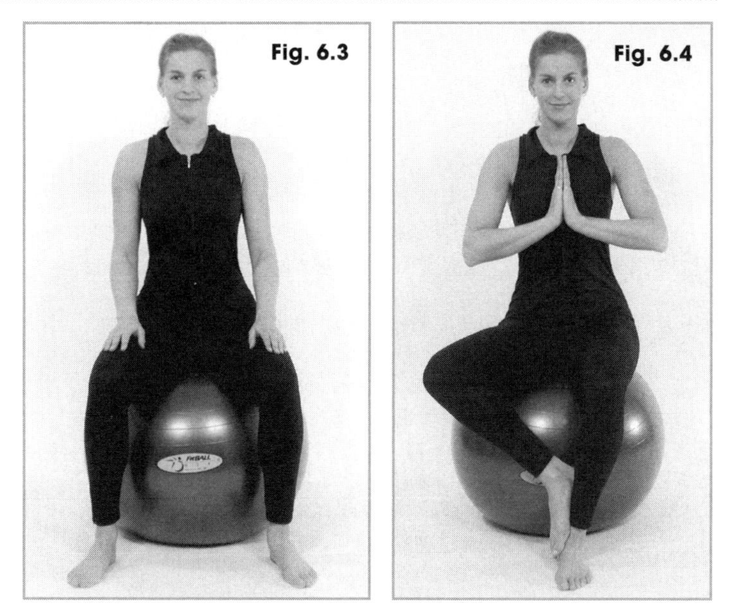

Fig. 6.3

Fig. 6.4

movimiento —nivel uno

1. Mantenga la respiración diafragmática. En una exhalación involucre al transverse abdominis y con suavidad retraiga la barbilla. Coloque las manos en el esternón, en una posición de plegaria.
2. Ponga la planta del pie derecho sobre el lado interno del tobillo izquierdo (fig. 6.4). La pierna izquierda será la poderosa fuerza estabilizadora en esta posición.
3. Mantenga esta postura lo más que pueda, sin generar una tensión excesiva. Continúe respirando lentamente desde el diafragma.
4. Regrese el pie derecho a la posición inicial.
5. Repita del otro lado del cuerpo.

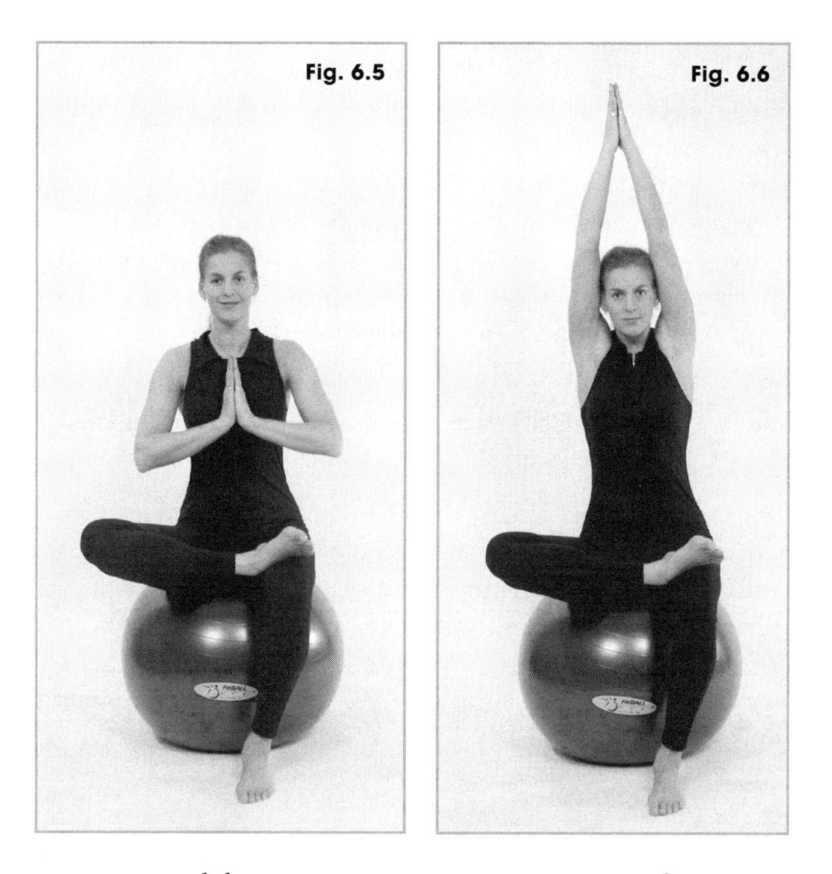
Fig. 6.5
Fig. 6.6

movimiento —nivel dos

1. Empiece con la estructura de la posición inicial descrita antes del "movimiento —nivel uno".
2. Mantenga la respiración diafragmática. En una exhalación involucre al transverse abdominis y con suavidad retraiga la barbilla. Coloque las manos a la altura del esternón en la posición de plegaria.
3. Ponga el pie derecho en la parte de arriba del muslo izquierdo (fig. 6.5).
4. Mantenga esta posición lo más que pueda, sin generar una excesiva tensión. Continúe respirando suavemente desde el diafragma.
5. Regrese el pie derecho a la posición inicial.
6. Repita del otro lado del cuerpo.

movimiento —nivel tres

1. Empiece con la estructura de la posición inicial descrita antes, "movimiento —nivel uno".
2. Mantenga la respiración diafragmática. En una exhalación involucre al transverse abdominis y con suavidad retraiga la barbilla. Coloque las manos a la altura del esternón, en la posición de plegaria.
3. Ponga el pie derecho en la parte de arriba del muslo izquierdo (fig. 6.5). Levante los brazos sobre la cabeza (fig. 6.6).
4. Mantenga esta posición lo más que pueda, sin generar una excesiva tensión. Continúe respirando lentamente desde el diafragma.
5. Regrese el pie derecho a la posición inicial.
6. Repita del otro lado del cuerpo.

Posición de águila (Garudasana)

En la mitología hindú, el águila es una deidad y por lo tanto se le considera sagrada. Esta posición expande los músculos posteriores de los hombros y los muslos internos. Fortalece los tobillos, los cuadriceps y los músculos de los glúteos. El águila representa prana, la fuerza de vida. Creo que esta ave nos recuerda a todos que tenemos talentos y dones únicos que traemos al mundo, para completar nuestro propósito de vida aquí sobre la Tierra. De esta forma, vivimos fuera de la única fuerza de vida con la que el Gran Espíritu nos bendice desde los vastos cielos.

Propósito Entrenar las habilidades de equilibrio y ayudar al estudiante a sentirse centrado. Fortalecer los tobillos, cuadriceps y glúteos. Expandir los músculos posteriores de los hombros y los muslos internos.

Advertencias • Asegúrese de no girar la articulación de la rodilla cuando envuelva una pierna en la otra. • Mantenga la espina larga y alineada.

posición inicial

1. Siéntese en el balón con los pies separados al ancho de los hombros (fig. 6.7).
2. Respire en una forma suave, rítmica y diafragmática.
3. Sienta el lugar donde sus pies tocan la tierra. Concéntrese en ese lugar de contacto sólido. Expanda los pies y los dedos de los pies para que tenga una sólida base de contacto. Respire hacia el lugar donde sus pies están conectados con la tierra.
4. Continúe para respirar serenamente hasta que se sienta centrado y fuertemente conectado con la tierra, en una conciencia del momento presente.

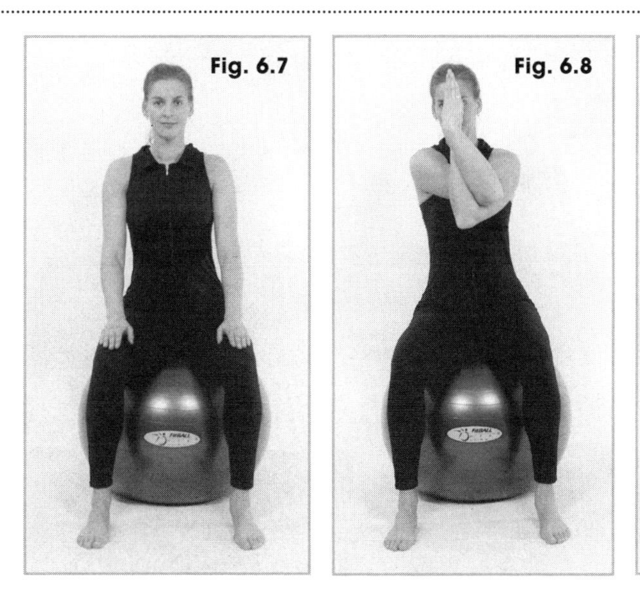
Fig. 6.7 Fig. 6.8 Fig. 6.9

movimiento

1. Inhale y exhale. Involucre al transverse abdominis.
2. Doble los codos, levante los brazos a la altura del pecho y envuelva el izquierdo en el derecho (fig. 6.8).
3. Levante la pierna derecha y envuélvala alrededor de la pierna izquierda (fig. 6.9).
4. Mantenga la posición lo más que pueda, sin generar una excesiva tensión. Continúe respirando lentamente desde el diafragma.
5. Regrese despacio a la posición inicial.
6. Repita del otro lado del cuerpo.

Tabla lateral (Vashishthasana)

Se ha nombrado así a este asana en honor a un profeta hindú. Vashishthasana es una posición desafiante. Si ve esta posición desde el lado, parece una tabla encajada entre dos paneles de vidrio. Además de fomentar la concentración y determinación, esta postura nos puede ayudar a desarrollar el no-apego al éxito o al fracaso.

Propósito Entrenar las técnicas de equilibrio y ayudar al estudiante a sentirse centrado. Fortalecer los brazos y los hombros. Mejorar la estabilidad central. Estirar los músculos abdominales oblicuos y los intercostales (los que se encuentran entre las costillas).

Advertencias • Mantenga las caderas "apiladas" la de arriba alineada con la de abajo.

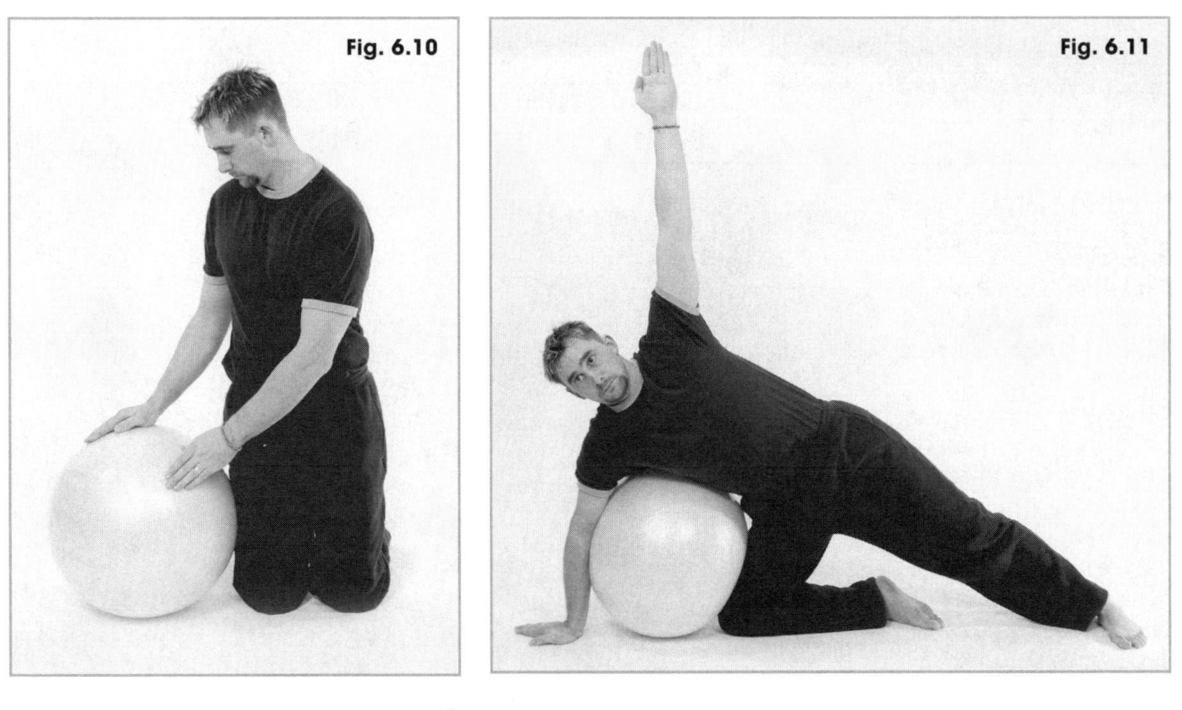

Fig. 6.10

Fig. 6.11

posición inicial

Arrodíllese erguido con el balón a su lado derecho. Acerque el balón a su cuerpo (fig. 6.10).

movimiento

1. Deje caer el cuerpo sobre el lado del balón y apile la cadera izquierda sobre la derecha. La pierna izquierda está extendida larga, formando una línea recta desde el talón hasta el hombro. Coloque el balón entre el brazo derecho y la rodilla derecha, doblada.

2. Lleve el brazo izquierdo hacia el techo (fig. 6.11).

3. Mantenga esta posición lo más que pueda, sin generar una excesiva tensión. Continúe respirando lentamente desde el diafragma.

4. Regrese despacio a la posición inicial.

5. Repita del otro lado del cuerpo.

Media luna (Ardha chandrasana)

Esta es una posición avanzada de equilibrio. Expande y fortalece los abdominales oblicuos y la musculatura estabilizante del muslo interior, mientras que mejora la estabilidad central y estira las corvas. De acuerdo a la teoría yoga, la configuración del cuerpo en la Media luna, el tronco equilibrado sobre las piernas, semeja a la luna en el cielo. Cuando se realiza correctamente, los brazos deben parecer como si fueran una sola línea vertical. Horizontalmente, debe haber una larga línea desde el talón hasta la cabeza.

Encuentro que la Media luna es una postura que desarrolla poder y gracia. Ésta se logra con cada intento de moverse en la postura, mientras mantiene el cuerpo equilibrado en una larga línea. El centro de poder (estabilidad central) se enriquece mientras se desafía a usted mismo al sostener la posición por periodos de tiempo cada vez más largos. Quienes tengan buenas habilidades de equilibrio pueden desafiarse más en este asana, al mover el balón en pequeños círculos mientras tratan de mantener el equilibrio.

Propósito Entrenar las técnicas de equilibrio y ayudar al estudiante a sentirse centrado y conectado a la tierra. Fortalecer los abdominales oblicuos y los muslos internos. Mejorar la estabilidad central.

Advertencia • Tenga cuidado de no girar la espina ni arquear la espalda mientras ejecuta la posición.

posición inicial

1. Párese con el balón a su derecha. Gire el pie derecho hacia el balón; el izquierdo apunta hacia delante.
2. En la exhalación involucre al transverse abdominis.

movimiento —nivel uno

1. Dóblese desde la cintura y coloque la mano derecha al lado del balón; al mismo tiempo levante la pierna izquierda fuera del piso a aproximadamente 25 centímetros (fig. 6.12).
2. Intente mantener la posición por 6 segundos mientas respira rítmicamente.
3. Inhale mientras regresa a la posición inicial.
4. Repita de tres a cuatro veces.
5. Repita del otro lado del cuerpo.

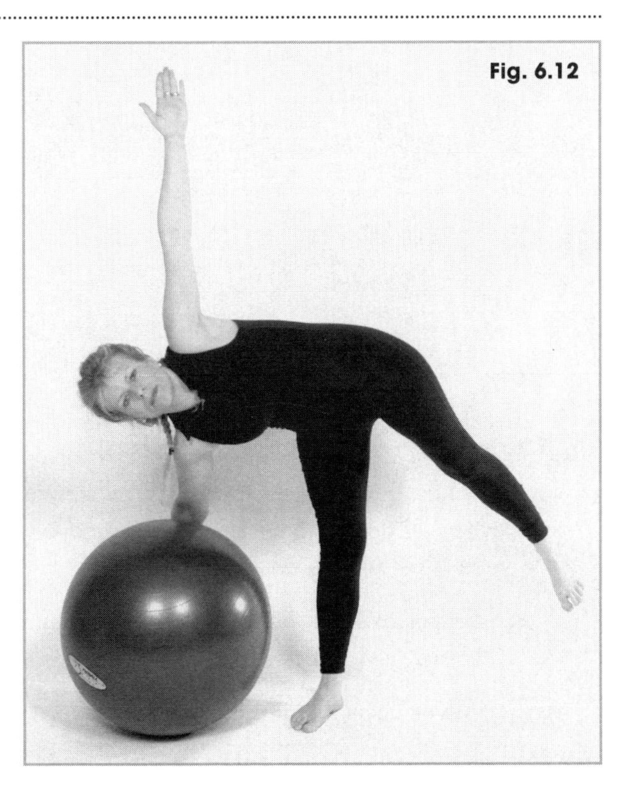

Fig. 6.12

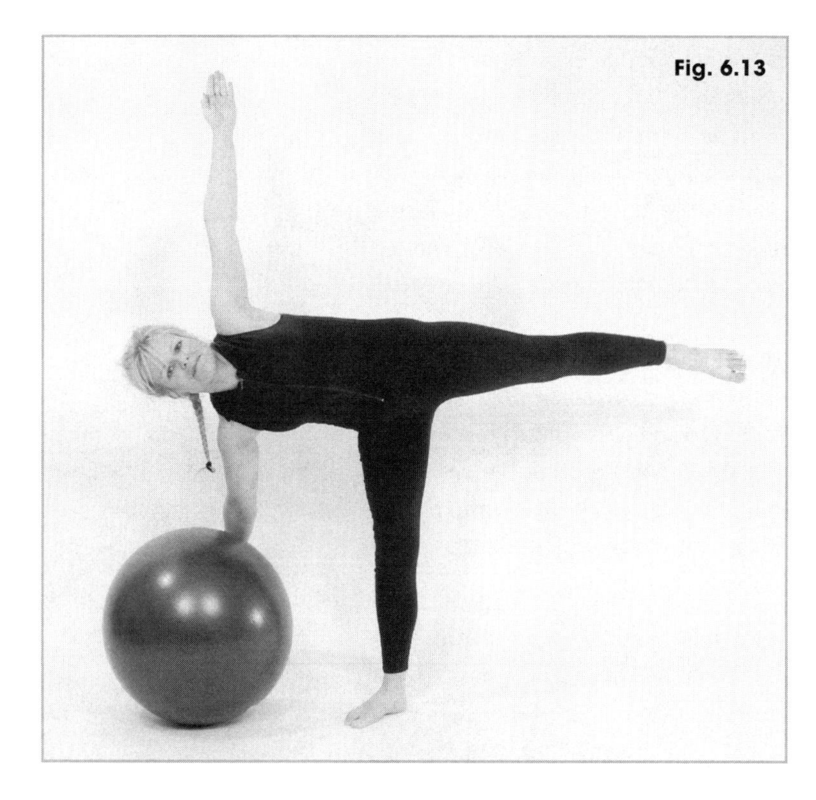
Fig. 6.13

movimiento —nivel dos

1. Empiece desde la misma posición inicial. Gire el pie derecho hacia el balón; el pie izquierdo apunta hacia delante.
2. En la exhalación involucre al transverse abdominis.
3. Exhale mientras levanta la pierna izquierda para que quede paralela con la cadera. El cuerpo crea una larga línea desde el talón hasta la punta de la cabeza (fig. 6.13).
4. Inhale miententas regresa a la posición inicial.
5. Repita de tres a cuatro veces.
6. Repita del otro lado del cuerpo.

Posición de mano al dedo grande del pie (Utthita hasta padangusthasana)

Este asana es una posición avanzada de equilibrio. Es un desafío mantener la espina neutral mientras se sujeta el dedo del pie. El reto es incrementar más cuando se lleva el dedo al lado. Siento que esta posición fomenta no sólo la determinación, sino que tiene un riesgo.

Propósito Dar tono y fortalecer los abdominales, entrenar las habilidades de equilibrio, ayudar al estudiante a sentirse conectado con la tierra y centrado.

Advertencia • Cuide de no redondear la espalda mientras levanta la rodilla al aire.

posición inicial

Siéntese sobre el balón, con los pies paralelos y separados al ancho de los hombros (fig. 6.14).

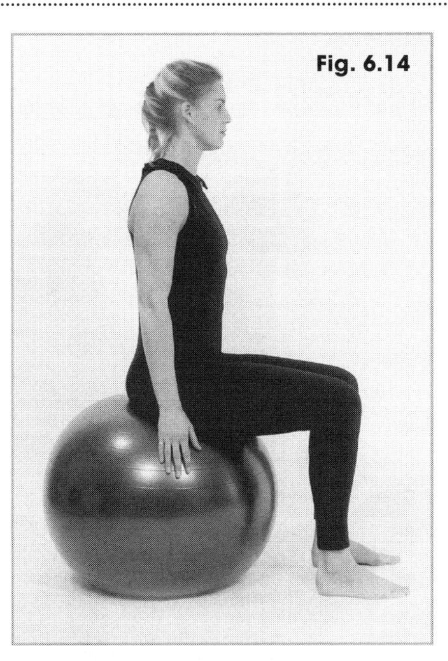
Fig. 6.14

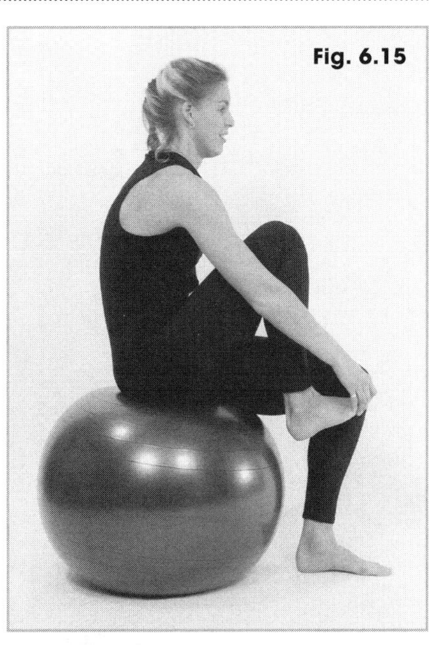
Fig. 6.15

movimiento —nivel uno

1. Inhale. Exhale mientras con suavidad involucra al transverse abdominis y los músculos esfínteres anales.
2. Levante la rodilla hacia el pecho hasta que pueda agarrar el dedo grande del pie derecho (fig. 6.15).
3. Enderece la pierna tanto como pueda mientras conserva el equilibrio (fig. 6.16). Sostenga por 3 segundos.

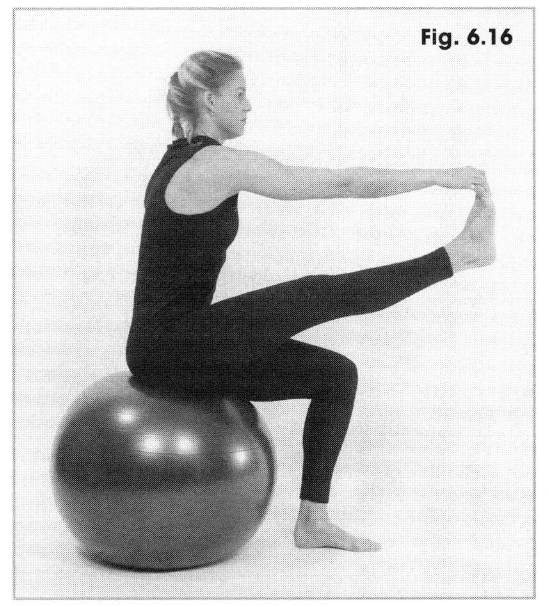
Fig. 6.16

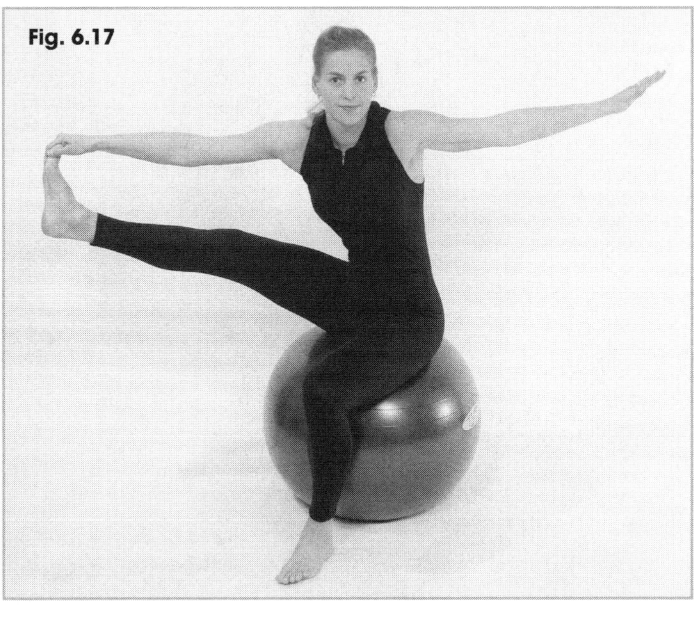
Fig. 6.17

4. Lleve la pierna hacia el lado y trate de mantener por 6 segundos (fig. 6.17).
5. Regrese a la posición inicial.
6. Repita de dos a tres veces.
7. Repita del otro lado del cuerpo.

Rey bailarín (Natarajasana)

Nataraja es el nombre de un bailarín cósmico, el dios hindú Siva. Este asana es una posición avanzada de equilibrio. Mientras se mueve en esta elegante posición, puede sentir como si el bailarín que hay en usted estuviera ansioso por salir a la vida.

Propósito Dar tono a los músculos involucrados en el centro estabilizador. Entrenar las habilidades de equilibrio y ayudar al estudiante a sentirse más conectado con la tierra y centrado. Estirar los músculos cuadriceps.

Advertencias • Tenga cuidado de no redondear la espalda mientras se inclina hacia delante.

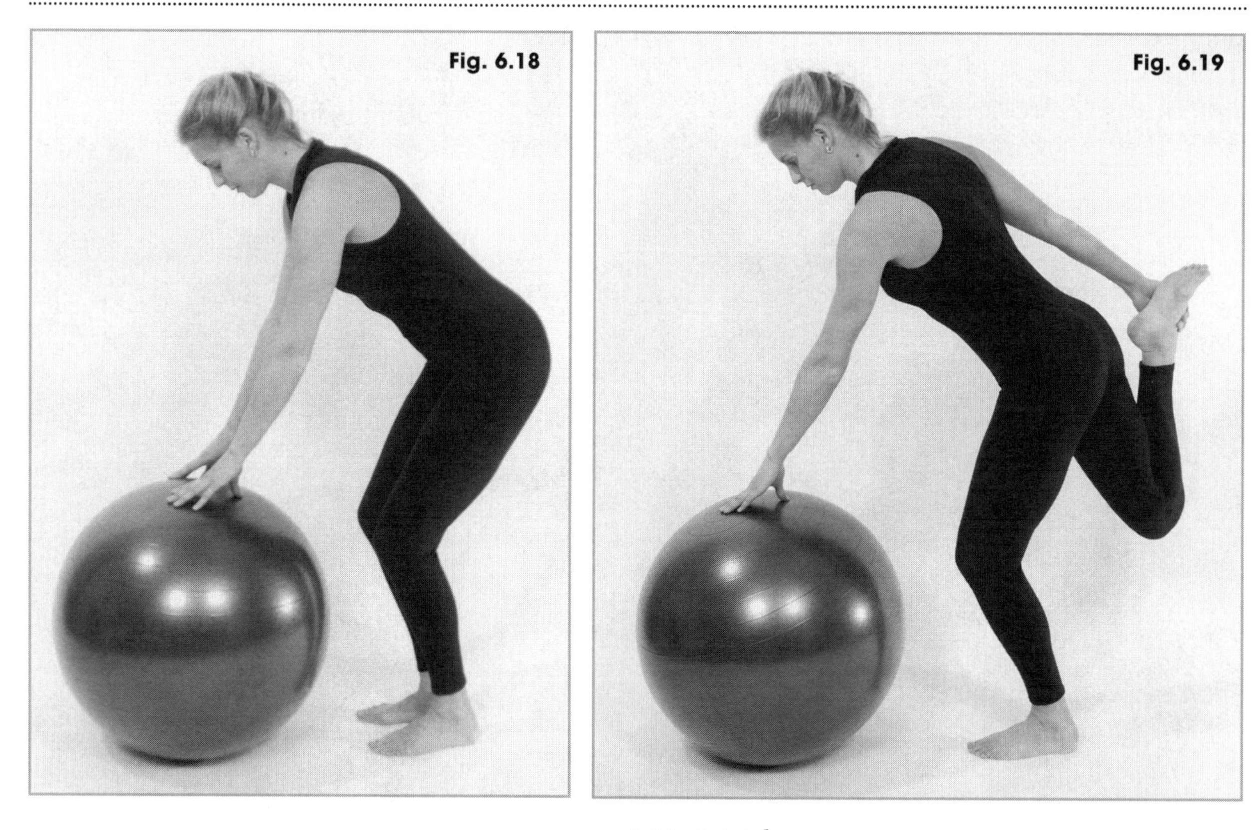

Fig. 6.18 **Fig. 6.19**

posición inicial

Párese frente a su balón, con las rodillas dobladas y las manos suavemente puestas en la parte superior del balón (fig. 6.18).

movimiento —nivel uno

1. Doble la rodilla derecha, llevando el talón hacia los glúteos. Tome el pie con la mano derecha y sostenga (fig. 6.19). Su rodilla izquierda está un poco doblada. La mano izquierda está sobre la superficie de arriba del balón.

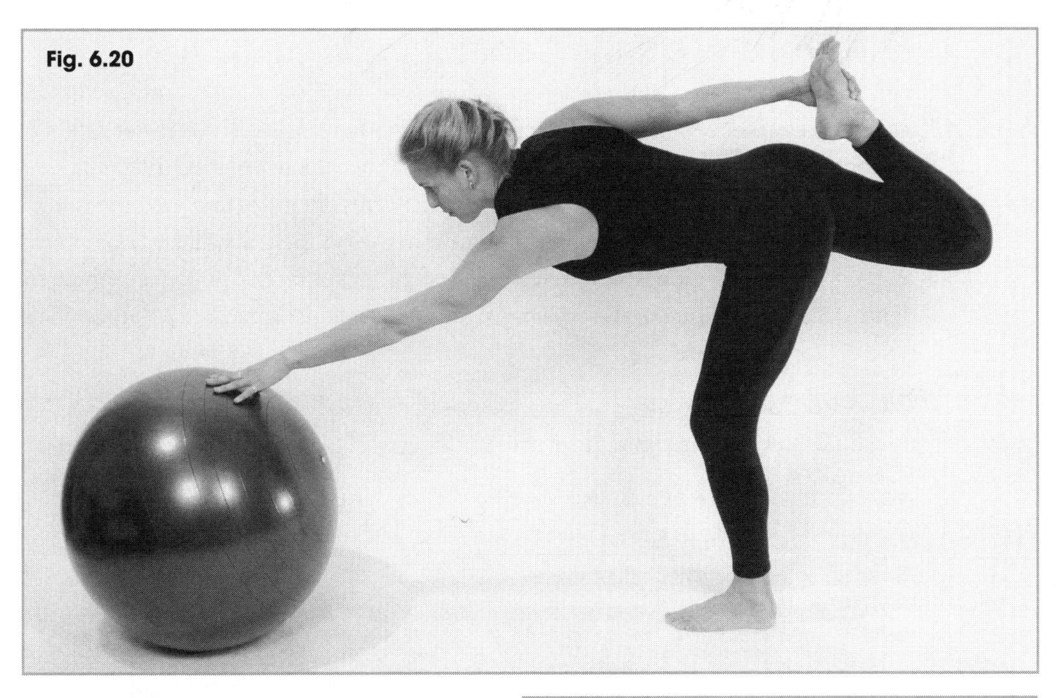

Fig. 6.20

2. Doble la articulación de la cadera y lentamente ruede el balón hacia delante lo más que pueda (fig. 6.20). Mantenga larga la espina dorsal —no encorve la espalda ni deje caer el pecho en esta posición.
3. Intente mantener esta postura por hasta 10 segundos.
4. Regrese a la posición inicial.
5. Repita del otro lado.

movimiento —nivel dos

1. Doble la rodilla derecha, llevando el talón hacia los glúteos. Agarre el pie con la mano derecha y sostenga. La rodilla izquierda está un poco doblada. La mano izquierda está sobre la superficie de arriba del balón.
2. Inclínese por la articulación de la cadera y lentamente ruede el balón hacia delante, hasta que la parte superior del cuerpo esté a aproximadamente 45 grados, en relación con la parte inferior del cuerpo. Mantenga larga la espina dorsal.
3. Haga un círculo con el balón, primero en una dirección de las manecillas del reloj y luego en la dirección contraria (fig. 6.21). Esto aumentará considerablemente el reto de equilibrio de este asana.
4. Repita del otro lado del cuerpo.

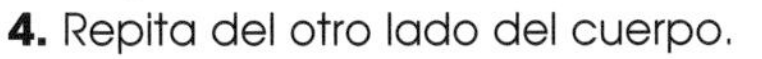

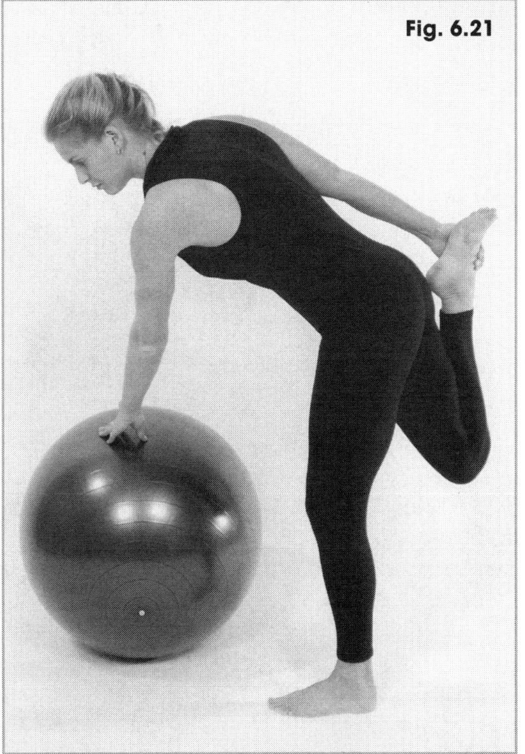

Fig. 6.21

Posición de vela (Vaparita karani mudra)

La Posición de vela se llama así porque la forma del cuerpo en esta postura, recuerda a la de una vela encendida. ¿Siente como si la luz de su vela se estuviera debilitando y apagando? Imagine que brillantemente se reaviva mientras usted practica esta postura. Esta posición de equilibrio difiere de las otras en que es una posición invertida. La gente que tiene problemas en la espina cervical nunca debería practicar este asana. Esta posición nos recuerda que siempre existe un continuo fuego interno dentro de nosotros, que se conoce como fuerza de vida. Es sagrada, algo que se debe reverenciar y agradecer.

Propósito Dar tono y fuerza a los músculos abdominales, entrenar las habilidades de equilibrio y ayudar al practicante a sentirse conectado con la tierra y centrado.

Advertencia • Si tiene una lesión en el cuello, evite esta posición. Recuerde que el peso debe centrarse sobre el pecho, no sobre la cabeza ni el cuello.

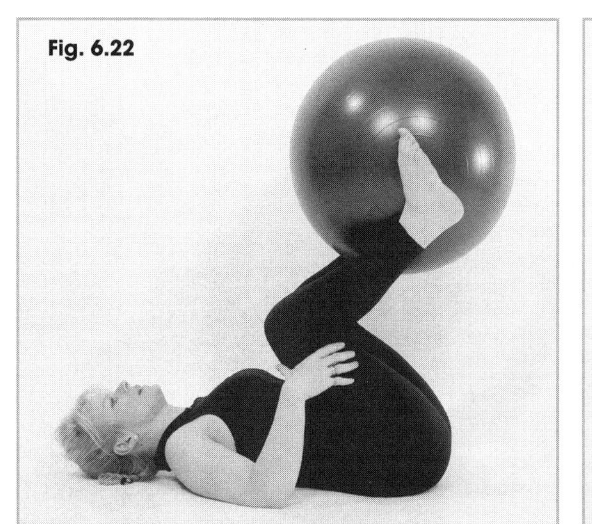

Fig. 6.22

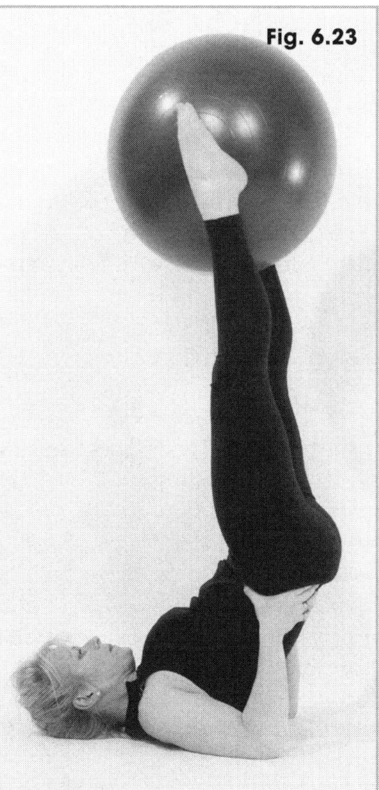

Fig. 6.23

posición inicial

Recuéstese de espalda con las rodillas dobladas y las plantas de los pies sobre el piso, el balón está asegurado entre los tobillos.

movimiento

1. En la exhalación, con suavidad involucre al transverse abdominis.
2. Exhale y lentamente lleve las rodillas hacia el pecho mientras levanta el balón del suelo (fig. 6.22).
3. Mueva las manos hacia los huesos de la cadera y permita que lo soporten mientras inhala y con cuidado levanta las caderas del piso, elevándolas arriba del pecho (fig. 6.23). Detenga este proceso en el punto donde sienta que la barbilla se está "aplastando" contra el pecho. Alineé las caderas y codos para asegurar que no se ha transferido el peso al cuello.
4. Intente mantener la posición aquí, hasta por 10 segundos.
5. Lentamente baje las caderas al piso, use las manos para soportar las caderas en la fase de bajar.

Guerrero 3 (Virabhadrasana 3)

Esta posición de la serie Guerrero está considerada como una posición avanzada. Considero que esta progresión del Guerrero 1 y el Guerrero 2 es la preparación final para el verdadero trabajo de guerrero. En esta posición se desarrolla la perseverancia y la disciplina a través de sostener la postura. Mientras practique esta postura, visualice que se está fortaleciendo su propio sentido de la disciplina y perseverancia.

Propósito Dar tono y fuerza a los músculos abdominales. Entrenar las habilidades de equilibrio. Ayudar al practicante a sentirse conectado con la tierra y centrado.

Advertencia • Mantenga una espina dorsal larga a través de la posición.

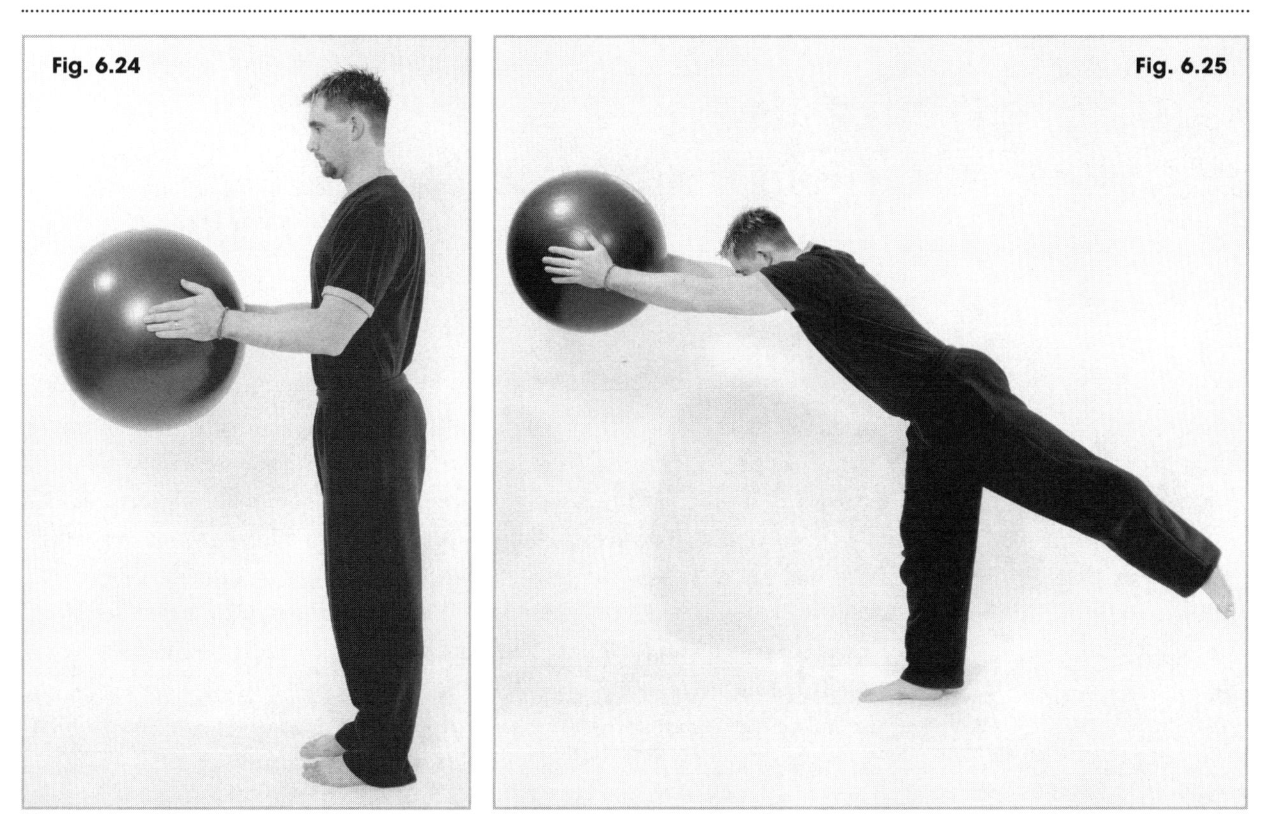

Fig. 6.24

Fig. 6.25

posición inicial

1. Párese con los pies separados al ancho de los hombros. Encuentre la espina neutral al utilizar el Plan postural.
2. Recoja el balón y sosténgalo frente a su tronco (fig. 6.24).

movimiento —nivel uno

1. Exhale e involucre a sus músculos del transverse abdominis.
2. Ligeramente inclínese hacia delante y extienda los brazos, mientras presiona la pierna izquierda hacia fuera, detrás de usted como unos 20 centímetros (fig. 6.25). Sostenga la posición por 10 segundos, respirando rítmicamente.

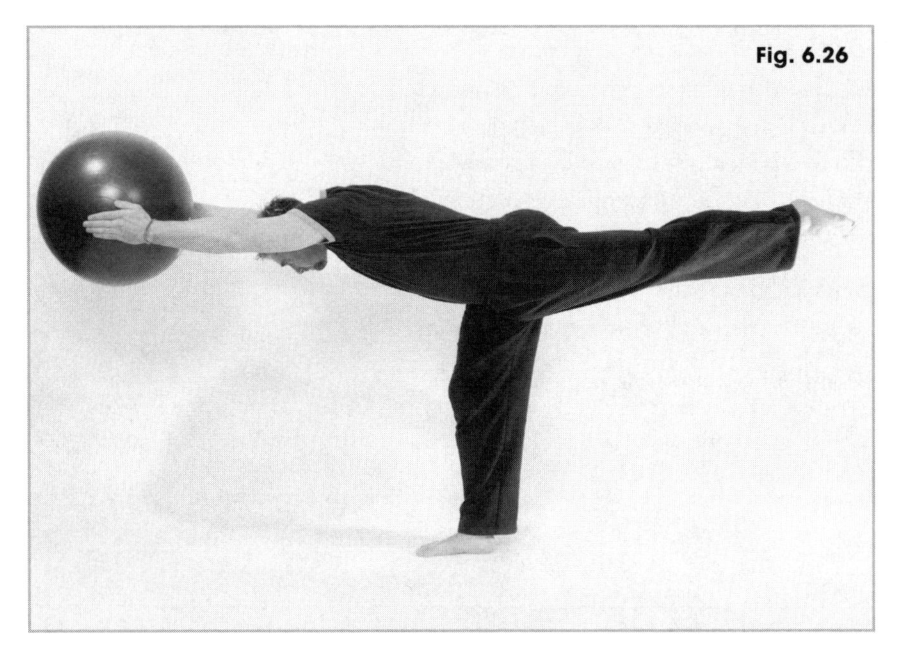
Fig. 6.26

3. Regrese a la posición inicial. Lentamente y con control, lleve los brazos hacia el tronco mientras coloca la pierna extendida en el piso.
4. Repita del otro lado.

movimiento —nivel dos

1. Desde la misma posición inicial igual que en el nivel uno, extienda los brazos y levante el balón sobre la cabeza mientras se flexiona desde las caderas y se inclina hacia delante hasta que el tronco y la pierna estén paralelos al piso (fig. 6.26).
2. Intente sostener esta posición por 6 segundos, respirando rítmicamente.
3. Regrese a la posición inicial. Despacio y con control, lleve los brazos hacia el tronco mientras pone la pierna extendida en el piso.
4. Repita del otro lado.

Tener un adecuado equilibrio es un requisito para la vida diaria. Moverse a través de los varios ejercicios de equilibrio nos ayuda a sistemáticamente desafiar nuestro sistema vestibular y nuestra musculatura central, para que podamos perfeccionar nuestras habilidades de equilibrio. Sugiero que escoja dos o tres posiciones de equilibrio a realizar, cada vez que haga su práctica de Yoga con balón. Seleccione nuevas posiciones cada dos o tres semanas. Esto da a su cuerpo un nuevo desafío, y alguna veces puede proporcionar el catalizador que su cuerpo necesita para movilizar su metabolismo.

Recuerde que los ejercicios de equilibrio también ayudan a crear una estabilidad en su vida emocional y psicológica. La saturación de los medios de comunicación y el rápido paso de la vida en el siglo XXI nos dan pocas oportunidades para desarrollar nuestros poderes de concentración; mejor dicho, la mayoría del tiempo nuestra atención es dividida de diferentes maneras, y nuestras ondas cerebrales se mueven rápido para sostenerse con la atención beta que se necesita en cada momento de alerta.

Las posiciones de equilibrio nos ayudan a tranquilizarnos. Se nos da la oportunidad para rechazar la multitarea y concentrarnos en el presente, en sensaciones y en la respiración. Sonría en el momento. Respire. Concéntrese en el interior.

Integre las posiciones de equilibrio en su vida tanto como pueda.

7
Las posiciones avanzadas

Los asanas en este capítulo están diseñados para cumplir las necesidades del ejercitador avanzado. Recomiendo a la gente que desea intentar las desafiantes posiciones aquí, que ya tenga una buena condición y una considerable experiencia trabajando con el balón de ejercicio y las posiciones hatha yoga. Combinarlos lleva a la práctica del yoga a un nivel completamente nuevo, uno que puede proporcionar desafíos únicos aún para la mayoría de los ejercitadores y atletas experimentados.

La gente que desea trabajar con los asanas en este capítulo, es muy probable que tenga una meta predeterminada relevante para su deporte preferido o actividad de acondicionamiento físico. Por ejemplo, mi amigo Alex, que fue bastante afortunado al jubilarse más joven que la mayoría de sus amigos, pasa mucho de su tiempo libre, surfeando en una tabla con vela, a lo largo de la línea costera de los países a donde viaja. Al practicar las posiciones avanzadas del yoga en una superficie inestable del balón reproduce las condiciones que Alex experimenta en su tabla con vela. Esto le permite entrenar para su actividad favorita sin siquiera meterse al agua.

Para Teri, una aspirante al patinaje profesional de figura, al ejecutar las posturas avanzadas del balón yoga, ayuda a condicionar su sistema vestibular, así como sus músculos para utilizar con mayor eficiencia el momento que genera en sus brincos y giros.

El objetivo de Kathi es completamente diferente. Ella siempre está en la búsqueda de nuevos desafíos físicos que le ayudarán a mantener una mentalidad positiva. Hace tres años su esposo murió en un trágico accidente; Kathi empezó a correr en maratones, para ayudar a enfrentar su dolor. Las posiciones avanzadas de Yoga con balón presentados en este libro, le dieron un satisfactorio desafío continuo en el que puede trabajar durante cualquier estación del año. Su bien acondicionado cuerpo necesita nuevas oportunidades de entrenamiento, para apoyar sus objetivos con respecto a los maratones y su espíritu determinado necesita alimentarse.

Las diversas necesidades de entrenamiento de estas personas pueden lograrse con la práctica regular de los asanas presentados en este capítulo. Considere sus propias necesidades de entrenamiento. ¿Hay un deporte en particular en el que usted desea sobresalir? ¿Está tratando de encontrar su ventaja competitiva?, o ¿desea desarrollar un programa de entrenamiento que pueda apoyar una elección de estilo de vida?

Las posiciones avanzadas de Yoga con balón pueden ser la herramienta final de entrenamiento. Los atletas que confían únicamente en el entrenamiento con máquinas sufren de una desventaja, porque no cosechan los beneficios de la incrementada activación del sistema nervioso, que lleva a cabo el entrenamiento de asanas avanzadas de Yoga con balón. También, debido a que las máquinas tienen un contacto estable con el piso, el atleta no obtiene la experiencia de estabilizar su cuerpo en varios planos —que es exactamente lo que necesita hacer en su ambiente de entrenamiento. Esto permite a su cuerpo practicar esencialmente muchos de los patrones de reclutamiento motor que se le demandarán al realizar su deporte.

Igual que en la parte anterior de la sesión de ejercicios delineado en el libro, ponga mucha atención para involucrar al transverse abdominis mientras trabaja a través de los diversos asanas que siguen. Al hacer trabajar al transverse abdominis es particularmente importante para los atletas, ya que ayuda al cuerpo a mantener su equilibrio en el eje vertical. Al momento en que un atleta involucra estos músculos, está creando una mayor contención y compresión en su cuerpo, lo que ayuda a generar más control y poder con relación al movimiento.

Antes de que practique cualquiera de los asanas aquí, asegúrese de que esté estabilizado en la posición inicial. Avance poco a poco. Si no puede completar un ejercicio, anótelo en su diario y siga con él cuando sienta que tiene más estabilidad, coordinación, fuerza o flexibilidad.

Los asanas

Giro dorsal de espina, con pierna estirada

Esta posición estira los músculos rotadores de la espina. También desafía a los músculos centrales para estabilizar el tronco apropiadamente, mientras las piernas se bajan poco a poco hacia el piso.

Los músculos aductores, los que se encuentran a los lados de los muslos y que mueven la pierna hacia o a través de la línea media del cuerpo, también están trabajando en esta posición, ya que debemos contraerlos a la misma longitud para apretar el balón. Cuando el asana se ejecuta apropiadamente, encuentro que es una posición muy artística para que se observe desde la parte de arriba del cuerpo, con éste alineado en la postura ideal y se está realizando con precisión y control. Es maravilloso ver los ángulos de la pierna en relación con el tronco, y el trabajo que la musculatura central debe hacer para estabilizar el cuerpo mientras las piernas bajan al piso.

Propósito Estirar los músculos rotadores de la espina y los músculos internos y externos del muslo.

Advertencias • Mantenga la estabilización escapular a lo largo de todo el asana. • Asegúrese de que está activamente controlando la parte baja de las piernas con la activación del transverse abdominis, para que no se ponga una fuerza de torsión en la espina dorsal, que pudiera dejarle vulnerable a alguna lesión. • Asegúrese de moverse con lentitud y control.

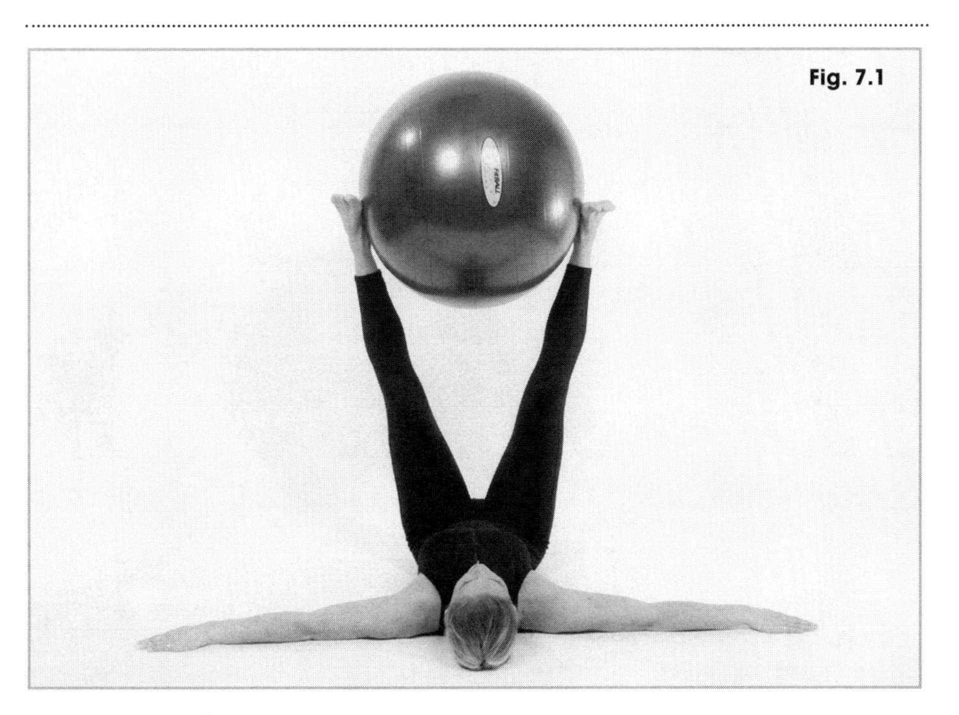
Fig. 7.1

posición inicial

1. Recuéstese de espalda en el piso. Extienda los brazos largos desde el borde de los hombros e involucre a los músculos romboides para retraer los omóplatos. El balón se encuentra entre los tobillos.
2. Exhale e involucre al transverse abdominis, luego levante las piernas para formar un ángulo de 90 grados con el tronco (fig. 7.1).
3. Inhale.

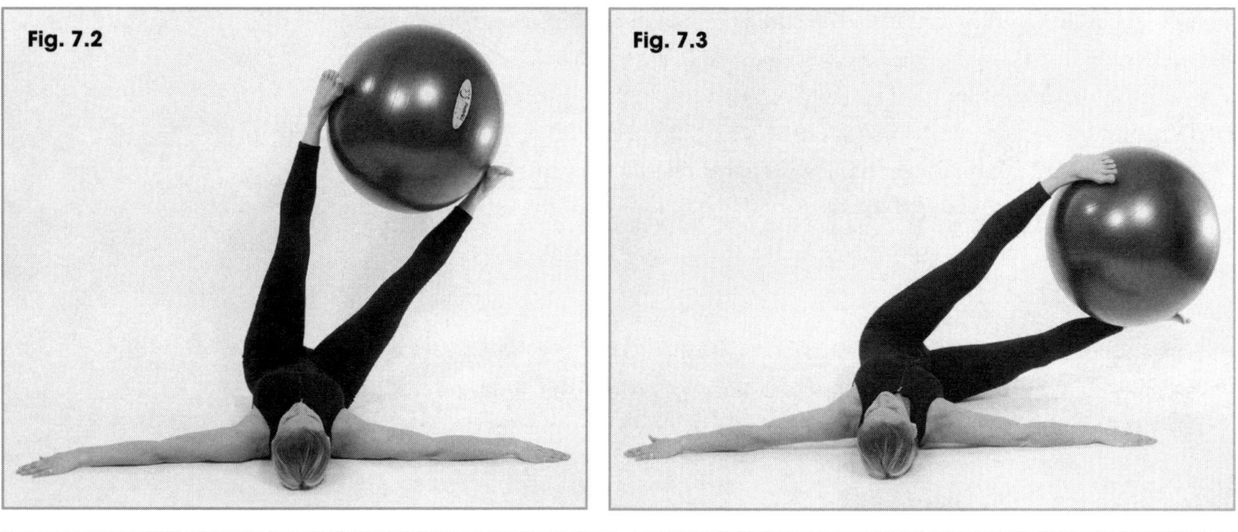
Fig. 7.2
Fig. 7.3

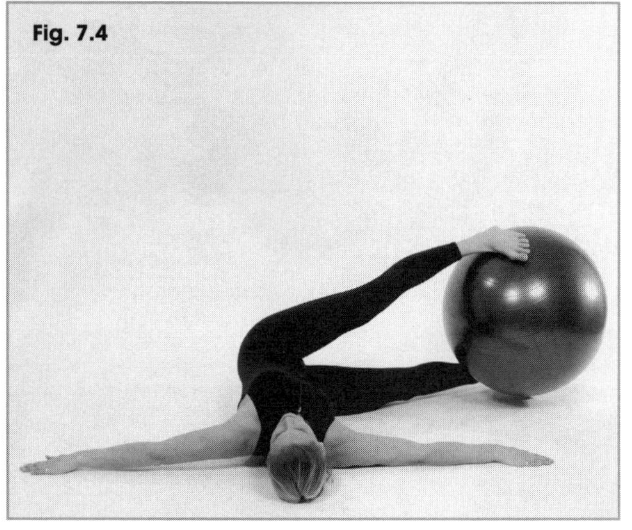
Fig. 7.4

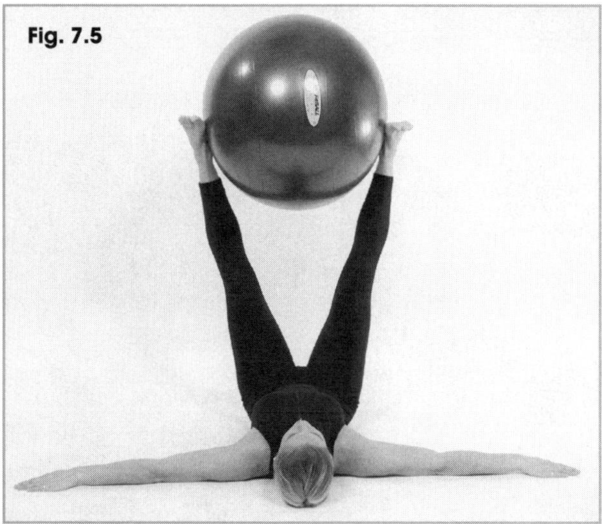
Fig. 7.5

movimiento

1. En la exhalación, involucre al transverse abdominis mientras lentamente baja las piernas a la derecha, manteniendo el ángulo de 90 grados de las piernas y el tronco. Su destino final es el piso, pero usted deseará llegar en tres movimientos (fig. 7.2, 7.3 y 7.4). Active al transverse abdominis para controlar la bajada, para que no cree una fuerza de torsión a la espina. Intente mantener cada cambio de incremento gradual por 3 segundos.

2. Una vez que las piernas están en el piso, inhale, exhale e inhale, manteniendo una fuerte activación del transverse abdominis.

3. Exhale mientras levanta las piernas para regresar a la posición inicial (fig. 7.5).

4. Repita del otro lado.

Posición yoga de silla con cuclillas

Esta es una versión avanzada de la Posición de silla —levantar una pierna del piso y colocarla sobre el balón agrega un desafío a esta tradicional posición. Mientras presiona los glúteos fuera, hacia atrás, imagínese que se está sentando en una silla. Cuando practico esta posición, me impresiona la cantidad de control que necesito para sostener esta postura, una vez que me he agachado en la fase "bajar".

Propósito Perfeccionar la estabilidad del centro y dar tono a los músculos abdominales, al igual que a los cuadriceps, glúteos y corvas. Estirar el latissimus dorsi.

Advertencias • Asegúrese que la rodilla esté alineada sobre el tobillo y no ponga presión en el dedo del pie. • Mantenga la estabilización escapular a lo largo de todo el asana.

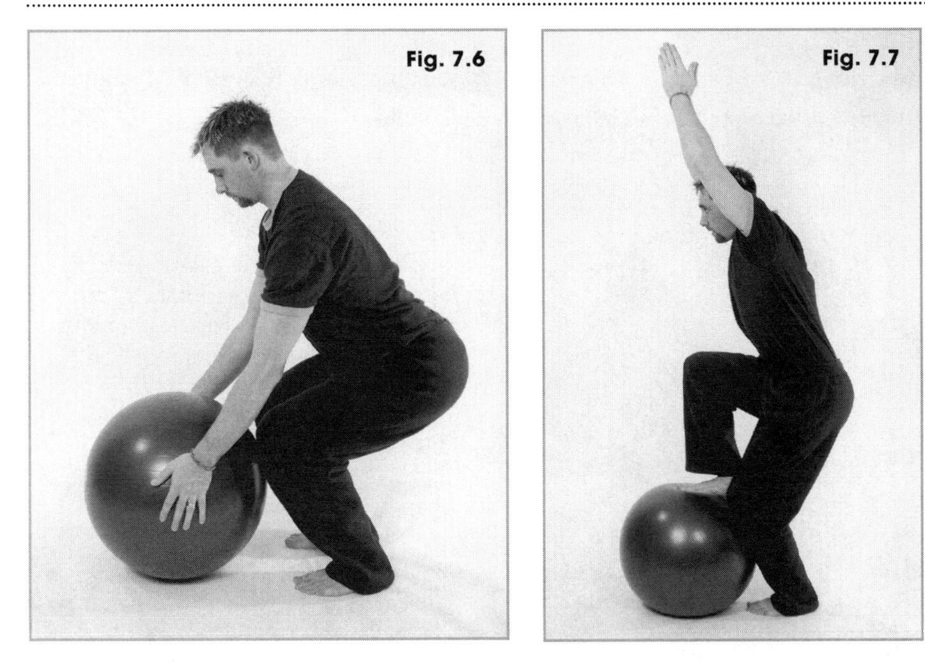

Fig. 7.6 **Fig. 7.7**

posición inicial

1. Párese con los pies un poco más separados del ancho de la cadera, el balón está en el piso frente a usted. Involucre los músculos romboides al llevar los omóplatos hacia la espina dorsal y estabilice la escápula.

2. Póngase en cuclillas y tome el balón (fig. 7.6). Presione los glúteos hacia fuera, detrás de usted, como si se fuera a sentar en una silla. Mantenga una espina alargada y la retracción escapular.

movimiento

1. Exhale e involucre al transverse abdominis, luego levante los brazos sobre la cabeza y coloque un pie sobre el balón (fig. 7.7). Continúe presionando los glúteos hacia fuera, atrás de usted. Haga una pausa por 3 segundos, respirando y manteniendo un fuerte transverse abdominis.

2. Regrese a la posición inicial.

3. Repita del otro lado.

4. Repita hasta ocho veces de cada lado.

Yogui guardando equilibrio

El Yogui guardando equilibrio es un ejercicio muy desafiante. Su habilidad mejorará con rapidez con la práctica, una vez que siente cómo situar su cuerpo y utilizar su musculatura central para equilibrarse apropiadamente. Quienes se involucran en deportes como surfear con una tabla con vela, andar en patineta o patinar, encontrarán útil esta posición porque insta al cuerpo para reproducir los mismos movimientos necesarios para mantener el equilibrio en esos deportes. Es casi seguro que este asana saque su lado divertido. Si he tenido un día particularmente tenso, empiezo mi sesión de ejercicios con esta posición porque siempre me ayuda a esbozar una sonrisa. Y una vez que mi cerebro cambia debido a la experiencia de esa primera sonrisa, el resto de mi entrenamiento es mucho más manejable y placentero.

Propósito Entrenar las técnicas de equilibrio. Dar tono y fortalecer los músculos abdominales y mejorar la estabilidad del centro.

Advertencias • Mantenga la espina alargada y en posición neutral. • Mantenga la estabilización escapular a lo largo de todo el asana.

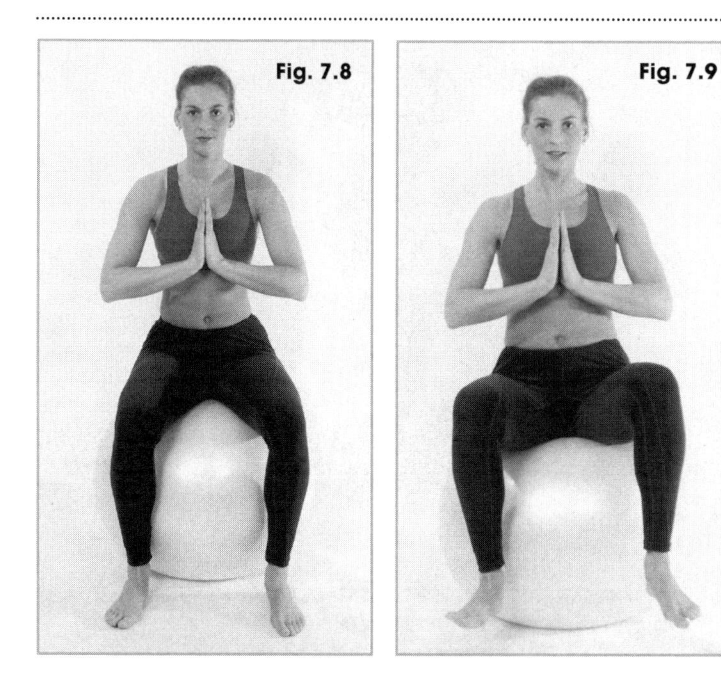

posición inicial

1. Siéntese sobre el balón con los pies paralelos y separados a lo ancho de la cadera. Encuentre la espina neutral al utilizar el Plan postural.

2. Coloque las manos en posición de plegaria, a la altura del esternón (fig. 7.8).

movimiento

1. Exhale e involucre al transverse abdominis.

2. Con las manos en posición de plegaria levante simultáneamente los pies del piso (fig. 7.9). Vea por cuánto tiempo puede mantener el equilibrio en esta posición.

3. Mueva los brazos según lo necesite para ajustar sus habilidades de equilibrio momento-a-momento.

4. Cuando quiera salir de esta posición, simplemente permita que el peso de su cuerpo lo jale para que sienta que toca la tierra.

Tabla yoga con trabajo de brazo

En este asana usted trabaja para mantener el equilibrio mientras cambia de lugar los brazos, como si fueran las manecillas del reloj que se mueven a través del tiempo en ese predecible movimiento circular. Este es un efectivo ejercicio de equilibrio —muévase lentamente con un control impecable. Asegúrese de no empezar a dejar caer el diafragma después de un cambio en el movimiento de su reloj. Este es un ejercicio útil para el auto-cuidado de la espalda, si tiene problemas en esta parte del cuerpo, como resultado de la inestabilidad en la espina dorsal.

Propósito Mejorar la estabilidad central. Dar tono a los abdominales, brazos, pecho y hombros.

Advertencias • Mantenga una derecha y alargada espina a través de este asana. • Respire suave y calmadamente a lo largo de todo el ejercicio. • Mantenga la estabilización escapular.

posición inicial

1. Párese con los pies separados al ancho de los hombros, el balón está en el suelo frente a usted. Inicie la estabilización escapular.
2. Arrodíllese en el piso, ponga las manos a los lados del balón (fig. 7.10).
3. Recuéstese sobre el balón y camine hacia fuera hasta que el balón descanse en la parte superior de los muslos (fig. 7.11). Las manos están directamente debajo de las articulaciones de los hombros.
4. Involucre los glúteos y junte los muslos apretándolos para que los lados de las rodillas se toquen ligeramente. Imagine que su cuerpo está apuntando a la posición de las 12:00 horas (fig. 7.12).

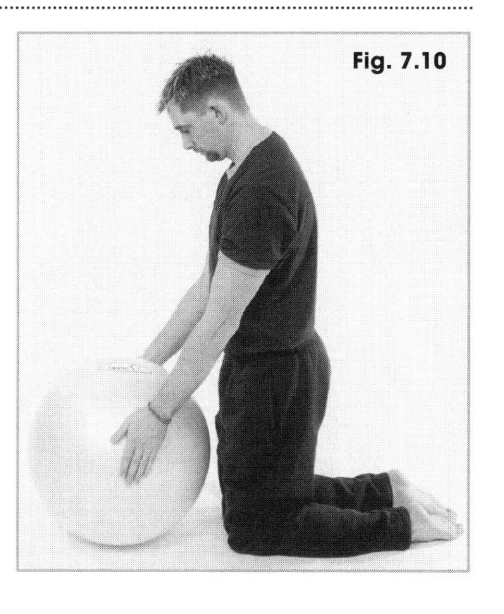

Fig. 7.10

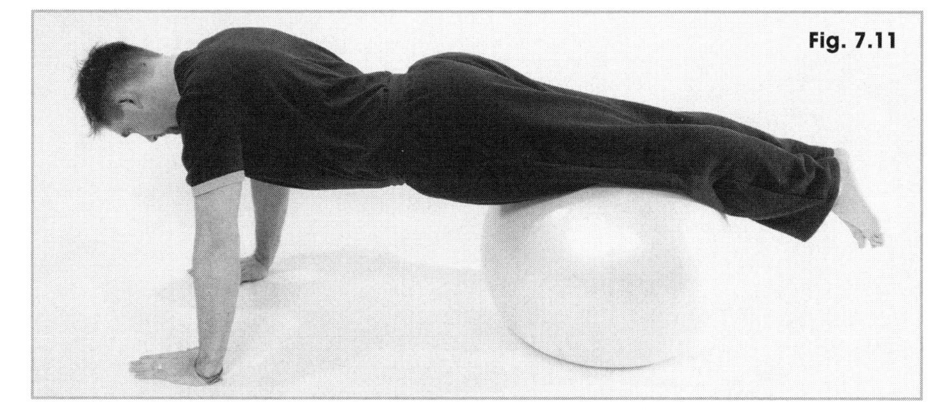

Fig. 7.11

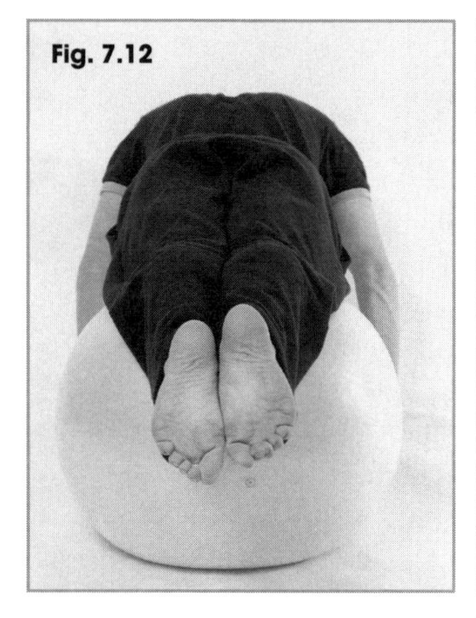
Fig. 7.12

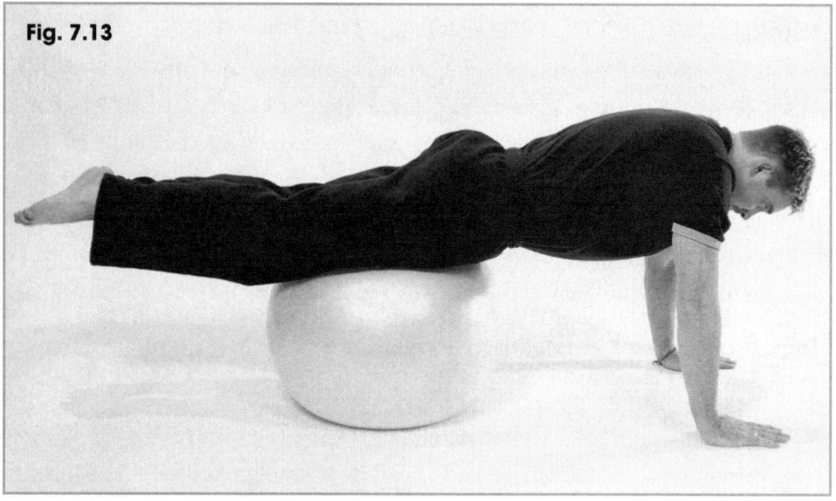
Fig. 7.13

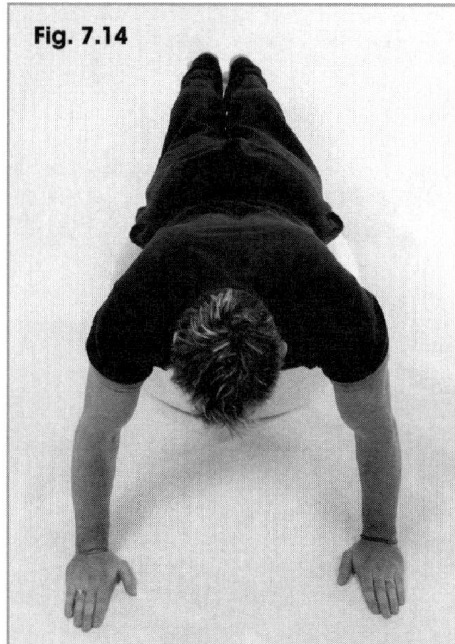
Fig. 7.14

movimiento

1. En la exhalación involucre al transverse abdominis. Lentamente, empiece a "caminar" las manos a la derecha. Permita que el balón y su cuerpo se muevan con usted mientras viaja.
2. Continúe viajando hasta que complete la cuarta parte del círculo: deténgase a las 3:00 horas y sostenga por 6 segundos (fig. 7.13).
3. Descanse si lo necesita y luego, camine otro cuarto del círculo a las 6:00 horas (fig. 7.14). Manténgase por 6 segundos.
4. Cuando esté listo, prosiga al siguiente cuarto de hora (fig. 7.15).
5. Continúe hasta la posición de las 12:00 horas.
6. Descanse aquí y luego prosiga en la dirección opuesta cuando esté listo.
7. Realice una vuelta en cada dirección.

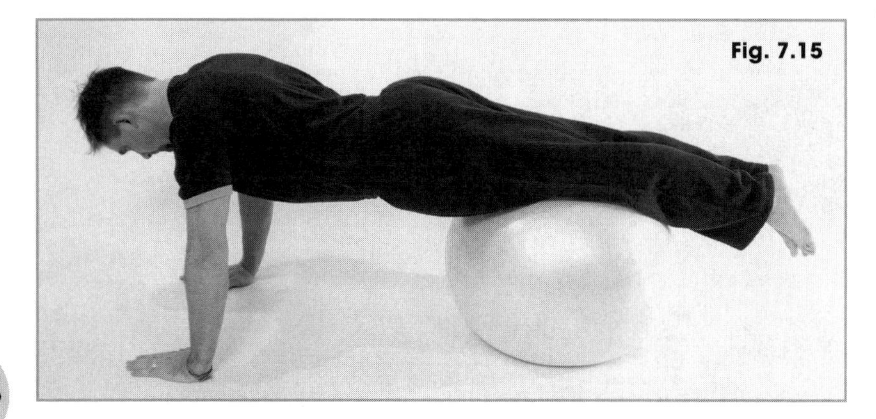
Fig. 7.15

Tabla yoga con lagartijas

Este es otra variación avanzada de la Posición de tabla. Es extremadamente desafiante para mantenerse estable en el balón, mientras ejecuta las lagartijas. Esta posición requiere de fuerza en la parte superior del cuerpo y mucha estabilidad en el centro para poder mantener la estabilidad sobre el balón. El cuerpo debe permanecer en una larga línea a lo largo del ejercicio y los hombros deben estar abajo y relajados en todo momento.

Este es un excelente ejercicio para los deportistas de surfear con una tabla con vela, ya que no sólo fortalece los músculos responsables de sostener la vela en su lugar, sino que también fortalece la musculatura central responsable de mantener al surfista en una posición erguida.

Este asana también es útil para los que practican el físicoculturismo, a quienes se les conoce por su fuerza pectoral, pero a menudo les falta habilidad para estabilizar el cuerpo para sostener objetos pesados.

Propósito Dar tono y fuerza a los abdominales, brazos, pecho y hombros. Mejorar la estabilidad central.

Advertencias • Mantenga la espina dorsal derecha durante todo la posición. No arqueé la espalda. • Mantenga la estabilización escapular.

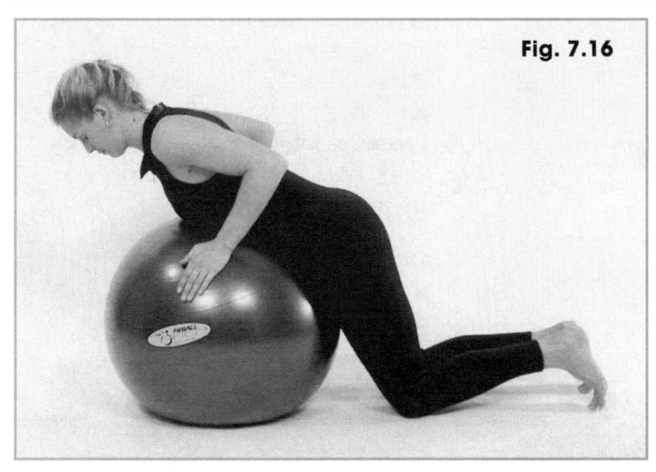

Fig. 7.16

posición inicial

1. Párese con los pies separados al ancho de los hombros, el balón está sobre el piso frente a usted. Involucre los músculos romboides y baje los omóplatos hacia la espina dorsal y estabilice la escápula.
2. Arrodíllese en el piso, coloque las manos sobre los lados del balón.
3. Recuéstese sobre el balón y camine hacia fuera hasta que el pecho esté centrado sobre él (fig. 7.16).

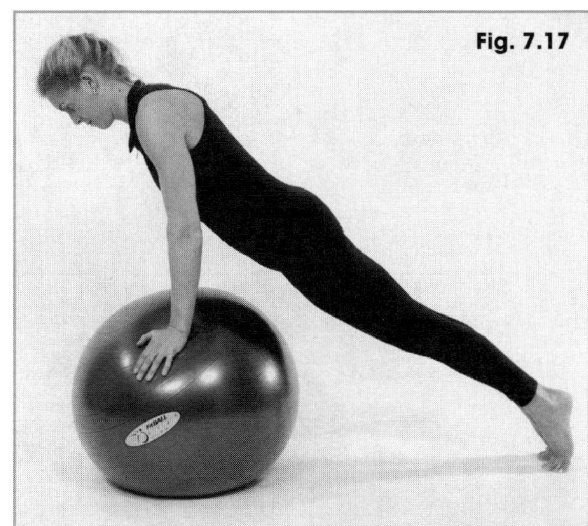

Fig. 7.17

movimiento

1. Exhale e involucre al transverse abdominis.
2. Inhale y levante el cuerpo fuera del balón estirando los brazos (fig. 7.17). Mantenga una fuerte elevación al involucrar la columna vertebral y al transverse abdominis para mantenerse derecho sobre el balón.
3. Exhale mientras baja el cuerpo a la posición inicial.
4. Repita este movimiento hasta ocho veces.

Rodada avanzada hacia fuera, con plegaria

Los siguientes tres asanas requieren que el cuerpo mantenga la estabilización al introducir el movimiento. Estos asanas son útiles para entrenar la musculatura central.

La Rodada hacia fuera, con plegaria desafiará a quienes tienen grandes habilidades de equilibrio y fuerte la parte superior del cuerpo. El error más común de entrenamiento con este asana es arquear la espalda mientras rueda hacia fuera en la posición, o perder la activación del transverse abdominis mientras ejecuta la postura. Asegúrese de que domine la versión básica de la Rodada hacia fuera, con plegaria, antes de intentar este asana.

Propósito Mejorar la estabilidad central. Fortalecer los músculos abdominales.

Advertencias • No arqueé la espalda cuando ruede en esta posición. • Mantenga la estabilización escapular a lo largo del asana. • Evite este ejercicio si tiene problemas en el hombro o en el puño rotador.

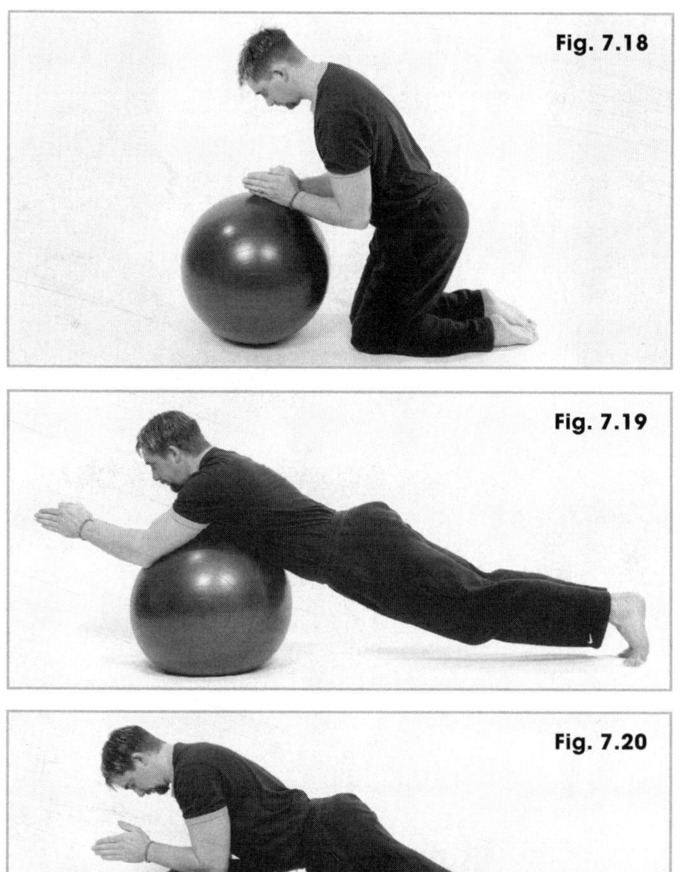

Fig. 7.18

Fig. 7.19

Fig. 7.20

posición inicial

1. Párese con los pies separados al ancho de los hombros, el balón está en el suelo frente a usted. Involucre los músculos romboides para llevar los omóplatos hacia la espina dorsal y estabilizar la escápula.
2. Arrodíllese frente al balón. Doble los codos y coloque las manos y muñecas sobre el balón, las palmas están hacia dentro en una posición de plegaria (fig. 7.18).

movimiento

1. Exhale e involucre al transverse abdominis.
2. Mantenga las manos sobre el balón, inhale mientras levanta las caderas y extienda las piernas hacia atrás, rodando el balón lejos del cuerpo (fig. 7.19). El balón quedará bajo la parte superior de los brazos. Piense en crear una recta y fuerte línea desde los talones a la punta de los dedos.
3. Exhale mientras rueda el balón de regreso hacia el cuerpo, manteniendo la espina neutral (fig. 7.20).
4. Repita hasta ocho veces.

Puente avanzado con rodada hacia fuera

En esta avanzada versión del asana de Puente, necesitará enfocar su conciencia del momento presente al moverse con suavidad y con control. La mayoría de los estudiantes encuentran un desafío para recordar respirar mientras ejecutan este ejercicio.

Propósito Dar tono y fortalecer los abdominales y las corvas. Mejorar la estabilidad central.

Advertencia • Asegúrese de no arquear la espalda o levantar las caderas demasiado alto al aire. La idea es hacer una línea recta con los hombros, caderas y rodillas. • Asegúrese de que el cuello esté relajado y los hombros lejos de las orejas. • Mantenga la estabilización escapular durante todo el asana.

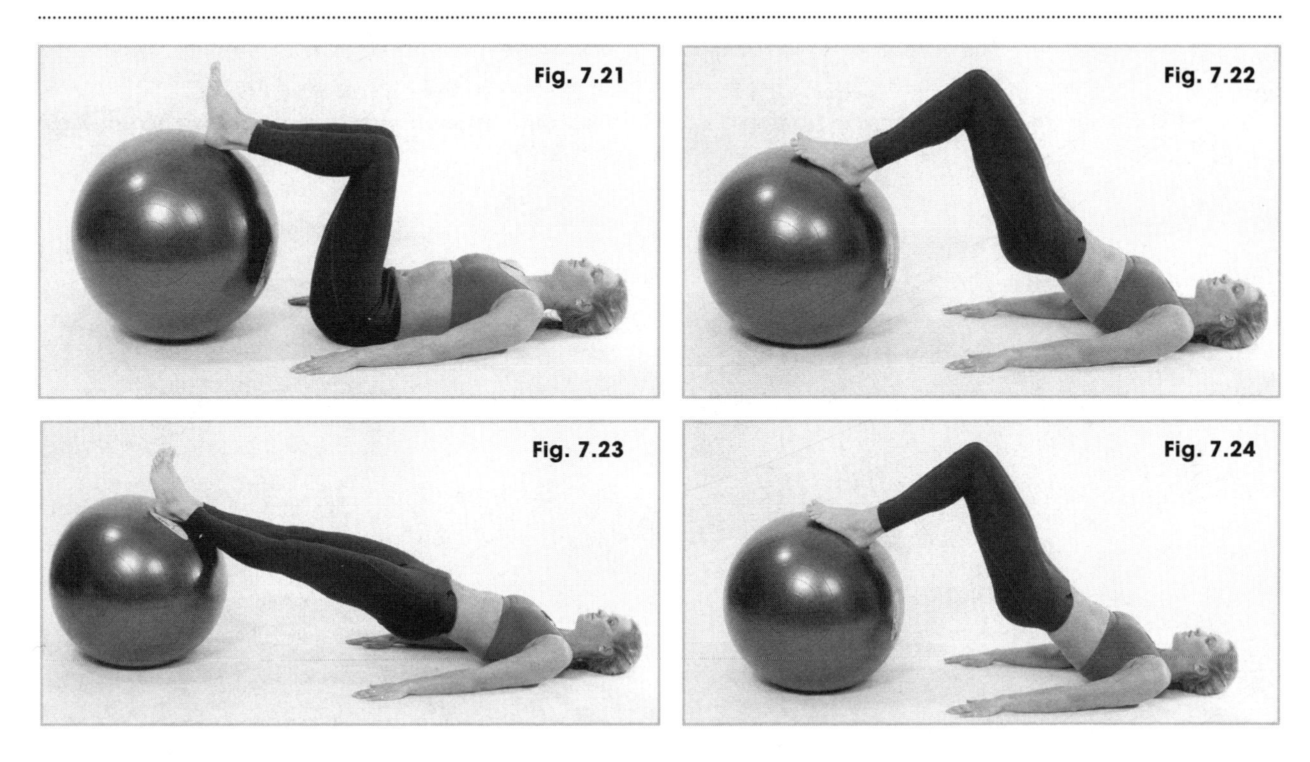

posición inicial

1. Recuéstese de espalda con las rodillas dobladas, los talones descansan sobre el balón y los brazos a los lados de los muslos (fig. 7.21).
2. Involucre los músculos romboides para llevar los omóplatos hacia la espina dorsal y estabilizar la escápula.

movimiento

1. Exhale e involucre al transverse abdominis.
2. Levante las caderas del piso, para que los glúteos estén alineados con los talones (fig. 7.22).
3. Inhale y estire las piernas para rodar el balón lejos del cuerpo (fig. 7.23). Sostenga por 3 segundos.
4. Exhale mientras rueda el balón de regreso hacia el cuerpo, manteniendo la elevación a través de los glúteos y las caderas (fig. 7.24).
5. Inhale y exhale aquí. En la exhalación involucre al transverse abdominis.
6. Repita el asana hasta ocho veces.

Puente avanzado, con rodada hacia fuera y elevación de pierna

En este ejercicio se desafía a su equilibrio aún más que en el anterior asana porque sólo cuenta con el soporte de una pierna. Cuando practique esta posición asegúrese de no sacrificar su forma. Es esencial que mantenga la espina dorsal y pelvis neutral a lo largo de toda la ejecución de esta postura. Si siente que está luchando demasiado, necesita respirar en una forma más relajada. Si esto no ayuda, trabaje en la anterior posición hasta que incremente su fuerza y estabilidad.

Propósito Dar tono y fuerza a los abdominales. Mejorar la estabilidad central.

Advertencias • No arqueé la espalda ni levante las caderas demasiado alto en este asana. La idea es hacer una línea recta con los hombros, caderas y rodillas. No permita que los glúteos caigan al suelo. • Relaje el cuello y lleve los hombros lejos de las orejas. • Mantenga la estabilización escapular por todo el asana. • Si no puede utilizar el ritmo de la respiración como se describe, sólo respire suavemente y con calma sin detener la respiración.

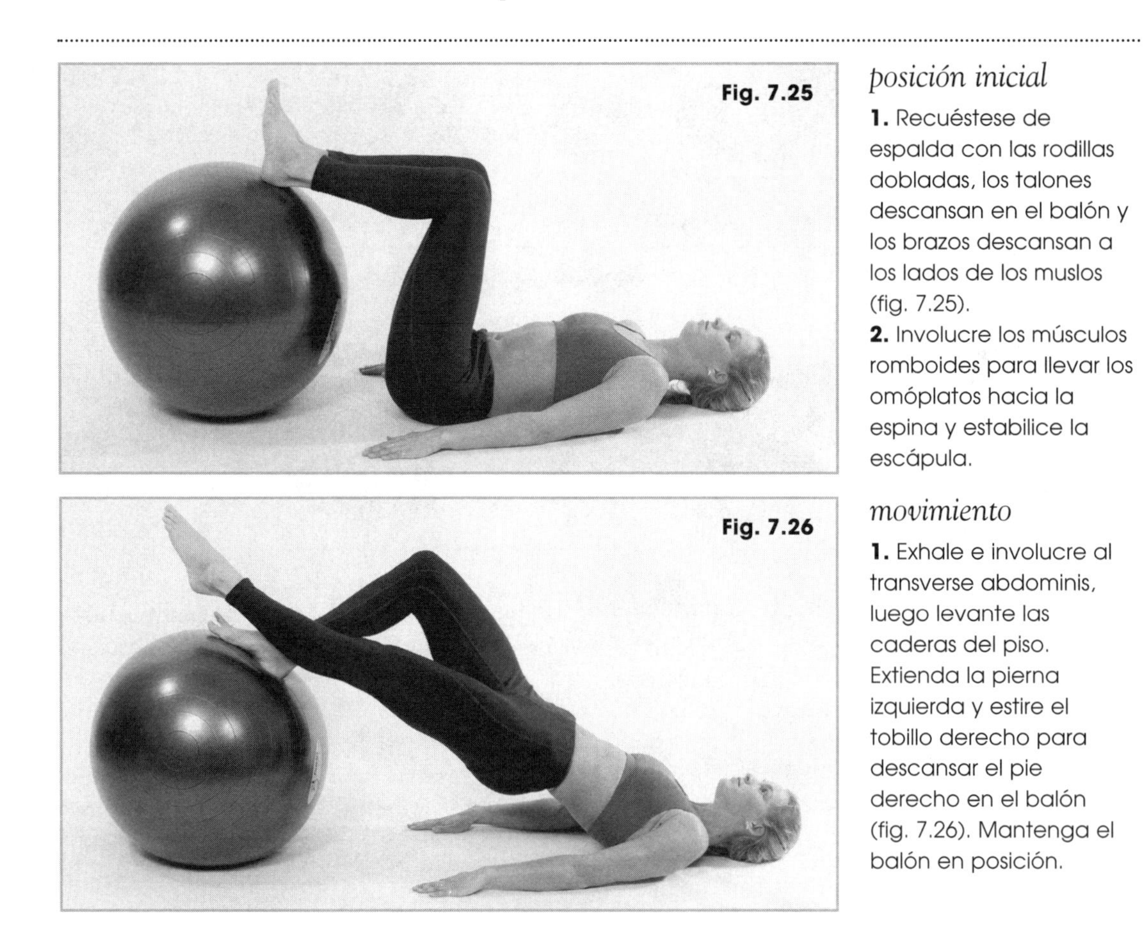

Fig. 7.25

Fig. 7.26

posición inicial

1. Recuéstese de espalda con las rodillas dobladas, los talones descansan en el balón y los brazos descansan a los lados de los muslos (fig. 7.25).

2. Involucre los músculos romboides para llevar los omóplatos hacia la espina y estabilice la escápula.

movimiento

1. Exhale e involucre al transverse abdominis, luego levante las caderas del piso. Extienda la pierna izquierda y estire el tobillo derecho para descansar el pie derecho en el balón (fig. 7.26). Mantenga el balón en posición.

2. Inhale y estire la pierna derecha para rodar el balón lejos del cuerpo (fig. 7.27).
3. Sostenga la posición hasta por 3 segundos.
4. Exhale y usando sólo la pierna derecha, ruede el balón de regreso hacia el cuerpo. Baje los glúteos al piso. Las rodillas están dobladas y alineadas sobre las caderas. Ambos talones descansan en el balón (fig. 7.28).
5. Repita del otro lado.

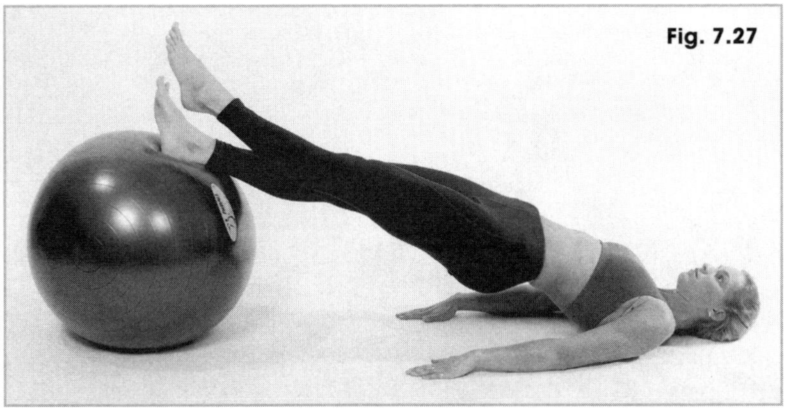

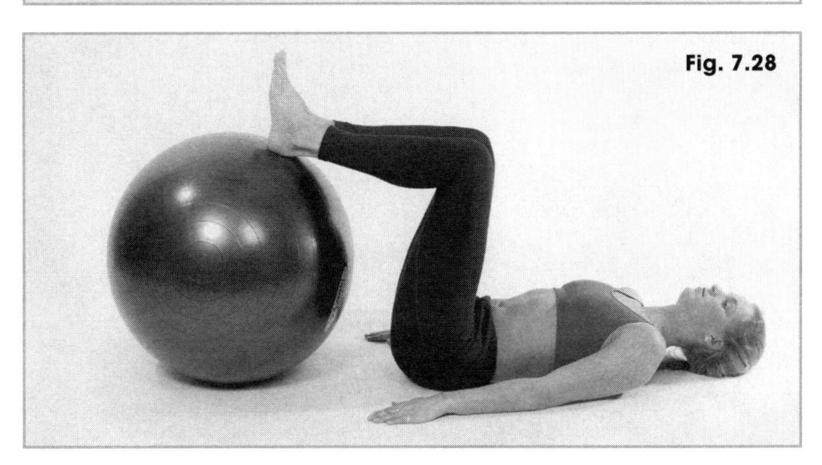

Fig. 7.27

Fig. 7.28

Tabla recostada de lado

Esta variación de la Posición de tabla le da una opción para fortalecer los abductores de cadera, los músculos que mueven la pierna fuera de la línea media del cuerpo. Los abductores incluyen a los músculos de los glúteos, el tensor fasciae latae, sartorius y los profundos músculos de la cadera. Necesitará experimentar para decidir cuál nivel de este ejercicio es apropiado para usted. Utilice sus técnicas de equilibrio, para mantener una larga y delgada línea a lo largo de todo el ejercicio de yoga.

Propósito Fortalecer los abductores de cadera. Fortalecer la estabilidad central.

Advertencias • Mantenga la cadera de arriba sobre la de abajo. • No gire o ladeé la espina dorsal. • Mantenga la estabilización escapular a lo largo del asana.

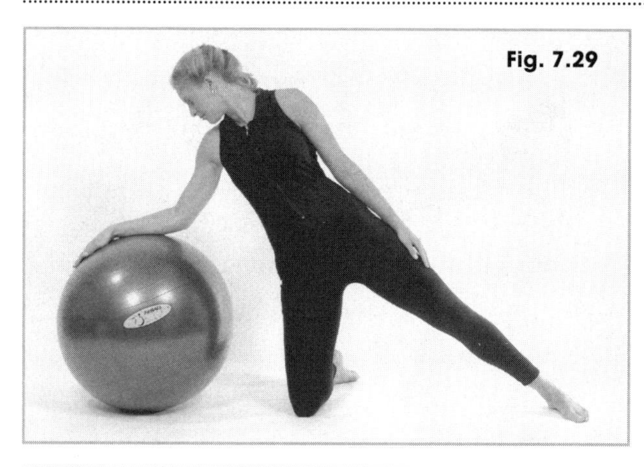

Fig. 7.29

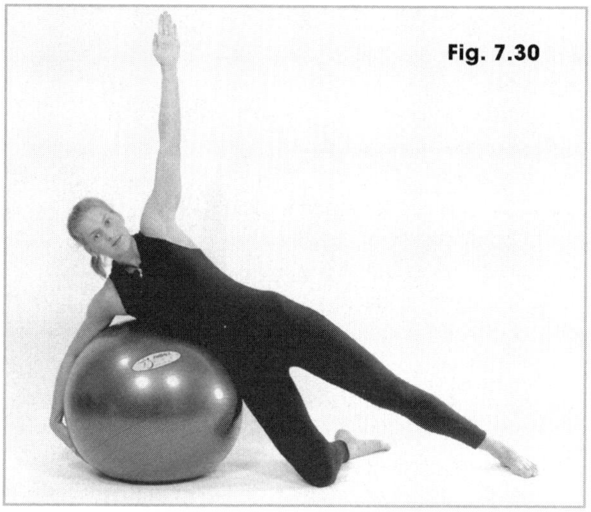

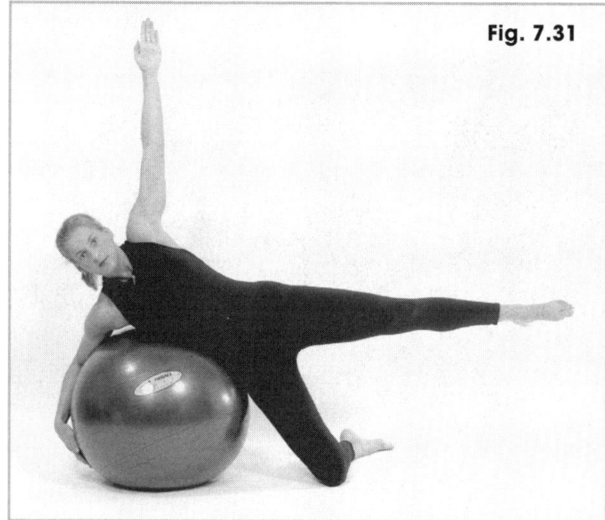

Fig. 7.31

posición inicial

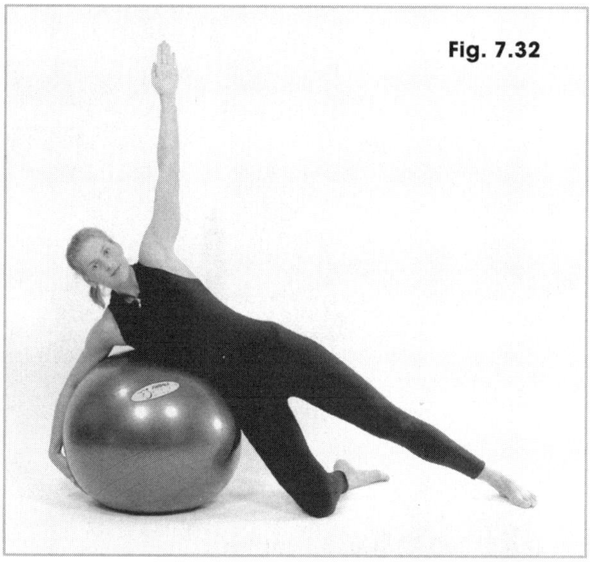

1. Arrodíllese erguido con el balón a su lado derecho. Involucre los músculos romboide para llevar los omóplatos hacia la espina dorsal y estabilizar la escápula.
2. Exhale e involucre al transverse abdominis. Manteniendo la espira en una línea recta, inclínese sobre el balón mientras extiende la pierna izquierda al lado (fig. 7.29). Inhale.
3. Exhale y deje caer el lado derecho de su cuerpo sobre el balón, ponga la cadera de arriba sobre la de abajo. Levante el brazo izquierdo para que se encuentre directamente en línea con la articulación del hombro (fig. 7.30). Inhale.

Fig. 7.30

Fig. 7.32

movimiento —nivel uno

1. En la exhalación involucre al transverse abdominis.
2. Inhale. Exhale e involucre los músculos de los glúteos y muslos para levantar la pierna que se encuentra arriba (fig. 7.31). Sostenga durante 3 segundos.
3. Exhale mientras libera la pierna de arriba (fig. 7.32).
4. Repita del otro lado.

movimiento —nivel dos

1. Arrodíllese erguido con el balón a su derecha. Involucre los músculos romboides para llevar los omóplatos hacia la espina dorsal y estabilizar la escápula.

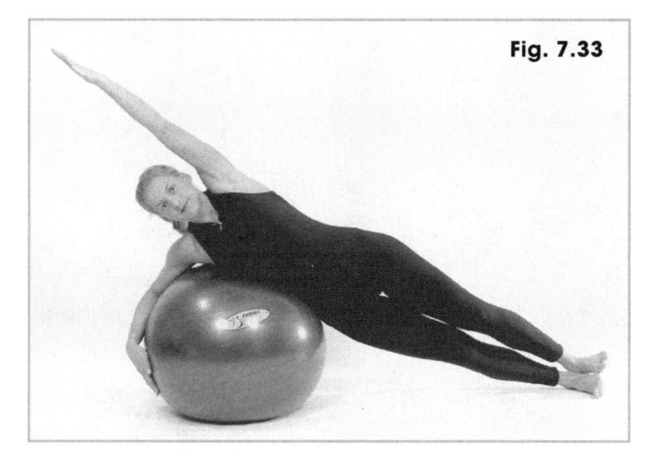
Fig. 7.33

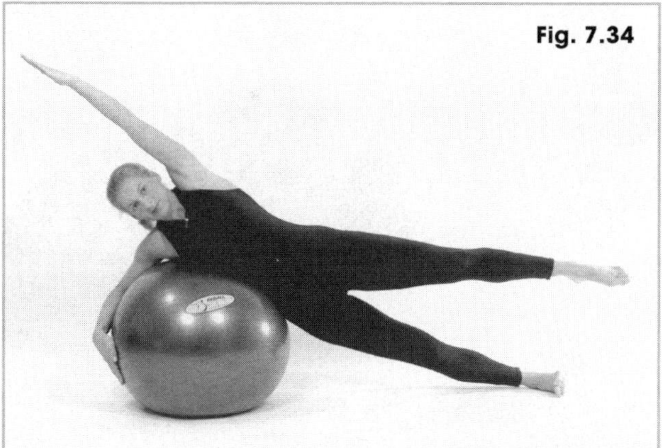
Fig. 7.34

2. Exhale e involucre al transverse abdominis. Manteniendo la espina en una línea recta, inclínese hacia el balón mientras extiende las dos piernas fuera hacia el lado, apilando las caderas y los tobillos. Extienda el brazo izquierdo sobre la cabeza en una diagonal; sienta una larga y recta línea a través del tobillo, la cadera y la punta de los dedos (fig. 7.33).
3. Inhale y levante la pierna de arriba para que esté paralela con el piso (fig. 7.34). Sostenga por 3 segundos.
4. Exhale y libere la pierna a la posición inicial (fig. 7.35).
5. Repita del otro lado.

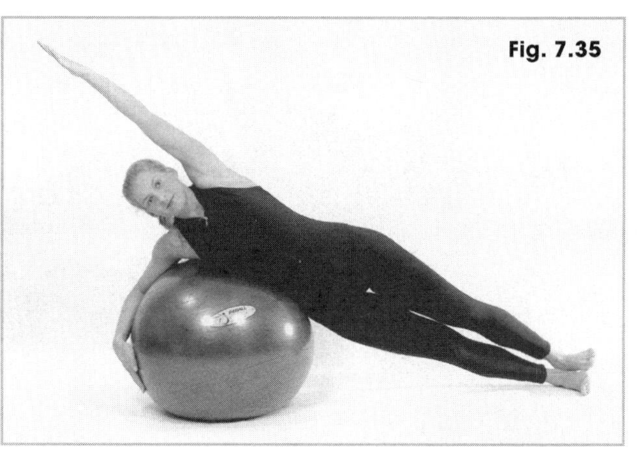
Fig. 7.35

Tabla con giro recostada de lado

Esta avanzada versión de Tabla lateral es una desafiante posición de equilibrio. El sólo hecho de sostener la Tabla lateral es difícil, y mucho más mantener el control cuando agrega movimiento a la ecuación. Es importante moverse a través de este asana lentamente —conservar un patrón de respiración diafragmático hace más fácil lograr un apropiado posicionamiento. Cuide de no dejar de respirar mientras trabaja con este ejercicio.

Propósito Mejorar la estabilidad central. Dar tono a los músculos abdominales. Fortalecer los músculos de los brazos y hombros.

Advertencias • Mantenga la espina dorsal en una larga línea recta. • Conserve la estabilización escapular a lo largo de todo el asana.

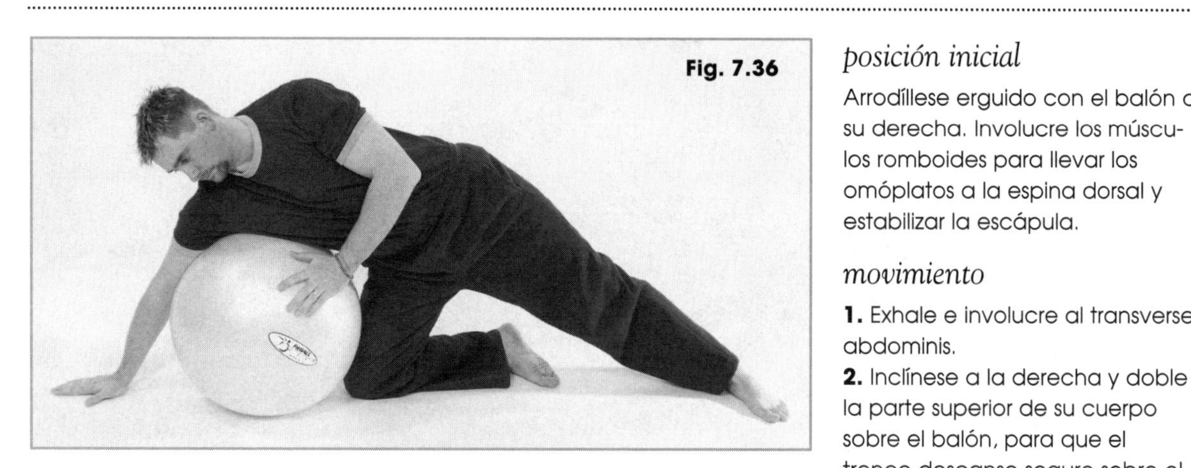
Fig. 7.36

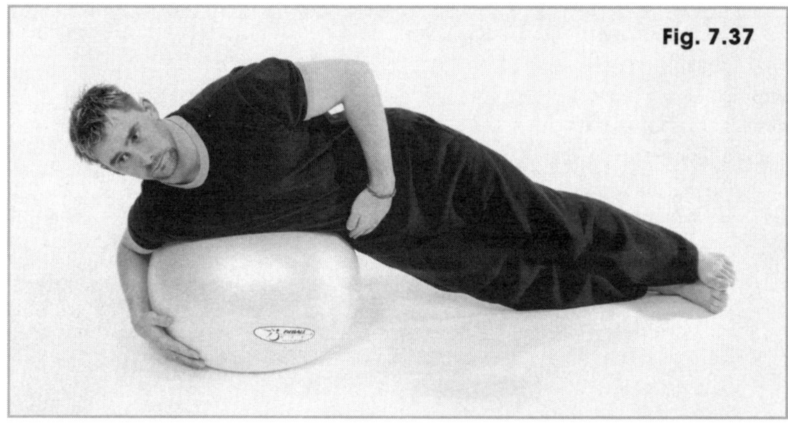
Fig. 7.37

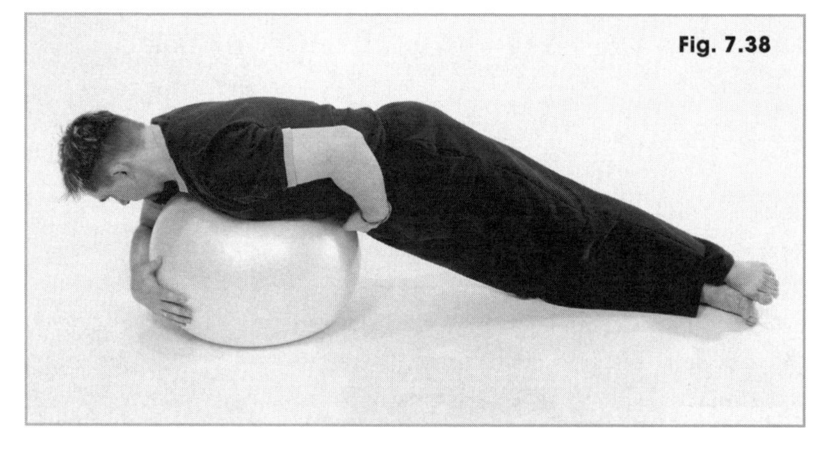
Fig. 7.38

posición inicial

Arrodíllese erguido con el balón a su derecha. Involucre los músculos romboides para llevar los omóplatos a la espina dorsal y estabilizar la escápula.

movimiento

1. Exhale e involucre al transverse abdominis.
2. Inclínese a la derecha y doble la parte superior de su cuerpo sobre el balón, para que el tronco descanse seguro sobre el balón. La mano derecha lo soporta en el piso, la pierna izquierda se extiende larga (fig. 7.36). Inhale.
3. Exhale mientras endereza la pierna derecha y coloca la mano izquierda en el estómago (fig. 7.37). Asegúrese de que las caderas estén una encima de la otra.
4. Inhale y haga un ligero giro del tronco hacia el balón (fig. 7.38). Esta es la rotación espinal —asegúrese de mantener el eje vertical de la espina dorsal mientras rota.
5. Mantenga esta posición por sólo un segundo.
6. Realice hasta ocho repeticiones de este asana.
7. Repita del otro lado del cuerpo.

Perro hacia abajo, avanzado

Asegúrese de dominar el Perro hacia abajo básico (ver página 64) antes de progresar con esta avanzada versión. Es extremadamente desafiante trabajar una posición cuando el cuerpo está invertido; respire suave y calmadamente. Esta versión del Perro hacia abajo tonifica los glúteos y fortalece el centro y la parte superior del cuerpo.

Propósito Dar tono y fortalecer los brazos, hombro, pecho y glúteos. Crear espacio entre las vértebras para proporcionar una leve tracción de la columna vertebral.

Advertencias • Mantenga alargada la espina durante todo este asana. • Siempre tenga las rodillas y los hombros ligeramente flexionados. • Mantenga la estabilización escapular. • Use la relajada respiración yoga a lo largo del asana.

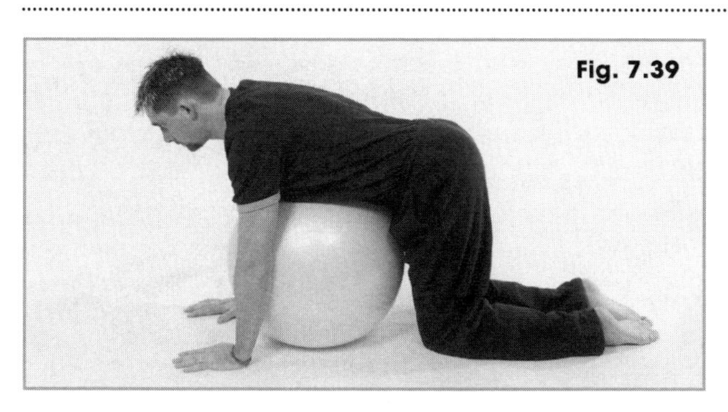

Fig. 7.39

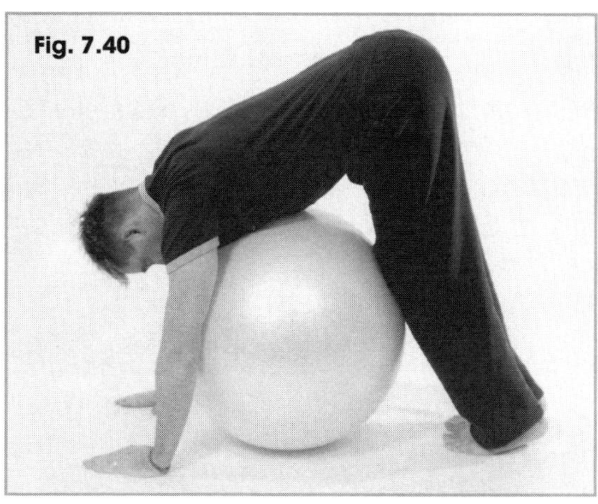

Fig. 7.40

posición inicial

1. Párese con los pies un poco más separados del ancho de la cadera, el balón está en el suelo frente a usted. Inicie la estabilización escapular.
2. Arrodíllese frente al balón. Coloque las manos con las palmas hacia abajo sobre el piso. Camine hacia fuera, hasta que el balón soporte el pecho y las muñecas se encuentren directamente bajo las articulaciones del hombro (fig. 7.39).
3. Exhale e involucre al transverse abdominis. Presione en las manos mientas flexiona las caderas y levanta los glúteos al aire. La parte superior de su cuerpo y tronco formarán una V invertida (fig. 7.40).

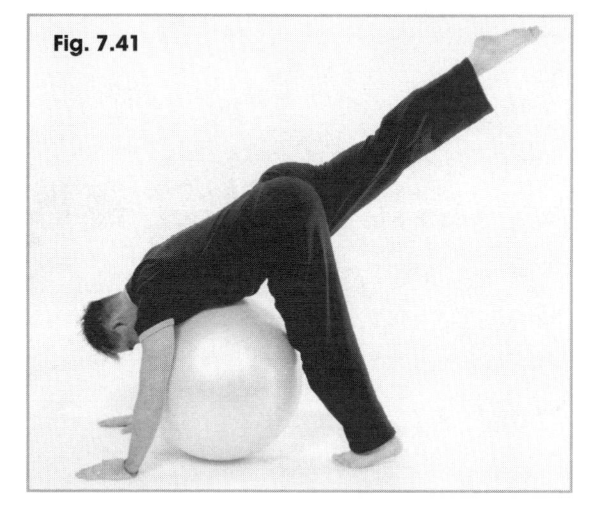

Fig. 7.41

movimiento

1. Exhale e involucre al transverse abdominis.
2. Inhale. Exhale mientras extiende la pierna derecha hacia atrás, alineando el tobillo con la articulación del hombro (fig. 7.41).
3. Sostenga esta extensión de pierna por 3 segundos.
4. Regrese a la posición inicial.
5. Haga hasta ocho repeticiones.
6. Repita del otro lado.

Tabla yoga suspendida

Los siguientes asanas están dirigidos a los abdominales. Estas posiciones ayudarán a desarrollar una apariencia estéticamente agradable a través del tronco, y mejorar la estabilidad de la espina.

La Tabla yoga suspendida es una variación de la postura de Tabla. Este ejercicio mejora la estabilidad central y da tono a los abdominales. Registre el tiempo que puede sostener esta posición cuando lo intente por primera vez, y luego trabaje para poco a poco incrementar el tiempo en el cual puede mantenerla. Recomiendo que sostenga la posición por un mínimo de 30 segundos y trabaje hasta lograrlo durante un minuto, pero puede ser que las primeras veces que practique el asana no lo consiga ni siquiera por este tiempo.

Propósito Fortalecer los estabilizadores espinales. Dar tono a los músculos abdominales.

Advertencias • Trabaje para crear una línea recta desde la cabeza hasta los dedos de los pies. • Mantenga la estabilización escapular a lo largo de todo el asana.

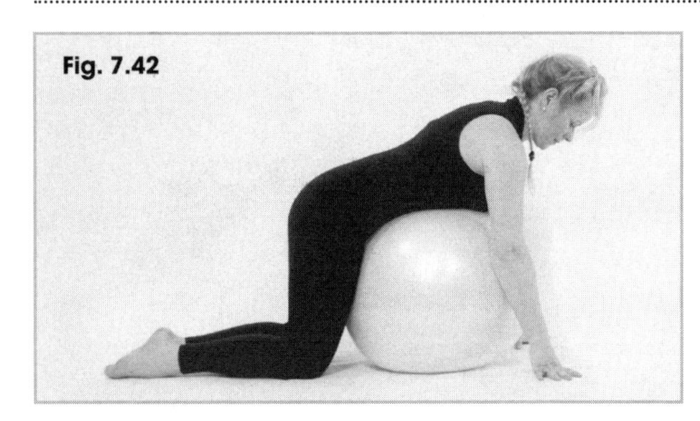
Fig. 7.42

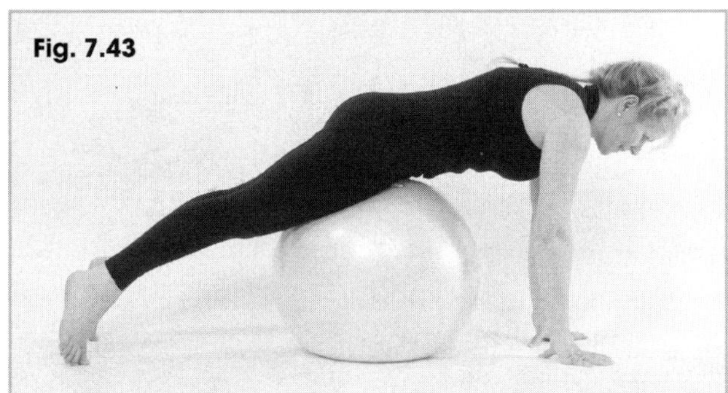
Fig. 7.43

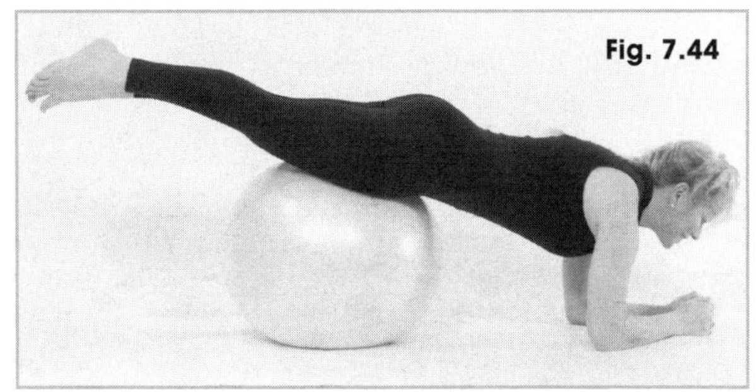
Fig. 7.44

posición inicial

1. Párese con los pies ligeramente más separados del ancho de las caderas, el balón está en el suelo frente a usted. Inicie la estabilización escapular.
2. Arrodíllese. Deje caer el tronco sobre el balón y ruede hacia la Posición de gato (fig. 7.42).

movimiento —nivel uno

1. Exhale e involucre al transverse abdominis. Lentamente camine hacia fuera sobre el balón, hasta que éste se encuentre debajo de las caderas y los muslos superiores (fig. 7.43). Inhale.
2. Exhale mientras dobla los codos y levanta las piernas del piso, para centrar el peso de la parte superior del cuerpo en los antebrazos (fig. 7.44).
3. Intente mantener la posición por al menos 30 segundos y hasta un minuto.

movimiento —nivel dos

1. Desde la misma posición inicial, lentamente camine hacia fuera sobre el balón, hasta que éste se encuentre bajo las espinillas y los tobillos. Inhale.
2. Exhale mientras dobla los codos y centra el peso de la parte superior del cuerpo en los antebrazos (fig. 7.45). Mantenga involucrado con fuerza al transverse abdominis.
3. Intente mantener esta posición por al menos 30 segundos y hasta un minuto.

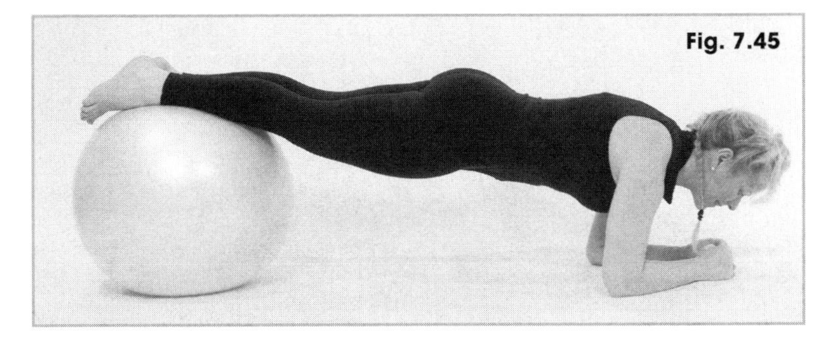
Fig. 7.45

Mesa rodante

Terminamos nuestro sondeo de las posiciones avanzadas de Yoga con balón, con esta intensiva versión del asana de Mesa. Esta postura proporciona un extremo desafío de equilibrio; la clave es mantener la activación del transverse abdominis y la espina y pelvis neutral durante todo el asana. Este ejercicio promueve el desarrollo de la coordinación y la agilidad. Es útil para quienes participan en deportes "extremos", ya que desafía al cuerpo para mantener el control a lo largo de un ejercicio que requiere agilidad, coordinación y tomar riesgos. La persona que acepta estos últimos, que desea un desafío mayor, puede continuar para poco a poco aumentar la velocidad como su habilidad se perfecciona.

Propósito Dar tono y fortalecer los músculos abdominales. Mejorar la estabilidad central.

Advertencias • Mantenga una alargada y derecha espina a lo largo del asana. • Sostenga los glúteos levantados. • Respire suave y calmadamente durante todo el asana.

posición inicial

1. Siéntese en el balón con los pies paralelos y separados a lo ancho de la cadera. Encuentre la espina neutral al usar el Plan postural.
2. Camine hacia fuera y con cuidado deje que el balón ruede bajo usted, hasta que la cabeza y el cuello estén soportados por completo por el balón. Asegúrese de que las caderas y glúteos estén levantados.
3. Extienda los brazos fuera hacia los lados.

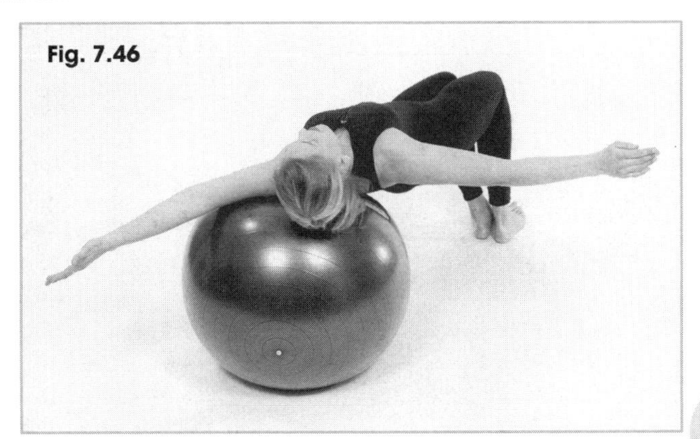
Fig. 7.46

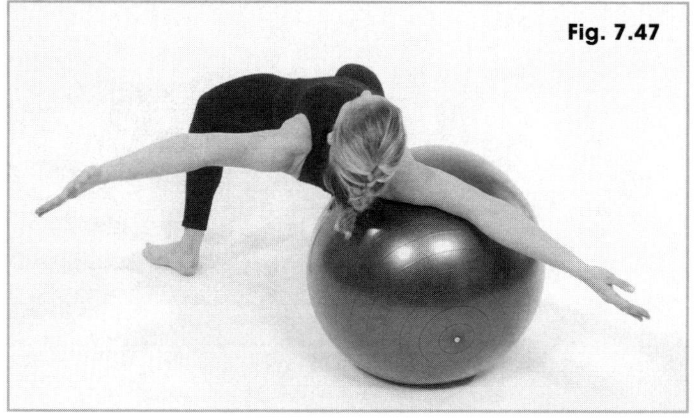
Fig. 7.47

movimiento

1. Exhale e involucre al transverse abdominis. Mantenga los glúteos levantados mientras empieza poco a poco a caminar al lado derecho (ver fig. 7.46). El balón rodará mientras usted se mueve.
2. Cuando alcance su posición más lejana a la derecha, vuelva a situarse con seguridad en el balón y luego camine de regreso al centro.
3. Repita del otro lado (fig. 7.47).
4. Repita de dos a tres veces más de cada lado.

En este capítulo, el perfeccionamiento en la ejecución de los asanas es acerca de perfeccionar las posiciones. Trabaje con diligencia al utilizar los músculos activamente, para crear largas y delgadas líneas yoga para cada una de las posturas. Cada vez que practique, intente esculpir aún más diferentes creaciones lineales con su cuerpo. Si tiene el lujo de practicar frente a un espejo, deseará ver ángulos y líneas fuertes. Sin importar si está entrenando por deporte o por una actividad de esparcimiento, para un acondicionamiento físico o fortaleza mental, escoja las posiciones que se ajusten particularmente a las demandas puestas en su cuerpo y mente. Absténgase de practicar de más las posturas en las que sea mejor, para impedir que los músculos pierdan el equilibrio y el entrenar de más a específicos grupos de músculos.

8
Relajación y recuperación

Caminando por el boscoso sendero a la orilla del río que se encuentra detrás de mi hogar, con mi husky siberiano plateado, me recupero profundamente. Puedo sentir cómo se reúnen todas las fragmentadas piezas de la mente, cuerpo y alma. Mi respiración empieza a disminuir en cuanto mis pies pasan por el camino. Cierro los ojos por un segundo, escucho los sonidos de las ramas quebrándose y las viejas hojas crujiendo bajo mis pies. Caigo en un suave tratak, una mirada relajante, mientras que mi alma se embelesa con los vibrantes colores de los exhuberante árboles de hojas perennes que me rodean. De vez en cuando volteo lentamente la cabeza hacia el río, sintiendo el flujo de agua. Mis ojos miran por un instante las pequeñas olas de la corriente del río y con pereza sigo el movimiento. Me siento casi hipnotizada por el movimiento del agua, mientras las tensiones del día lentamente se desvanecen y parecen caminar a la deriva hacia el río.

Mientras sigo por el camino, siento un fuerte sensación de comunión —con la Madre Tierra, con las aves acuáticas y los animales que habitan el espacio que me rodea, y con la vasta inteligencia que lo creó todo. Ofrezco mi gratitud— y los deseos de mi corazón. Recibo paz. Y con cada paso que doy, ella penetra más en mi cuerpo. Estoy en casa.

Saboreo la serenidad de estar en este paraíso arbolado. Simboliza al nutriente refugio que hay dentro de mí —un silencioso y calmado centro, ese entrañable lugar que existe en cada uno de nosotros, que es nutrido por el ritmo parecido a las ondas de la respiración y por la plegaria, meditación y tranquila contemplación.

Es imperativo que llenemos nuestras vidas con frecuentes oportunidades para recargar lo bueno de este silencioso y calmado centro. El yoga, la meditación y la relajación pueden ayudarnos a mantener esa "cubierta" para que no necesitemos confiar de más en las reservas, en los momentos de tensión. Tomarse unos instantes en la mañana antes de trabajar, o al final del día para entregarse al lujo de la relajante respiración o los estiramientos recuperadores, puede mejorar significativamente nuestro grado de bienestar. Por lo general, tomar parte en una actividad restablecedora, entrena al cuerpo y la mente para poder reproducir la sensación de estar relajado cuando más se necesita: es beneficioso poder relajarse a voluntad, antes de entrar en una importante reunión de negocios, ir al consultorio del dentista para que nos saquen una muela o ir a acostarse en la noche para tener un sueño reparador.

Sabemos que las actividades restablecedoras alteran la química del cerebro, subiendo los niveles de serotonina y otros químicos que nos ayudan a sentirnos más optimistas y energizados y menos tensos. Estos químicos hacer efecto a nivel celular —los estudios muestran que las personas que por lo general son más positivas, normalmente cuentan con una mejor salud. A la inversa, la gente que exhiben rasgos como la impaciencia o la negatividad tienden a enfermarse más seguido y a tener una creciente incidencia de presión arterial alta. Además, la gente que experimenta un evento catastrófico, como la pérdida de un ser querido, con frecuencia será víctima de serias enfermedades, al paso de un año o inmediatamente después de la pérdida o tragedia. Es muy importante poner atención en nuestro propio cuidado, cuando estamos pasando por difíciles y desafiantes circunstancias de la vida. Un sueño adecuado, saludables hábitos alimenticios y la relajación, todos tienen un efecto directo en nuestro equilibrio bioquímico y bienestar general.

El yoga y la medicación son ejemplos de herramientas para el maletín de autocuidado. La respiración diafragmática y las posiciones yoga están diseñada específicamente para prevenir las presiones de la vida y las tensiones, por crear bloqueos en los sistemas corporales de energía. Los yoguis creen que una dedicada práctica de yoga mantiene a la fuerza de la vida circulando a través de los centros corporales de energía, promoviendo una abundante salud y bienestar. Con sólo hacer cosas que usted disfruta, también puede afectar directamente la química del cerebro. Ver un atardecer, compartir un abrazo o una risa con un ser querido, participar en un juego de jockey, escuchar su música favorita, todo esto puede mejorar su estado de ánimo —y su salud.

La historia de Phillip

Phillip era un abogado corporativo ocupado que se sentía consumido por su trabajo. Acababan de hacerlo socio de una grande y prestigiosa firma de abogados. Su hábito era trabajar de diez a doce horas al día durante la semana, con frecuencia sin tener ni un descanso para recargar adecuadamente su cuerpo con el alimento. Sus fines de semana eran de una naturaleza similar. Al levantarse, mordisqueaba un pastelillo e ingería varias tazas de café mientras leía el periódico, y luego salía para la oficina. Decía que estaba empezando a sentirse como un topo; como era invierno con frecuencia ya había oscurecido cuando salía de su oficina los sábados. Phil decía que lo afectaban dolores de cabeza, dolor crónico de quijada y una mente que constantemente corría a toda velocidad. Estaba teniendo dificultad no sólo para dormir, sino también para permanecer dormido.

Phil decía que casi no podía recordar cómo llegó a este punto. Nunca había tomado la conciente decisión de trabajar en una grande y atareada firma de abogados. Simplemente cayó en ella, igual que como llegó al hábito de trabajar todo el día. Había tenido las mejores calificaciones de su clase cuando se graduó de la escuela de leyes. Lo había seducido con facilidad el atractivo paquete que le ofreció importante firma de abogados para la que había trabajado. Anticipó una vida llena de emociones, buenos salarios y prestigio.

El desgaste y la insatisfacción no son raros en los rangos de aquellos que trabajan para grandes organizaciones, como para la que Phil laboraba. En nuestra primera reunión me dio un artículo que documentaba las vidas de la gente que trabajaba en puestos como el de él. El alcoholismo era incontrolable, al igual que el divorcio y la disolución familiar. Compartió conmigo el que muchos de sus amigos que estaban casados cuando obtuvieron sus puestos, se habían separado de sus esposas, aun antes de que completaran su tercer año de matrimonio.

Phil deseaba salir de la telaraña en que estaba atrapado. "Tengo treinta y cuatro años y quiero una vida fuera de los estrechos confines del trabajo", declaró. Para él eso significó la posibilidad de casarse, empezar una familia y tener tiempo libre para hacer cosas que le proporcionaran satisfacción. Claramente resollaba cuando le pregunté cuáles eran las actividades en las que extrañaba no participar. Dijo que en realidad ya no tenía idea. "En cierto modo le perdí la pista a mis intereses, en la escuela de leyes. Pero me debo el lujo de averiguarlos". Phil no sabía cómo aceleraría el cambio que necesitaba en su vida, sin embargo estaba seguro de una cosa. Lo iba a hacer —y pronto.

Phil me pidió que le diera algunos estiramientos de Yoga con balón y consejos de relajación. Y tenía un balón de ejercicio. Había visto uno en un aparador, junto con una sencilla descripción de sus beneficios y el concepto le llamó verdaderamente la atención. Ese día compró el balón, pero aún no lo había tocado —ni siquiera lo había sacado de la caja ni inflado.

Empezamos con algunos relajantes estiramientos de Yoga con balón, diseñados para liberar la tensión y lo adolorido de los músculos. Los estiramientos estaban dirigidos a la base del cuello y seguían hacia abajo del cuerpo. También le di algo de tarea para su casa, que sentí lo ayudaría en su cruzada para desenrollarse y tener un día menos tenso.

Phil tenía que poner el ambiente de relajación en su guarida, al utilizar la suave iluminación que tenía ahí. Estuvimos de acuerdo en que ya no debería trabajar en ese cuarto. Había caído en el hábito de tratar de terminar algo de trabajo mientras veía su programa favorito de televisión, por lo general películas viejas. "¡Ah!", respondí cuando habló de esta costumbre. "He aquí una actividad que disfruta pero que no se permite a sí mismo involucrarse en ella". Phil estaba empezando a comprender que no estaba actuando bien en lo que se refiere a la relajación y al trabajo, al seguir laborando en su refugio. Ahora sólo trabajaría en otro cuarto, que había acondicionado como oficina. En ese lugar le era más fácil mantenerse concentrado y hacer su trabajo, y por lo tanto, eliminarlo de su lista de pendientes más rápidamente. El refugio de Phil sólo se debía usar para la recreación y relajación. De esa forma, cuando entrara en él, su cuerpo podría de inmediato recibir el mensaje de que era el momento para la relajación.

Otra pequeña parte de la tarea que Phil empezó a hacer fueron los estiramientos de relajación. Todas las noches, antes de ir a acostarse tenía que completar su repertorio de estiramientos. Para entonces tenía que haber asegurado su balón de ejercicio en una esquina de su refugio, poner los pies sobre él y practicar el respirar profundamente por el diafragma, mientras que concientemente se embelesaba en las sensaciones de relajación que estaba experimentando. De inmediato sintió satisfacción por este ritual nocturno y reportó que se dormía mucho más rápido y se despertaba menos veces durante la noche.

Empezó a integrar la respiración diafragmática al bañarse por las mañanas. Decía que este sencillo hábito parecía encender su termostato mental para el día, ayudándolo a permanecer más calmado y concentrado. Cuando su mente comenzaba a acelerarse y el pánico empezaba a apoderarse de él, debía practicar la respiración diafragmática y visualizarse relajado en su refugio, con los pies apoyados sobre el balón. Entonces, antes de regresar al trabajo en su escritorio, Phil debería dar masaje a su quijada y pómulos, además de realizar algunas técnicas de acupresión diseñadas especialmente para el manejo del estrés.

Phil describió la respuesta de su cuerpo a las técnicas que estaba usando, de la siguiente manera: "Me toma unos cuantos minutos de concentrada atención al restituir a mi cuerpo el estado pre-pánico', pero mi nuevo sistema de primeros auxilios del manejo del estrés sí trabaja. Cuando por primera vez empecé a practicar estas técnicas de relajación, las utilizaba cinco o más veces al día. Ahora, he bajado a dos veces diarias, lo que parece llevarme muy bien a través del día. El balón fue la clave de todo para mí. Me inició en un camino diferente. Todo lo que necesitaba era acoplar las magníficas posiciones de estiramiento, con el trabajo de respiración que Yoga con balón me ofrecía. Era reconfortante. Lo adecuado".

Durante el curso de las siguientes semanas, Phil empezó a hablar con algunos de los hombres y mujeres que conocía, que trabajaban para firmas de abogados más pequeñas. Pronto concluyó que una empresa más pequeña le brindaría el tiempo libre y el menor nivel de tensión que estaba buscando desesperadamente. Se estaba volviendo muy claro para él que la actividad era una necesidad para su vida. No sintió que fuera el tipo de persona para asistir a un gimnasio, sino que estaba buscando trabajar a su manera, más allá de los estiramientos recuperadoras con el balón, hacia algunas de las más desafiantes posiciones.

Las costas del estrés

Se estima que, sólo en los Estados Unidos, el costo para la industria de las enfermedades relacionadas con el estrés es de más de $200 mil millones de dólares. La tensión está ligada a una plétora de enfermedades y condiciones. El Dr. Dean Ornish, es un cardiólogo de renombre mundial, a quien se le acredita el haber probado que la enfermedad cardiaca podría revertirse al comer una dieta baja en grasas y usando herramientas del manejo del estrés, como el yoga. De acuerdo con el Dr. Ornish, más de 40 millones de norteamericanos sufren de enfermedades cardiovasculares y más de 60 millones sufren presión alta —y los números están creciendo. Afecciones como el dolor de cabeza y de espalda, insomnio, asma, alergias, diabetes y otros padecimientos crónicos pueden estar todos ligados al estrés. Los ejercicios de respiración y los estiramientos suaves que se presentan en este capítulo, pueden ser de mucha utilidad para reducir la tensión que conduce a la enfermedad. Los asanas en este capítulo, así como los ejercicios de acondicionamiento muscular de los anteriores, son útiles para bajar el colesterol y los triglicéridos, además de que lo dejarán menos vulnerable para las enfermedades del corazón, diabetes y otros padecimientos.

La reacción al estrés antes importante para nuestra superviviencia, ahora se está volviendo en nuestra contra. ¿Qué tan seguido debemos preocuparnos por ser el almuerzo de un dinosaurio? ¿Nuestros antiguos progenitores corrían de o luchaban contra los peligros y por eso, sus sistemas nerviosos los enderezaban de forma natural (¡a no ser que, desde luego, una persona se convirtiera en el almuerzo!). En la actualidad, la gente reacciona a las presiones de la vida moderna, como los cambios en la seguridad laboral, los desafíos de las relaciones y los problemas de ser padres, con la misma respuesta fisiológica —la reacción luchar o volar, que aumenta la presión arterial, el ritmo cardíaco y la tensión muscular, además de inundar el cuerpo con hormonas relacionadas con el estrés. La cura y reparación del cuerpo se están llevando a una paralización.

Todo lo que percibimos como un factor estresante puede acarrear la respuesta del cuerpo a la tensión. Aquellos que tienen un número de presiones y cambios en sus vidas pueden llegar a ser introducidos en este estado de ser crónicamente elevado, que no permite relajarse, dormir bien, ni deshacerse ellos mismos de la depresión y la agitación. La gente que se encuentra en este estado necesita algo para romper el ciclo vicioso. Para Phil los ejercicios de respiración y estiramientos de relajación rompieron el ciclo de estrés y pánico.

El objetivo de los asanas recuperadores es llevar el equilibrio y la cura al cuerpo. Los estiramientos están diseñados para ayudar a exprimir las toxinas fuera de los músculos, disminuyendo el dolor y los espasmos. En posiciones donde las piernas están elevadas, se realza la función del corazón así como la de la linfa, sangre y otros fluidos que se mueven desde las extremidades inferiores hacia la parte superior del cuerpo. Los giros espinales sacan la tensión y nutren los músculos de la espina dorsal con sangre rica en oxígeno. Las inclinaciones hacia delante dan masaje a los órganos internos, y los saltos mortales hacia atrás los nutren con sangre fresca. La relajación que traen los asanas reconstituyentes y el trabajo de respiración, disminuyen el ritmo cardiaco y la presión arterial, desacelera las ondas cerebrales y mejora el funcionamiento del sistema inmunológico.

El yoga restaurador y las condiciones médicas

El yoga restaurador con el balón es apropiado para las personas que tienen fibromialgia, artritis y otras condiciones médicas que desafían la propia habilidad para moverse con facilidad y sin dolor. Muchas de las formas de ejercicio son demasiado intensas para quienes sufren de fibromialgia. Estas personas pasan muchos de sus días abrumadas por la fatiga y el dolor. Cuando tienen un día donde se sienten como si tuvieran alguna energía reservada para hacer ejercicio, y no están llenas de dolor, es imperativo que tengan un programa que les permita ejercitarse con suavidad y pueden orientar su gasto de energía en consecuencia. Quienes padezcan este problema deben ir a su propio paso —no es razonable esperar que una persona con esta condición pueda hacer ejercicios el mismo día que hace el mandado o limpia la casa. Sin embargo, los estiramientos pueden hacerse sobre una base diaria; en realidad, algunas personas con fibromialgia encuentran que se sienten mejor cuando se estiran varias veces al día. La suave y acojinada superficie de un balón parcialmente inflado, hace que los estiramientos restauradores sean cómodos hasta para los que sufren de fibromialgia, cuyos cuerpos están con frecuencia adoloridos al tacto y consideran que el suelo es una superficie inaceptable para hacer ejercicio. Si este es su caso, utilice el balón y un grueso, super-acolchado tapete para yoga, para relajarse en estos estiramientos.

De forma similar, las actividades de bajo impacto sin cargar peso son recomendables para la persona que sufre artritis. Mientras que otras actividades que son demasiado difíciles de manejar para algunas personas que sufren de este padecimiento, los suaves asanas restauradores de este capítulo, son con frecuencia sólo el boleto para dar a su cuerpo la oportunidad de moverse sin inducir un incesante dolor. El balón le permite rodar suave y lentamente en la posición. Si el rango de movimiento de una articulación se vuelve demasiado grande y empieza a causar dolor para el ejercitador, puede ajustar la tensión del estiramiento o el posicionamiento de su cuerpo con sólo rodar el balón.

Para una persona que tiene artritis, será casi inevitable experimentar algún grado de dolor cuando practique; se considera que un régimen de ejercicio tendrá éxito si el dolor no permanece por dos horas después de ejercitarse. Usar hielo o calor antes y después de la actividad, puede aumentar el bienestar del practicante con artritis.

Las personas con leve esclerosis múltiple (EM) pueden obtener algún beneficio del entrenamiento la conciencia sensitiva, además de suaves estiramientos sobre el balón, mientras que no se sobre-calienten. Por lo general, cuando una persona con EM se ejercita de más, después le sigue un mal "periodo". Aquí la clave es planear el ejercicio para que la persona con EM no se canse con otras actividades de su vida diaria.

Los terapeutas físicos usan ampliamente el balón con sus pacientes. Quienes se están rehabilitando de una lesión o cirugía de las extremidades inferiores, pueden sentarse en el balón de ejercicios para limitar la carga de su peso. En casos de lesión en las extremidades superiores, los pacientes pueden realizar lagartijas parciales cargando su peso y otros ejercicios para beneficiar el área, al soportar el pecho sobre el balón. En el caso de una lesión en el hombro, donde el objetivo es mejorar el rango de movilidad, el balón se puede rodar arriba y abajo en una pared, para proporcionar oportunidades para acondicionar el músculo sin exigirse demasiado. La meta en toda rehabilitación es fortalecer el área lesionada en una graduada y sistemática manera, y volver a enseñar la conciencia sensitiva. El balón es una herramienta perfecta para estos objetivos.

Los asanas

No es necesario que padezca alguna condición médica o le abrume el estrés, para abrazar las restauradoras y relajantes posiciones. No importa su estado, estos asanas ayudan a mantener el cuerpo y la mente en un buen orden de trabajo.

Avance en cada asana lenta y suavemente para poder determinar cuidadosamente cuál es la mejor posición para su cuerpo. Si presiona demasiado en un estiramiento, encontrará que el músculo se tensa en lugar de alargarse. Es imperativo que ponga atención a las pistas que su cuerpo le está dando. Sostenga cada posición por unos treinta segundos. Atienda a la forma en que se siente el músculo cuando está sosteniendo el estiramiento. Usted desea sentir sólo una suave tensión.

Experimente con rodadas lentas y vuelva a colocar el balón con cada asana, para que pueda apuntar con suavidad a las diferentes fibras musculares y estirar los músculos desde varios ángulos. La superficie curva del balón nos ayuda a entrar a un mayor rango de movimiento, al estirar los músculos y abrir las articulaciones en formas que no son posibles cuando se trabaja en el piso.

Al trabajar con estos asanas, recomiendo que elija las posiciones restauradoras que sienta correctas para sus necesidades en un día determinado. O puede desear trabajar con tres o cuatro de estos asanas durante una o dos semanas, luego cambiar a algunas otras en su repertorio. (Por favor preste atención a esta nota importante: las personas que sufran de dolor de espalda o una lesión de disco que no se le haya diagnosticado *no deben* practicar los giros espinales). Complete la relajación con los pies descansando sobre el balón en Shavasana y permita que el movimiento de su respiración, parecido a una onda, se encargue de su cuerpo.

Pez modificado (Matsyasana)

La posición de pez estira un número de grupos de músculos en la parte superior del cuerpo y llena con oxígeno los pulmones; como un "abridor del cuerpo" es útil para promover la relajación. La teoría yoga establece que está postura estimula las glándulas paratiroides reguladoras de calcio, situadas en el cuello. La adecuada producción de calcio es esencial para la salud del corazón, huesos y dientes.

La versión tradicional del Matsyasana puede poner una indebida presión en los discos cervicales del cuello, el cual se encuentra muy extendido y la cabeza soporta parcialmente el peso del cuerpo, lo que provoca daño en la espina dorsal, empeorando el dolor o irritación que ya esté presente. Al realizar la posición sobre el balón, aliviamos estos problemas. El rango de movimiento con respecto al cuello es limitado naturalmente por el balón, por lo tanto no se extiende de más, y el balón soporta el peso del cuerpo para que los discos cervicales no se compriman.

Propósito Estirar el pecho y hombros. Extender la espalda. Promover la relajación en el cuerpo.

Advertencias • No extienda de más el cuello.

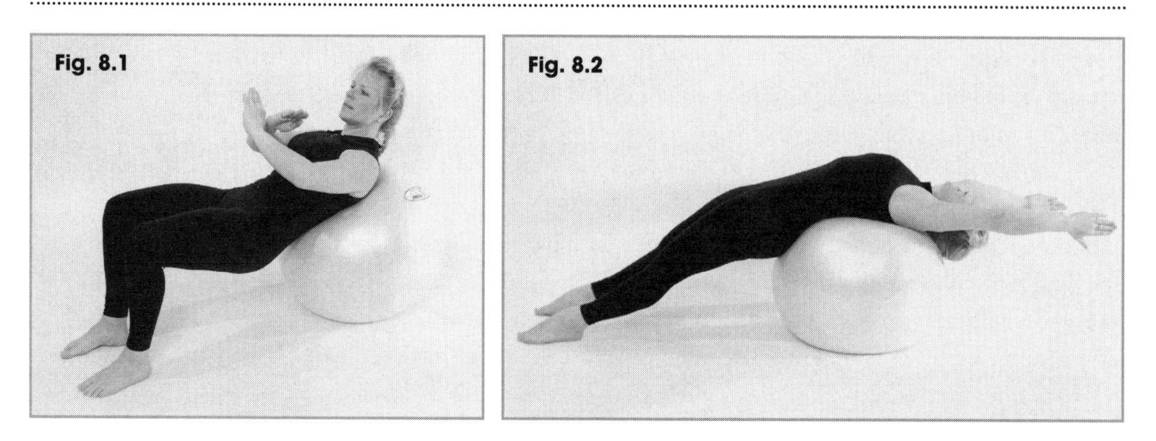

Fig. 8.1 **Fig. 8.2**

posición inicial

Siéntese en el centro del balón, con los pies paralelos y separados al ancho de la cadera.

movimiento

1. Camine despacio hacia fuera, frente a usted, hasta que la espalda alta y los hombros estén totalmente soportados por el balón. Cruce las manos sobre el corazón (fig. 8.1). Aquí, inhale y exhale.

2. Inhale mientras levanta los brazos sobre la cabeza y empuje los pies para arquear el cuerpo sobre el balón (fig. 8.2). En esta postura, el ligero arco en su espalda baja está soportado por la redondez acojinada del balón.

3. Aquí, permita una profunda respiración diafragmática durante todo el tiempo que le sea confortable. Saboreé la liberación en la parte superior del cuerpo —algunas veces puede casi sentir cómo los músculos se alargan fibra por fibra. Concéntrese en mandar la respiración a los lugares de su cuerpo que requieran más espacio, para disminuir la tirantez ahí.

4. Para salir de la posición, permita que el balón ruede hacia los dedos de los pies mientras deja caer los glúteos en el piso.

Estiramiento yoga lateral

Los estiramientos laterales pueden ser muy tranquilizadores para la espina dorsal. En el yoga, con frecuencia nos doblamos hacia delante y extendemos hacia atrás, pero algunas veces nos podemos negar a incluir los estiramientos laterales en nuestro repertorio de ejercicios. Estos nos pueden ayudar a dar tono a los abdominales oblicuos, que son los músculos que nos permiten doblarnos hacia los lados, y mantener la flexibilidad en la espina.

Al principio de este estiramiento, es importante alargar la espina primero, elevándonos fuera del torso antes de avanzar al estiramiento lateral. Las inclinaciones de lado también ayudan a sacar las toxinas de los músculos, para que el prana pueda fluir más libremente de arriba abajo de la columna vertebral.

Propósito Estirar el lado del cuerpo. Dar tono a los abdominales oblicuos.

Advertencia • Empiece alargándose a través de la espina dorsal y asegúrese de mantenerla así durante el estiramiento.

posición inicial

1. Recoja el balón y abrácelo en la cadera con la mano derecha.
2. Párese con los pies separados a lo ancho de la cadera. Encuentre la espina neutral utilizando el Plan postural, ponga mucha atención al alargamiento a través de la espina.

movimiento

1. Inhale.
2. Exhale y lleve el brazo izquierdo sobre la cabeza, mientras se inclina hacia la derecha, estirando el lado izquierdo del cuerpo. Guíe el balón hacia abajo por la pierna derecha, mientras se inclina al lado (fig. 8.3). Mantenga la posición por dos respiraciones.
3. Estire la columna vertebral y levante el balón para que descanse sobre la cadera izquierda.
4. Repita del lado opuesto.

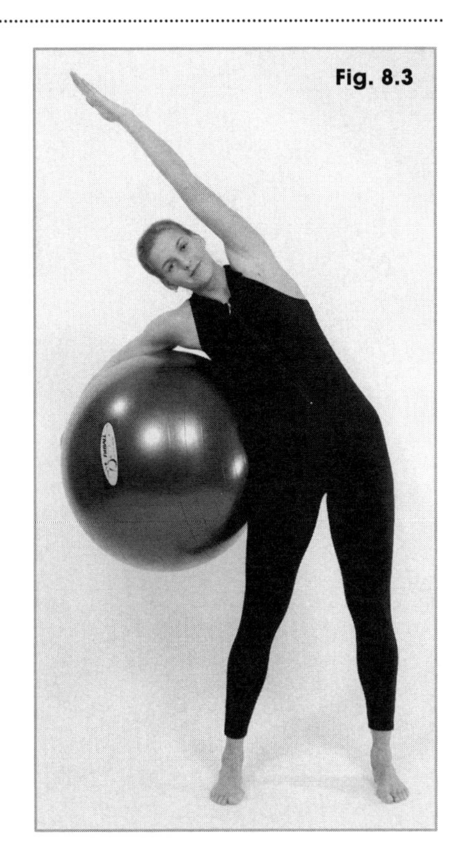

Fig. 8.3

Gato de pie (Bidalasana)

Esta posición puede ser de utilidad para calentar la espalda para una suave práctica que mitigue el estrés. Estira los músculos de la espalda y ayuda a crear elasticidad y liberan la tensión.

Propósito Estirar el latissimus dorsi y las corvas. Liberar la tensión de la columna vertebral.

Advertencia • Mantenga las rodillas un poco dobladas a lo largo de todo el asana.

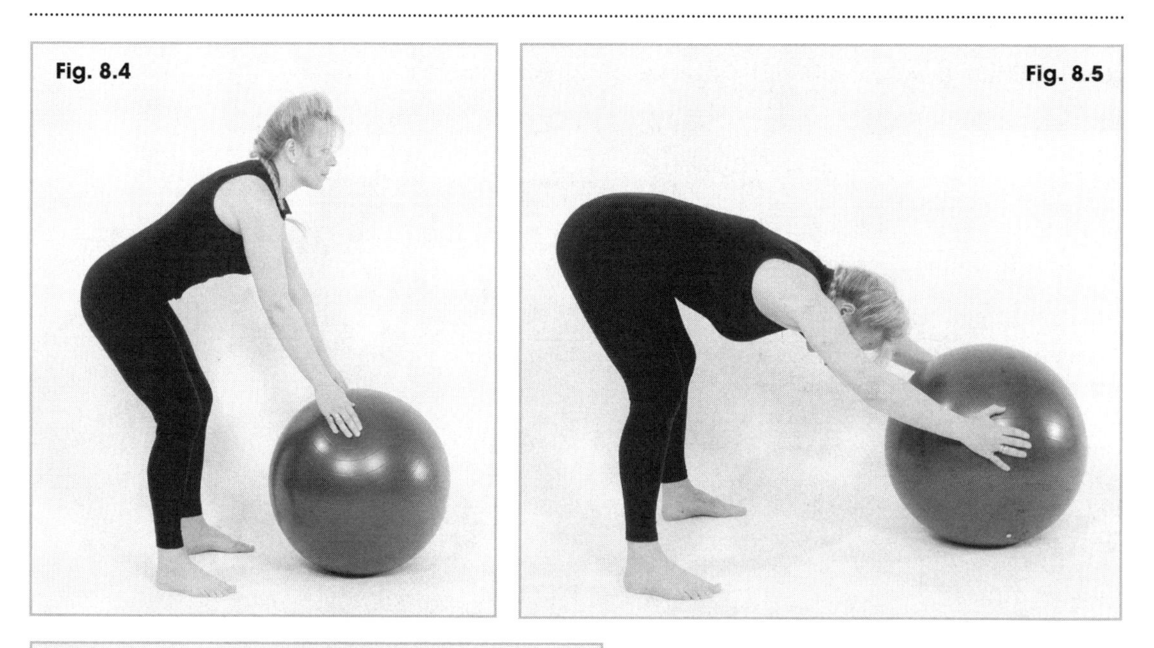
Fig. 8.4
Fig. 8.5

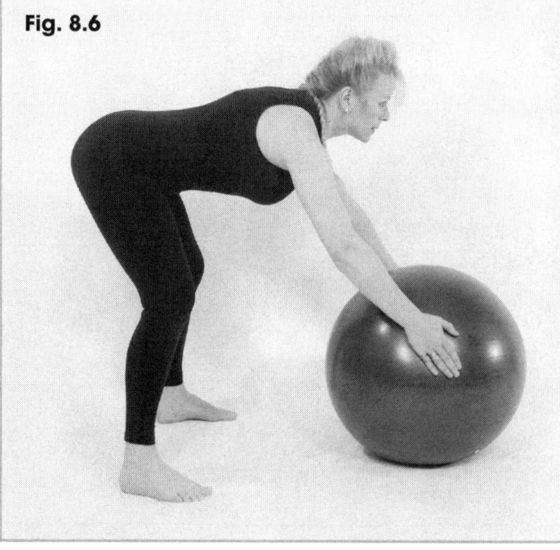
Fig. 8.6

posición inicial

Párese con una ligera inclinación apoyada en la articulación de la cadera, con los pies separados a lo ancho de la cadera y el balón directamente frente a usted, las manos están descansando sobre la parte de arriba del balón (fig. 8.4).

movimiento

1. Exhale y ruede el balón hacia delante hasta que los brazos estén estirados por completo. Mantenga la cabeza alineada hacia arriba con los brazos (fig. 8.5).
2. Inhale mientras extiende un poco la columna vertebral y levanta la cabeza para ligeramente ver hacia arriba, manteniendo las manos en contacto con el balón (fig. 8.6).
3. Repita el movimiento dos veces más.

Posición de león (Simhasana)

Cuando se practica esta posición uno parece un león de gran hocico, rugiendo con todas sus fuerzas. La postura de león es única porque beneficia las áreas del cuerpo a las que la mayoría de los asanas no se dirigen. Esta posición ayuda a liberar la tensión en las quijadas, boca, garganta y lengua. Es útil para quienes rechinan los dientes o imponen presión en la quijada. El asana león también estira el tejido que rodea el nervio vago, el más largo nervio craneal y uno que trabaja con la mayoría de los órganos en las cavidades abdominal y torácica. También se conecta con la faringe, la laringe y las glándulas que producen jugos digestivos y otras secreciones. Se ha encontrado que la estimulación de este nervio puede ayudar a controlar convulsiones y reducir la depresión.

De acuerdo con la teoría yoga, la asana de León puede ayudar a prevenir o curar gargantas irritadas. También, se piensa que crea conciencia de la forma en que es posible dirigir el prana para corregir el desequilibrio dentro del cuerpo. Mucha gente sufre de tensión y dolor en los músculos de la quijada. Este es un buen ejercicio para que se haga varias veces a lo largo de su día de trabajo, para aliviar la tensión que pueden conducir a crear rigidez en los músculos de la quijada. Cuando practique esta postura, usted puede encontrar al niño juguetón que lleva dentro.

Propósito Estirar los tejidos que rodean el nervio vago. Promover la relajación y liberar la tensión de la quijada.

Advertencia • No abra la quijada demasiado grande como para que se sienta incómodo; el objetivo de este asana es ser una posición relajada.

posición inicial

Siéntese sobre el balón, con los pies paralelos y separados al ancho de los hombros (fig. 8.7). Encuentre la espina neutral usando el Plan postural.

movimiento

1. Abra la quijada hasta donde se sienta cómodo y saque la lengua para que su punta sea presionada hacia el piso (fig. 8.8).
2. Sostenga la posición todo lo que quiera. Muchas personas sienten que 15 segundos están bien.
3. Repita de una a tres veces.

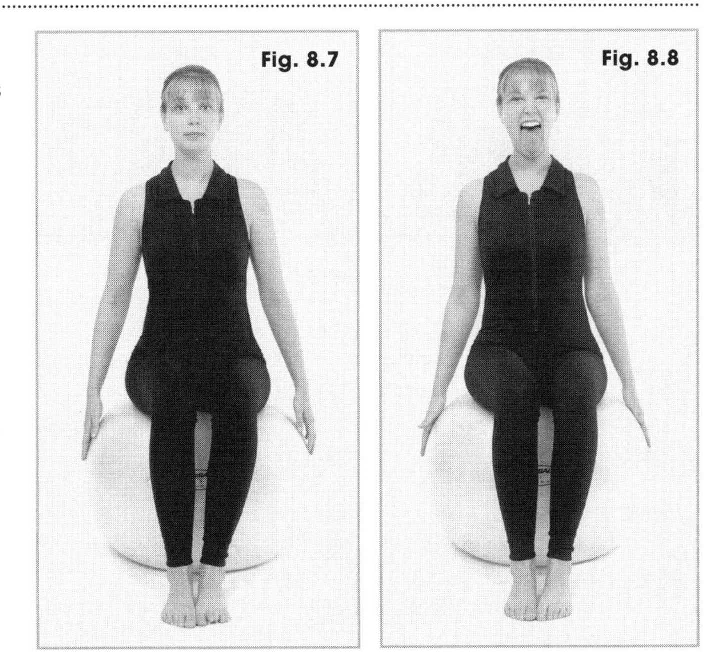

Fig. 8.7 Fig. 8.8

Estiramiento de cuello

Disfrute la comodidad de sentarse en el balón para realizar este estiramiento, pero lo puede hacer en cualquier otro lado. Este estiramiento proporciona una bien acogida liberación para los adoloridos y cansados músculos del cuello, y es útil como una medida preventiva para evitar que se acumule la tensión muscular. Usted puede desear practicar esto periódicamente a lo largo de su día de trabajo, así como antes de ir a la cama y como parte de su relajación después de una sesión de Yoga con balón.

Propósito Eliminar la tensión del cuello al estirar sus músculos posteriores.

Advertencias • No estire de más el cuello. • No jale bruscamente la cabeza, en lugar de eso utilice la mano como un ligero peso.

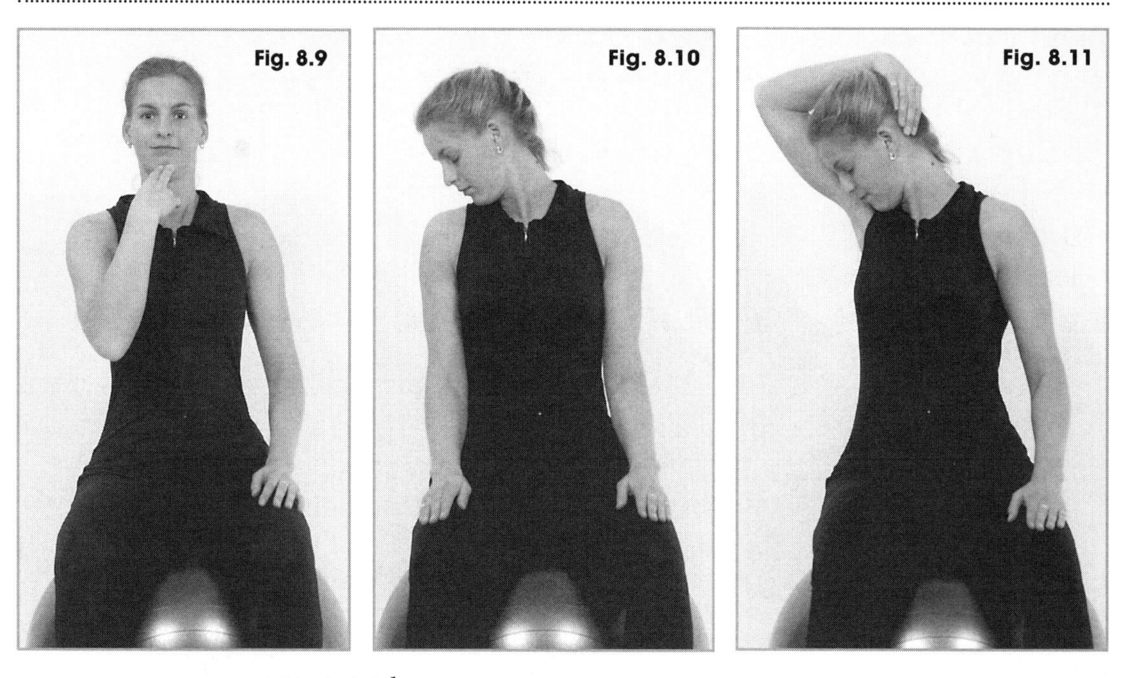

Fig. 8.9 **Fig. 8.10** **Fig. 8.11**

posición inicial

Siéntese derecho sobre el balón con los pies paralelos y separados al ancho de los hombros. Encuentre la espina neutral al usar el Plan postural.

movimiento

1. Retracte la barbilla como lo hace en el Plan postural (fig. 8.9).
2. Con suavidad, volteé la cabeza a la derecha y mire hacia abajo a los hombros (fig. 8.10).
3. Levante el brazo derecho y cubra la parte redonda de la cabeza en la base del cráneo (fig. 8.11). No jale la cabeza. En lugar de eso, permita que la mano descanse como un peso en la parte de atrás de la cabeza, mientras que siente que se alarga el músculo.
4. Inhale y exhale, lentamente agregue peso a través de la mano al incrementar el estiramiento, hasta donde lo desee.
5. Libere el brazo y despacio regrese la cabeza al centro.
6. Repita del otro lado.

Giro de espina (Maricyasana)

Este giro relajante puede realizarse todos los días para liberar la tensión que se construye en el área de la cadera y los glúteos. Encontrará que este ejercicio es útil en la mañana, para ayudar a aflojar las articulaciones y preparar los músculos para el día por delante. También es de utilidad como un estiramiento relajante que puede hacerse antes de ir a la cama, para ayudar a su cuerpo a deshacerse de las tensiones del día. De acuerdo con las enseñanzas yogas, los giros espinales ayudan a liberar toxinas del cuerpo para que el prana pueda fluir con más libertad de arriba a abajo de la columna vertebral.

Propósito Mantener una irreprimida libertad de movimiento en la espina dorsal. Nutrir los músculos y nervios a lo largo de la espina.

Advertencias • Asegúrese de mantener la espina alargada a lo largo de todo este asana. • Gire despacio para que pueda verificar la comodidad de su columna durante la rotación.

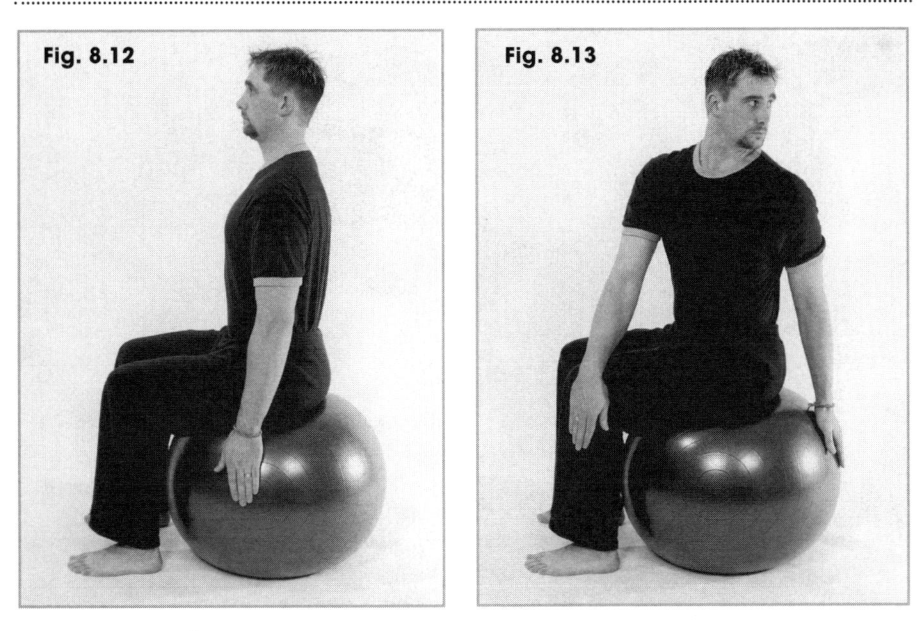

Fig. 8.12

Fig. 8.13

posición inicial

Siéntese sobre el balón, con los pies paralelos y separados al ancho de los hombros. Encuentre la espina neutral al utilizar el Plan postural (fig. 8.12).

movimiento

1. Inhale y alargue a través de la espina dorsal.
2. Exhale mientras que con suavidad gira la columna vertebral a la izquierda, colocando la mano izquierda a su lado, con la palma hacia abajo, y la mano derecha sobre la pierna izquierda (fig. 8.13).
3. Inhale y alargue la columna vertebral.
4. Exhale mientras que con suavidad profundiza el giro, presionando la pierna izquierda para aumentar la rotación, si lo desea.
5. Sostenga el giro durante tres respiraciones.
6. Despacio regrese a la posición inicial.
7. Repita el ejercicio del lado opuesto.

Gato de rodillas (Bidalasana)

Este ejercicio es una variación de la posición de Gato de pie (ver página 138) y, como esa versión, es un efectivo calentamiento para la espina dorsal, que libera tensión. La Posición de gato promueve la circulación de fluido dentro y fuera de los discos entre las vértebras, ayudando a mantener la salud de la espalda. La superficie acojinada del balón hace que este estiramiento sea aún más seductor.

Propósito Liberar la tensión de la espina dorsal. Estirar el erector spinae.

Advertencias • Mantenga larga la espina dorsal a lo largo del asana. • Mantenga las caderas alineadas sobre las rodillas, como las dobla para que un ángulo mucho más grande pueda estirar sus articulaciones.

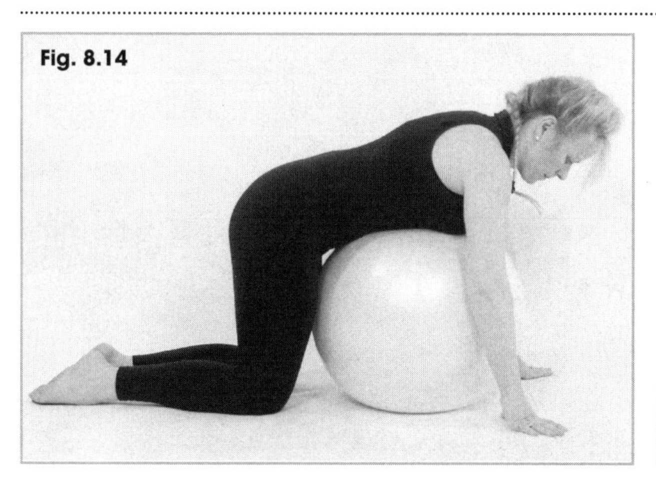

Fig. 8.14

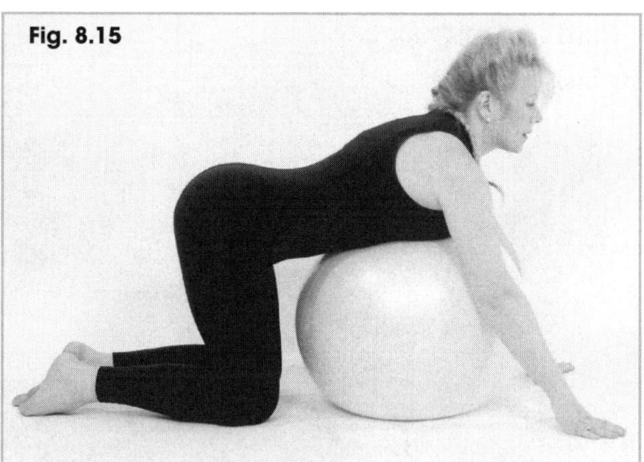

Fig. 8.15

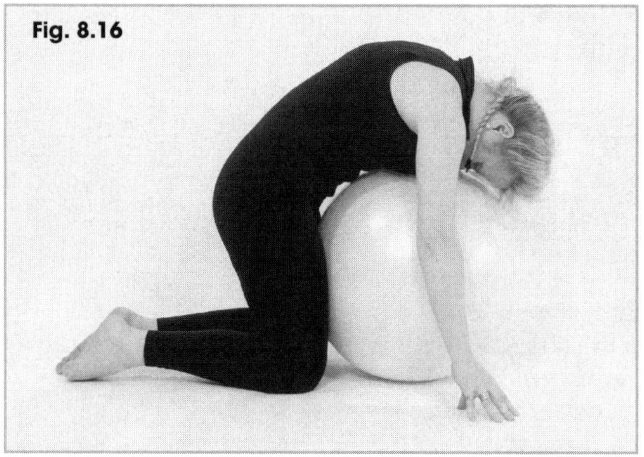

Fig. 8.16

posición inicial

Arrodíllese en el piso sobre el balón, las caderas están alineadas sobre las rodillas (fig. 8.14).

movimiento

1. Inhale mientras levanta la cabeza y arquea ligeramente la espalda (fig. 8.15).
2. Exhale mientras deja caer la cabeza y redondea la espina (fig. 8.16).
3. Repita este rítmico movimiento mientras que se sienta cómodo.

Ensartar la aguja

Ensartar la aguja es una variación de la Posición de gato y por lo general sigue a esta postura. El nombre de este asana viene de la acción de ensartar el brazo debajo del cuerpo. Algunos expertos del yoga creen que la frase "ensartar la aguja" se refiere a la acción de llenar el cuerpo con prana, o fuerza de vida. Este es un efectivo estiramiento yoga de muchas articulaciones, al liberar la tensión en la parte superior del cuerpo.

Propósito Estirar los hombros posteriores, la espalda y el latissimus dorsi.

Advertencias • Ponga las caderas en línea sobre de las rodillas y justo atrás de ellas. Doblar demasiado las rodillas puede estresar las articulaciones de éstas.

posición inicial

1. Arrodíllese frente al balón.
2. Coloque las manos en la parte de arriba del balón y vea hacia abajo para que la cabeza, espalda y brazos estén alineados.
3. Presione las caderas hacia atrás, para que estén alineadas sobre o un poco por detrás de las rodillas (fig. 8.17).
4. Inhale y exhale aquí.

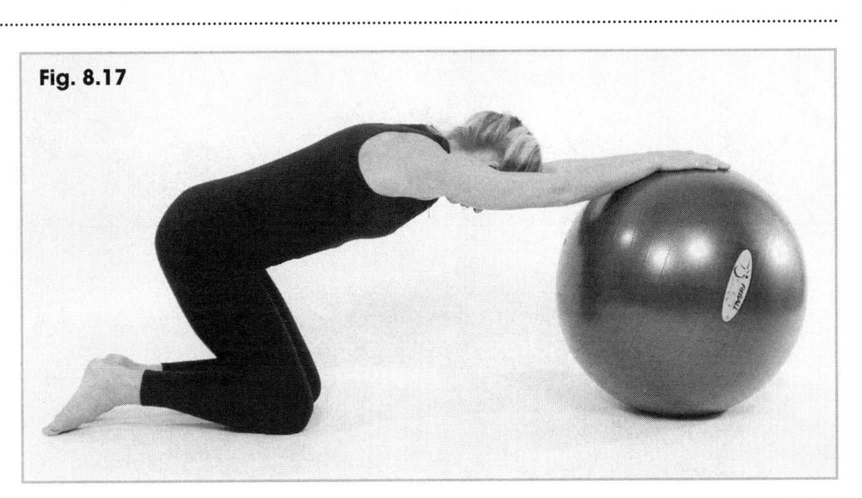

Fig. 8.17

movimiento

1. Inhale.
2. Exhale mientras quita la mano izquierda del balón y la ensarta por debajo del brazo derecho (fig. 8.18).
3. Continúe para activamente cruzar el cuerpo con el brazo izquierdo, sintiendo una suave liberación atrás de la parte superior del cuerpo. Respire y continúe para estirarse en esta posición mientras se sienta cómodo.
4. Despacio regrese a la posición inicial, volviendo a colocar la mano izquierda en el balón.
5. Repita del otro lado.

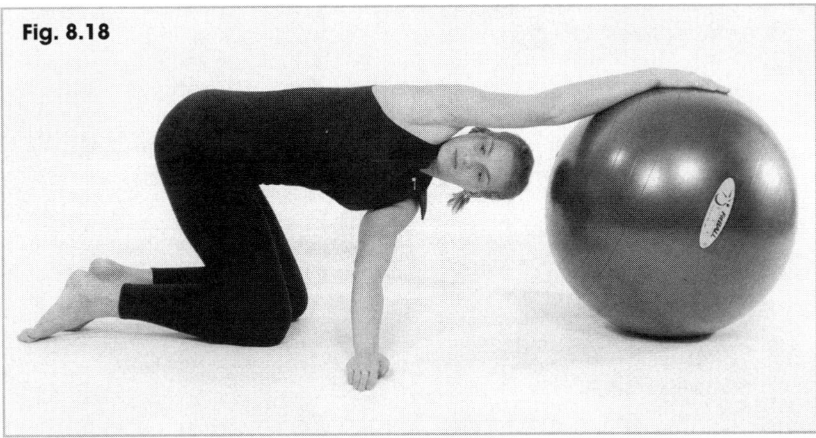

Fig. 8.18

Posición de paloma (Raja kapotasana)

La Posición de paloma alarga el músculo piriformis. Cuando este músculo está tenso, puede irritar el manojo del nervio ciático, que está situado cerca de ahí. La gente que conduce o pasa mucho tiempo sentada encontrará muy útil este estiramiento, ya que impide el dolor e irritación.

Propósito Estirar la cadera y liberar la tensión del área de los glúteos.

Advertencias • Si tiene problemas con las rodillas o encuentra que este estiramiento provoca dolor o irritación en las rodillas, usted debería evitar realizarlo.

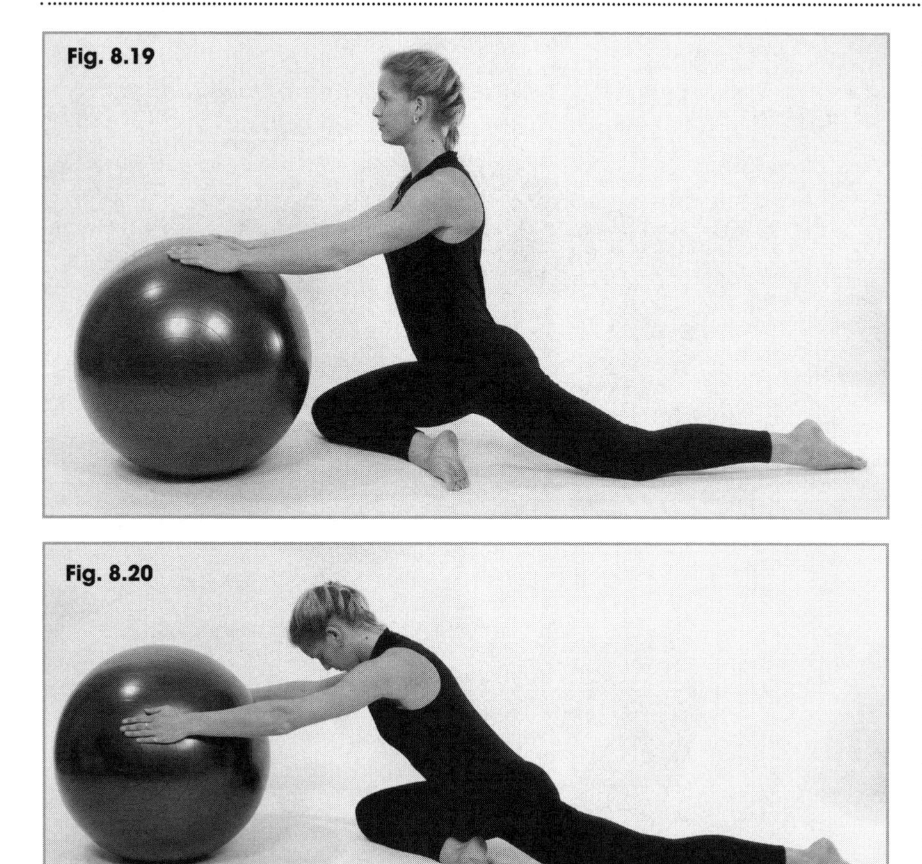

Fig. 8.19

Fig. 8.20

posición inicial

1. Siéntese en el piso con la planta de los pies apuntando una a la otra.
2. Coloque el balón frente a usted, manténgalo en su lugar con las manos.

movimiento —nivel uno

1. Extienda la pierna izquierda hacia atrás, para que el muslo superior esté doblado hacia el piso mientras que, al mismo tiempo, deja caer la parte posterior de la pierna hacia el piso (fig. 8.19). Ponga las manos en la parte de arriba del balón. Sienta el estiramiento en los glúteos y en el área de la cadera de la pierna (derecha) que está doblada.
2. Respire lenta y calmadamente, y asegúrese que no deja de hacerlo. Sostenga el estiramiento mientras lo sienta confortable.

movimiento —nivel dos

Desde la anterior extensión completa, ruede el balón hacia delante hasta que los brazos están totalmente extendidos frente a usted (fig. 8.20). Verifique muy de cerca el estiramiento en el glúteo derecho y la cadera. Si siente una excesiva molestia en el área de los glúteos, regrese para realizar el movimiento anterior.

movimiento —nivel tres

Desde la extensión completa de arriba, inclínese hacia delante desde las caderas y despacio ruede el balón hacia delante, hasta que el pecho descanse en la rodilla que está doblada al frente (fig. 8.21). Verifique concienzudamente su nivel de comodidad y deténgase en el lugar que le proporcione la cantidad de estiramiento con el que se siente a gusto.

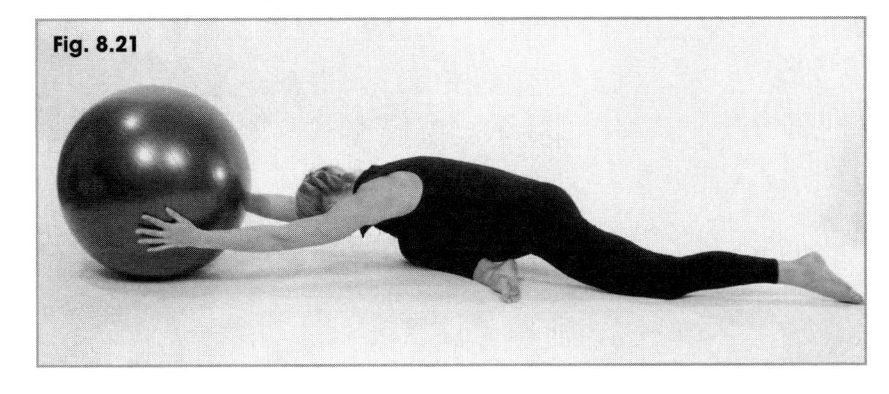
Fig. 8.21

Estiramiento de corvas, reclinado (Supta padangusthasana)

Los músculos tensos de las corvas pueden jalar la pelvis fuera de su alineación, llevando a una mala postura y dolor en la espalda baja. Por esta razón, estirar las corvas debería formar parte de la rutina de auto-cuidado de todas las personas. Estiramientos de pie de las corvas no permiten que el músculo se relaje por completo, mientras esté parcialmente encogido para soportar el cuerpo en una posición derecha. El Estiramiento de corvas reclinado permite a este importante grupo de músculos recibir un total y libre estiramiento, así como mantener la espina y pelvis neutral.

Este estiramiento se realiza con una cuerda elástica, un cinturón yoga o una toalla. Con frecuencia se lleva por lo menos un minuto para relajar las corvas, así que tenga paciencia en esta posición. Ponga atención para mandar la respiración a los lugares que estén tensos. Cuando mis músculos de las corvas están particularmente tensos, las visualizo como una pedazo de masilla o una goma de mascar. Mientras se calientan los músculos imagino a cada fibra alargándose fluidamente, en un completo y satisfactorio estiramiento.

Propósito Estirar los músculos de las corvas.

Advertencias • Asegúrese de colocar la cuerda o el cinturón yoga de tal forma que no jale los dedos de los pies (lo que estirará el músculo de la pantorilla). Usted desea aislar los músculos de las corvas y estirar sólo esos músculos.

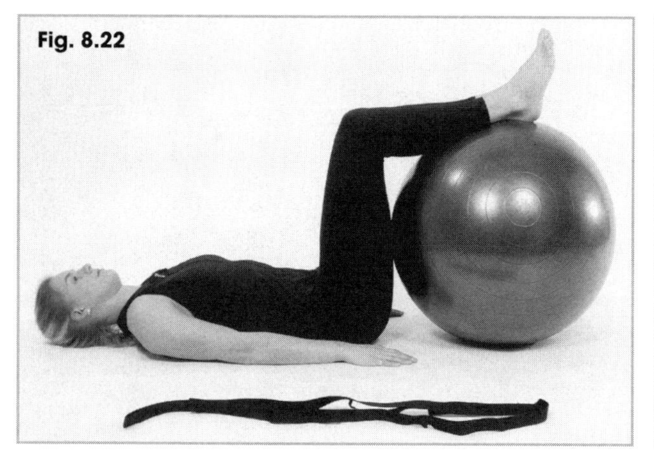
Fig. 8.22

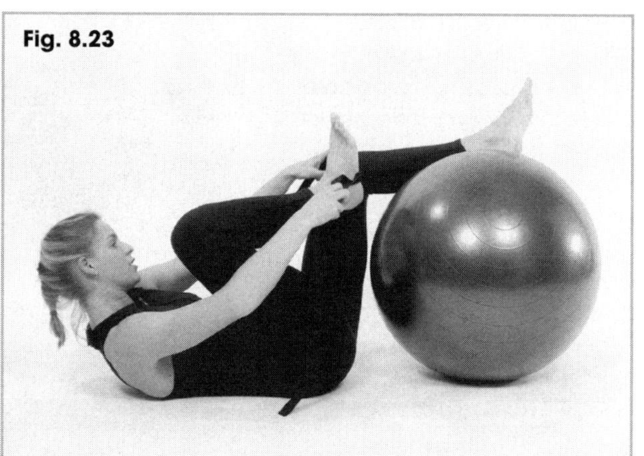
Fig. 8.23

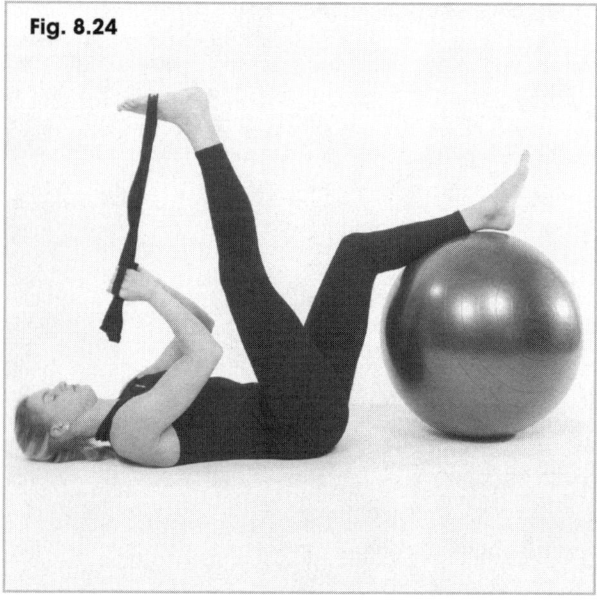
Fig. 8.24

posición inicial

Recuéstese de espalda con las pantorrillas descansando en el balón. La cuerda elástica o la toalla deben estar cerca de usted, en el piso, a su lado (fig. 8.22).

movimiento

1. Lance la toalla o cuerda elástica para que cruce el arco del pie derecho (fig. 8.23).
2. Lentamente estire la pierna, asegurándose que la pelvis permanezca en contacto con el suelo (fig. 8.24), y de mantener la rodilla un poco doblada para que no bloquee la articulación de ésta.
3. Respire profunda y rítmicamente mientras siente el estiramiento en la parte de atrás de la pierna. Evite estirar tan lejos que sienta un jalón detrás de la rodilla. Mantenga mientras pueda detectar que el músculo está estirado todavía. Permanezca ahí; no libere hasta que esté seguro de que los músculos se han alargado tanto como puedan.
4. Regrese la pierna al balón y cambie de lado.
5. Repita la asana otra vez, de ambos lados del cuerpo.

Posición de zapatero (Baddha konasana)

La Posición de zapatero proporciona un efectivo estiramiento para los músculos del muslo interno, con frecuencia un lugar de musculatura tensa, en especial en los hombres. El balón es en especial útil en esta pose, no sólo porque proporciona soporte a la parte superior del cuerpo, mientras que la gravedad hace su trabajo para alargar los músculos de la ingle, sino también por la ayuda que brinda para estabilizar la tensión en el estiramiento. Si rueda el balón hacia su cuerpo y lleva las plantas de los pies más cerca de la ingle, puede aumentar su estiramiento. Si rueda el balón lejos de su cuerpo puede disminuirlo. Se piensa que esta posición fortalece la vejiga y ayuda en los problemas menstruales y de embarazo.

Propósito Estirar los muslos internos.

Advertencias • Tenga cuidado de no forzar este estiramiento al presionar las piernas o rodillas; esto puede conducir a una lesión. En lugar de eso, tenga paciencia en permitir que los músculos se alarguen por sí solos.

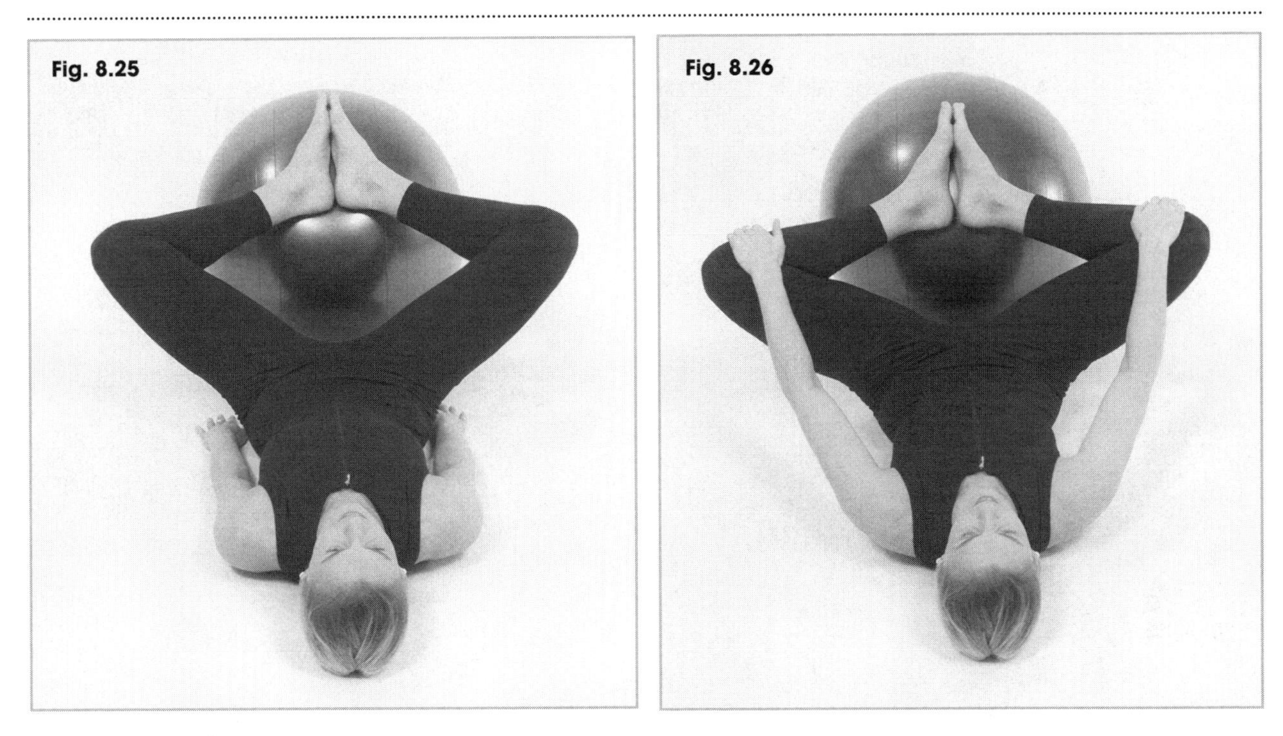

Fig. 8.25

Fig. 8.26

posición inicial

Recuéstese de espalda con las plantas de los pies tocándose y descansando en el balón. Permita que las rodillas se abran levemente a los lados (fig. 8.25).

movimiento

1. Coloque las manos en las rodillas para que actúen como un ligero peso (fig. 8.26). Recuerde no empujar las rodillas. Más bien, permita que la gravedad haga su trabajo.

2. Respire en una forma suave y relajada.

3. Afloje los pies hacia el cuerpo mientras siente que los músculos se relajen al estirar.

4. Libere el estiramiento cuando sienta que los músculos ya no están alargados.

Giro de espina, reclinado

Este ejercicio es útil para ayudar a liberar la tensión del área de la cadera y la espina dorsal. Asegúrese de que la cadera esté alineada con los hombros en todo momento, durante este estiramiento. Cuando lo repita al lado opuesto del cuerpo, vuelva a colocar las caderas antes de dejar caer las piernas en el estiramiento. La teoría yoga nos dice que los giros espinales ayudan a liberar a la columna vertebral, para que el prana pueda circular.

Propósito Estirar las caderas y la parte exterior de los muslos. Liberar la tensión desde los músculos espinales.

Advertencias • Muévase lentamente en este estiramiento. • Mantenga el pecho orientado hacia el techo.

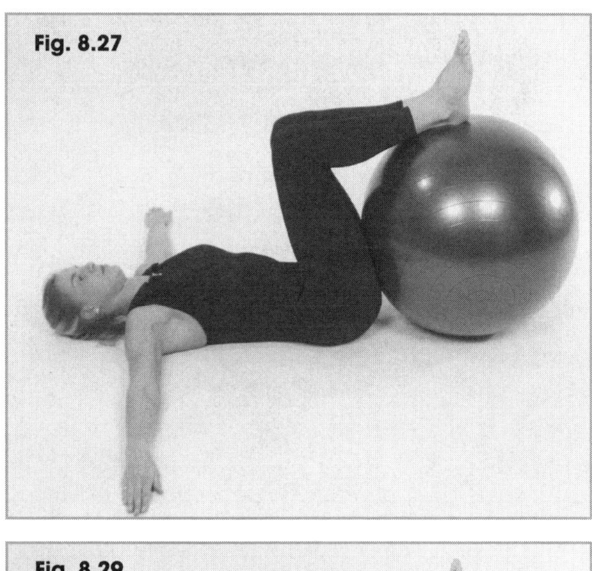

Fig. 8.27

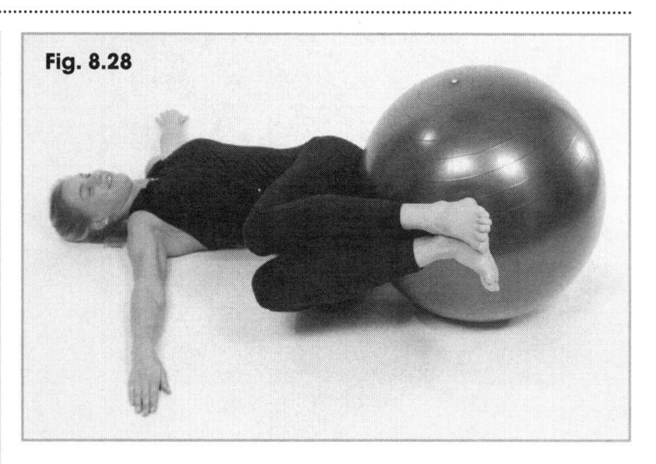

Fig. 8.28

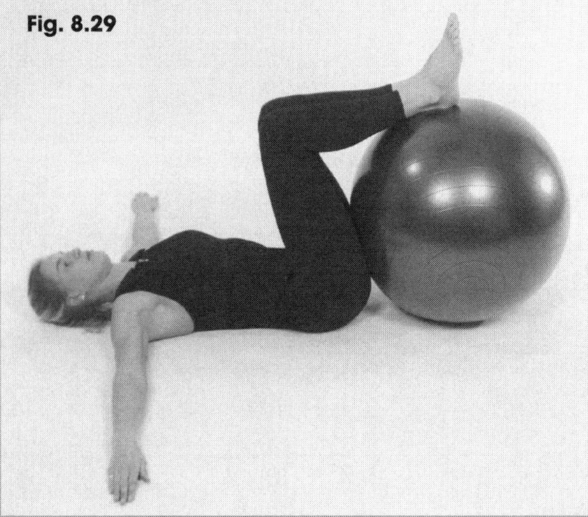

Fig. 8.29

posición inicial

Recuéstese de espalda con los talones descansando sobre el balón, las rodillas se tocan y los brazos están extendidos largos desde las articulaciones de los hombros (fig. 8.27).

movimiento

1. Con el pecho orientado hacia el techo, lentamente deje caer las rodillas al lado derecho para que se acerquen al piso (fig. 8.28).
2. Lleve las rodillas de regreso al centro y repita del otro lado (fig. 8.29).
3. Repita una o dos veces más de cada lado.

Relajación final

Debido a que he practicado el trabajo de respiración y meditación por muchos años, ahora habitualmente, puedo generar profundos estados de relajación en poco tiempo. Con una práctica regular de asanas y respiración yoga, usted también aprenderá a generar profundos sentimientos de relajación en su cuerpo. Puede encontrar que usted se vuelva tan experto que sea capaz de crear la misma clase del placer intenso que siente cuando está apreciando un impresionante atardecer o la abrumadora belleza de la mirada inocente en los ojos de un niño.

La respiración es la base de la sección de movimiento de la práctica de Yoga con balón. Estará cada vez más conciente de esto, mientras se especializa en empatar la respiración con el movimiento. La respiración también es la base de la práctica en el aspecto restaurador de Yoga con balón. Si desea meditar o estar en comunión con lo Divino al final de su práctica, las siguientes posiciones le ayudarán a prepararse para eso. En este segmento deseará concentrarse muy de cerca en su respiración, en este caso utilizándola como un puente hacia su refugio, esa parte muy dentro de usted que está en calma y quieta, y tan sagrada como un santuario. La respiración es el sendero que nos conduce al espíritu.

Cuando se prepare para meditar u orar, puede encontrar útil el concentrarse en su respiración, mientras se mueve dentro y fuera de su cuerpo, como la tranquilizante predicción de la llegada de las olas del océano a la playa. Puede desear fijar su atención en contemplar la unidad de la respiración y el espíritu dentro de su ser. Mientras meditamos, en los lóbulos prefrontales del cerebro se carga y el sistema límbico, el asiento de las emociones, se aquieta. Los centros de placer del cerebro se estimulan. Algunos expertos en la religión y la meditación, especulan que los centros de placer en el cerebro son los lugares donde Dios se conecta con nosotros, que en realidad, estamos engarzados para ser seres espirituales, conectados con nuestro creador.

Estos cuatro asanas que siguen, se utilizan para liberar al cuerpo de la tensión que pudiera impedir que el practicante se abandone por completo en un estado restaurador cuya intención un reagrupamiento, cura, meditación y rejuvenecimiento mental. La Posición de acunar es un asana que puede ayudarle para reducir la tensión muscular, la ansiedad o la energía nerviosa. El movimiento oscilante de esta pose es tranquilizante y la posición proporciona una suave tracción y un delicioso estiramiento para la espina dorsal. La Posición de acunar con masaje ayuda a masajear los músculos a lo largo de la espina cervical, para dar más relajación al sistema nervioso central. La Elevación de caderas ayuda a reducir la ansiedad, igual que lo hacen todas las posiciones invertidas; sin embargo, debido a que ésta es una inversión soportada, en realidad no se necesita trabajar para mantener la pose. Ésta estimula a la sangre a fluir al cerebro, relajando las áreas excitables del mismo que necesitan descongestionarse de los pensamientos arremolinados y patrones de emoción. El último asana, la Posición de muerto, está diseñado para colocar el cuerpo en una postura conocida para promover la profunda relajación y descanso. Todos estos asanas, junto con una respiración relajada, promueven el equilibrio necesario entre los componentes del sistema nervioso central simpático y el parasimpático.

Recomiendo que escoja las posturas restauradoras que le vayan bien en cualquier día. Luego elija una o dos posiciones de este segmento final de relajación y termine poniendo los pies sobre el balón para descansar. Coloque las manos en su estómago. Concéntrese en la respiración y despliegue las velas —vea hacia dónde lo lleva la respiración. Si los pensamientos pueblan su conciencia, colóquelos en una nube imaginaria y deje que floten lejos de usted. Lleve su conciencia otra vez de regreso a la respiración. Sienta hondamente dentro del cuerpo. Permita que la vela entre la Tierra y el cielo se escape. Abra los canales de su ser para aceptar todo eso que debe recibir en este momento. Renuévese al dejarse ir.

Posición de acunar

Este primer ejercicio ofrece al practicante una oportunidad de moverse en una forma que inspira una sensación de alegría. Los niños se arrullan naturalmente —de un pie al otro, de atrás adelante de los glúteos, del talón a los dedos de los pies. Muchas veces, los niños se mecen cuando sienten ansiedad o están molestos. La habilidad para hacer este movimiento es un don con el que nacemos y es una herramienta que está muy a la mano; sin embargo, mientras maduramos, perdemos el toque con muchas de estas adaptables estrategias. Con este asana, lo invito a rendirse otra vez en este tranquilo movimiento oscilatorio. ¿Recuerda la sensación de calor, protección y comodidad que sentía cuando alguien que quería lo acunada o arrullaba durante su niñez? Mientras se mece en el balón recuerde ese bienestar otra vez. Piérdase en este tranquilo y predecible movimiento mientras se mece de aquí para allá en este asana.

Propósito Liberar la tensión en la espina dorsal y en todo el cuerpo.

Advertencia • Mantenga el impulso a una magnitud que pueda controlar con facilidad, y acomode las manos frente al balón para que pueda detenerse el balanceo cuando lo desee.

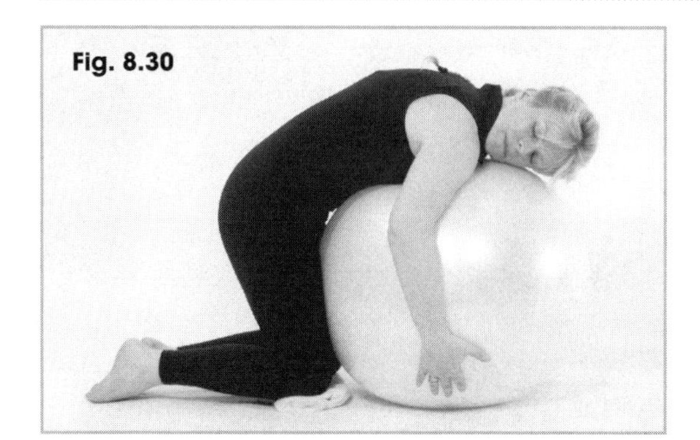
Fig. 8.30

posición inicial

Arrodíllese en el piso y doble el cuerpo sobre el balón. Deje que el balón se amolde a la forma de su cuerpo (fig. 8.30). Permita que la gravedad alargue su espina en esta posición. Concientemente disminuya su respiración.

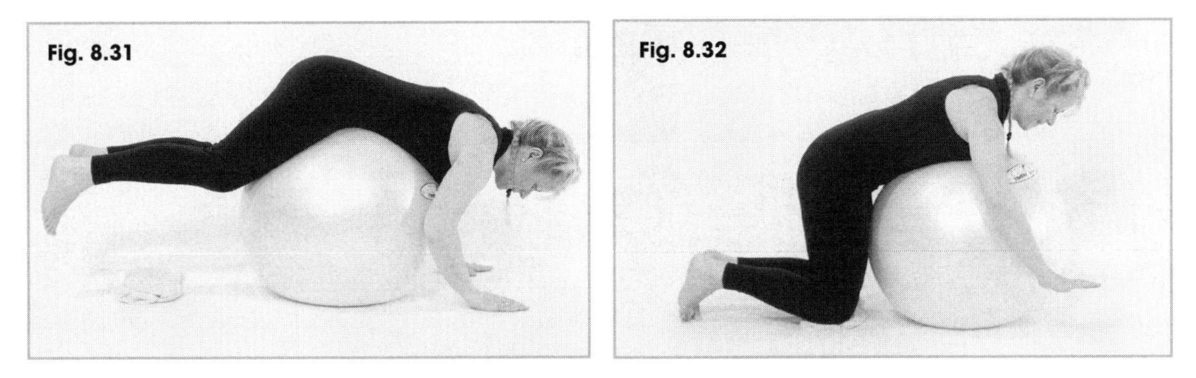

Fig. 8.31 Fig. 8.32

movimiento

1. Lleve las manos hacia delante del balón y balancéese con las manos (fig. 8.31), luego, con suavidad, empújelas hacia fuera y retroceda meciéndose hacia los pies (fig. 8.32).

2. Continúe este movimiento oscilatorio por todo el tiempo que desee. Luego descanse sobre el balón, concentrándose en alargar la espina dorsal y en el suave ritmo de su respiración.

Posición de acunar, con masaje de cuello

Encuentro que incluir un masaje de cuello con el Acunar es un delicioso regalo. Mando mi respiración a los músculos del cuello y doy masaje a las áreas que aún tienen nudos.

Propósito Relajar los músculos en la base del cráneo y el cuello. Mantener el equilibrio entre los sistemas nerviosos simpático y parasimpático.

Advertencias • Asegúrese de colocar una toalla bajo sus rodillas, si esta es un área delicada para usted. • No doble demasiado los brazos; no debe sentir ninguna tensión.

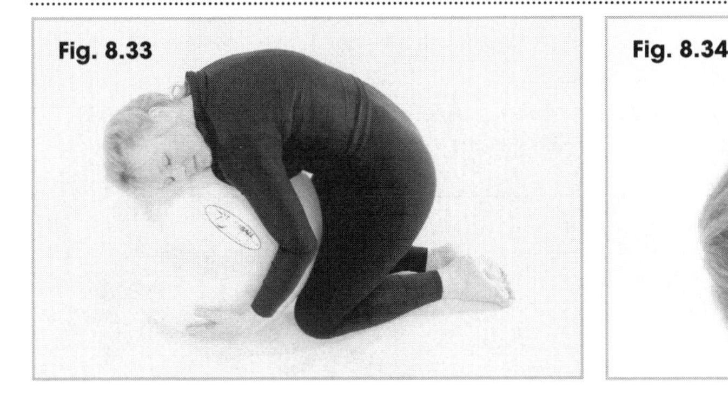

Fig. 8.33

Fig. 8.34

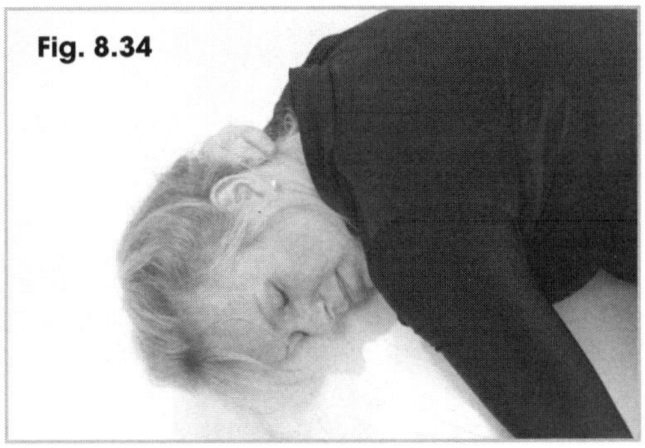

posición inicial

Coloque el balón frente a usted. Está descansando sobre el balón con la espina dorsal curveada en forma de una C, después de haber detenido el movimiento tranquilizador de la Posición de acunar (fig. 8.33).

movimiento

Levante su mano dominante y empiece a dar masaje en la parte posterior del cráneo y luego en la nuca, y termine arriba en la espalda (fig. 8.34).

Elevación de cadera

Usted puede desear utilizar esta inversión modificada como una postura para la meditación. Muchas personas encuentran que meditar en una posición confortable con frecuencia es igualmente beneficiosa, si no mejor que tomar una siesta. Esta es una posición de descanso que usted podría integrar durante los días estresantes de trabajo, si tiene un cuarto que le proporcione tranquilidad. Muchas empresas donde he dado talleres, cuentan con "salitas de descanso" que serían apropiadas para este tipo de receso. Por lo regular, practicar un asana como la Elevación de cadera puede significativamente eliminar el riesgo de enfermedades relacionadas con el estrés. También, practicar esta clase de asanas como un ritual, a menudo es un buen inicio para sustituir los hábitos que usamos para que nos ayuden a lidiar con el estrés, como es el fumar o comer de más.

Propósito Promover la relajación y preparar para la meditación.

Advertencias • Muévase con cuidado y control mientras pone los pies en la pared. • Asegúrese de sentir el peso del cuerpo distribuido entre los omóplatos y no en el cuello.

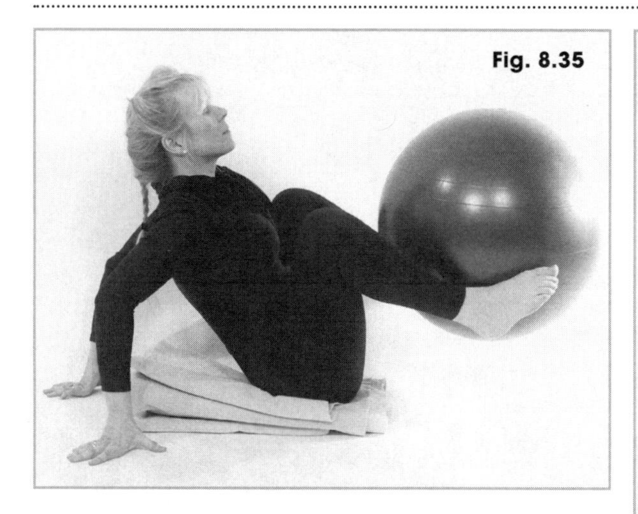

Fig. 8.35

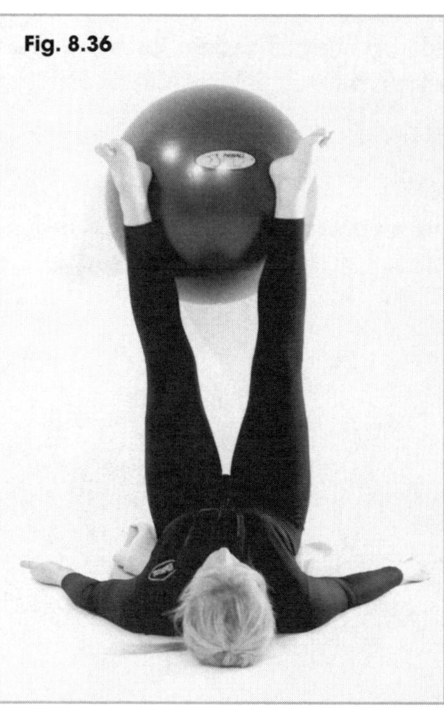

Fig. 8.36

posición inicial

Siéntese en una cobija doblada, frente a una pared, con el balón asegurado entre los tobillos.

movimiento

1. Descanse hacia atrás sobre el sacro y abrace el balón con los pies (fig. 8.35).
2. Ruede el balón hacia arriba por la pared, llegando a una extensión completa a través de las piernas (fig. 8.36). Deslice las caderas hacia la pared, para que esté en una posición que le proporcione el deseado estiramiento por las corvas. (Entre más cerca esté de la pared, más grande será el estiramiento).
3. Descanse aquí todo lo que desee, practicando respiración diafragmática profunda.

Posición de muerto, modificada (Shavasana)

Esta postura es la posición tradicional final de relajación utilizada en la mayoría de las formas clásicas de yoga. En este asana el cuerpo tiene que estar completamente relajado, para que haya una total calma y paz, y una total falta de activación muscular. Permita que los músculos tengan una relajación general en esta postura —después de trazar un círculo con los pies para liberar la tensión, permitiendo que se extiendan abiertos; los dedos de los pies señalan hacia fuera del cuerpo. Descanse por completo aquí, durante todo el tiempo que sus ocupaciones se lo permitan, ya sean cinco minutos o treinta. Entréguese a la tranquilidad.

movimiento

1. Recuéstese en el piso con los talones descansando sobre el balón y los brazos relajados a los lados del cuerpo, con las palmas hacia abajo (fig. 8.37).
2. Haga suaves círculos con los talones, primero hacia un lado y luego al otro antes de instalarse y permita que los pies se relajen.
3. Practique la respiración diafragmática profunda.
4. Descanse aquí todo el tiempo que quiera.

Fig. 8.37

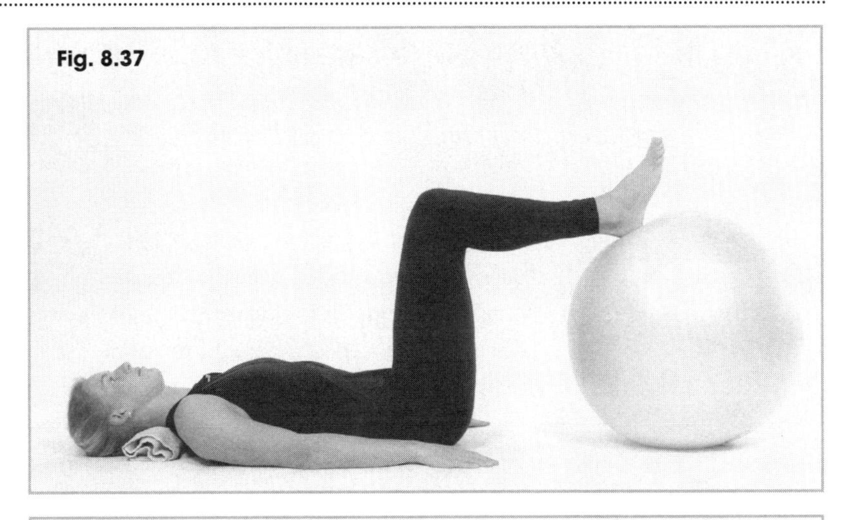

Fig. 8.38

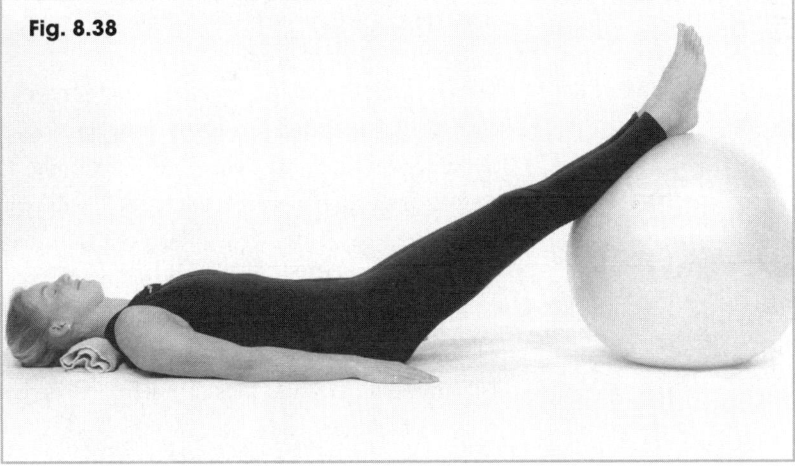

Respiración y visualización

La práctica yoga comienza y termina con la respiración.

Se le proporciona la siguiente nota para que la utilice después de que haya practicado sus posiciones finales de relajación. Esta nota se puede usar como un "respirador" en el trabajo o al final de su día como preparación para un sueño tranquilo. Relájese profundamente y permita que la respiración se mueva a través de usted, sabiendo que las pequeñas bondades que nos regalemos nos recargan para llevar a cabo la misión de nuestras vidas, en gracia y conocimiento pleno.

1. Descanse de espalda, poniendo atención en la respiración. Sólo note que se mueve dentro y fuera de su cuerpo.
2. Ahora observe la respiración, suavemente y sin juicios. Note su textura; ¿Es corta y agitada o larga y calmada? ¿Hay lugares en el cambio de respiración, donde ésta se contraiga? ¿Siente deseos de suspirar?
3. Ahora concéntrese en inflar el estómago como un balón, mientras inhala y en desinflarlo al exhalar.
4. Enfóquese en la longitud de sus respiraciones. Inhale y exhale en la cuenta de diez. Puede que no llegue a estar cerca de esta cuenta, pero alargue las respiraciones lo más profundamente que pueda.
5. Sincronícese a las sensaciones en su mente y su cuerpo. ¿Están los músculos relajados? ¿Se sienten pesados, calientes o fríos? ¿Siente como si estuviera flotando o tiene la sensación de que sus músculos están flojos, suaves, pesados y rendidos a la Madre Tierra que está debajo de usted?
6. Permita que su mente se libere del pensamiento, espacioso y expansivo. Permita que su ser emocional se relaje mientras avanza hacia la tranquilidad.
7. Saboreé cualquier sensación agradable que sienta. Sepa que sus procesos corporales están bajando y esto crea una sensación de que el cuerpo está disminuyendo del movimiento hacia la serenidad, y crea un espacio para la cura. Sepa que las ondas de su cerebro se están desacelerando también, moviéndose de beta, el estado alerta en el cual se pasa la mayoría de los momentos que uno está despierto, al alfa, y posiblemente hasta las lentas ondas delta en las cuales su cuerpo puede prepararse para la meditación.
8. Trace el sendero de la respiración. Concéntrese en el lugar donde entra la respiración en el cuerpo. Enfoque el lugar donde sale del cuerpo.
9. Imagínese avanzando más profundo en las capas de su tranquilo y nutriente refugio. Descanse ahí.
10. Aquí, en este refugio, haga cinco respiraciones completas.
11. Ahora imagine que una fresca brisa de primavera está entrando por encima de su cabeza. Sienta como pasa rozando su mejilla, haciendo volar el cabello mientras entra por la coronilla.

12. Disminuya la respiración concientemente. Alargue la inhalación. Alargue la exhalación.
13. Note el silencio y quietud del lugar entre en las respiraciones.
14. Dése cuenta que está creando un lugar para la cura y la totalidad en su cuerpo, mientras sigue disfrutando la larga, lenta y relajada respiración. Sepa que está fortaleciendo a su sistema inmunológico, mejorando la salud de cada célula de su cuerpo.
15. Ahora, salga lentamente desde su refugio interior, ese silencioso santuario.
16. Visualice el número 3 . . .
17. Visualice el número 2 . . .
18. Visualice el número 1.
19. Mueva los dedos de las manos y de los pies. Despacio vea a su alrededor.
20. Decida llevar la experiencia de esta tranquilidad y relajación al ritmo regular de su vida, dándose cuenta que será más saludable en mente, cuerpo y espíritu debido a esto. Traiga la calma a su respiración en sus momentos cotidianos, con la conciencia de que la vida en cada momento. Namaste.

9

Reuniendo todo

Para cuando llegue a este capítulo, habrá tenido la oportunidad de practicar los asanas yoga apropiados para su nivel de acondicionamiento y habilidad. Ahora, es importante para usted que ligue los ejercicios juntos en tal forma que le proporcionen una significativa práctica que se dirija a sus necesidades actuales. La secuencia de los asanas delineado en este capítulo, le ayudará a desarrollar su propia práctica de Yoga con balón.

En el capítulo 5, "Consiguiendo el equilibrio entre fuerza y flexibilidad", discutimos la importancia de familiarizarse con las peculiaridades de nuestros únicos e individuales cuerpos. Un importante y fundamental dogma del yoga es que nuestro vehículo terrenal —el cuerpo— debe ser tratado como un templo. Respetarlo significa que lo mantengamos con un apropiado cuidado; para hacer esto con eficiencia utilizando Yoga con balón, toda persona debe tener un conocimiento de su actual nivel de acondicionamiento. ¿Cómo describiría su actual estado de acondicionamiento? ¿Tiene una buena condición o de ninguna manera está en forma? ¿Es nuevo en la práctica del yoga o éste se ha convertido en un amigo familiar? ¿Esta cómodo con el nivel de habilidad que ha desarrollado con el balón, o es completamente desconocido para usted? Al contestar estas preguntas se ayudará a determinar cuál es el nivel de práctica en que debería empezar a trabajar.

Su práctica personalizada de yoga

La belleza de Yoga con balón es que puede ajustarse bien para que de adecue a las necesidades del practicante. Considere las descripciones introductorias de cada uno de los tres niveles de práctica presentados aquí y escoja el que parezca más correcto para usted en este momento. Aunque el yoga es un proceso, usted necesita encontrar su punto de inicio. Recuerde que el énfasis en la experiencia del momento presente es inherente a la práctica de yoga. Por favor tómese el tiempo para considerar con cuidado cuál es el punto de inicio más prudente para usted, a fin de que la práctica que elija se ajuste al nivel correcto en este momento de su vida. Acepte el lugar donde se encuentra en este momento, sin remordimientos sobre el pasado ni por saltar delante al futuro. Conéctese a la tierra en el aquí y ahora, y aprecie lo que es. Cualquiera que sea el nivel en el que decida comenzar, el objetivo es comprometerse totalmente con los asanas que incluyan ese particular nivel de práctica, estando conciente de sentir cada parte de su cuerpo mientras experimente por completo el asana, respirando profundamente en todo momento y en cada patrón de movimiento.

Una vez que haya realizado su labor con detenimiento, a través de un nivel de práctica presentado en este capítulo, estará lo suficientemente familiarizado con esa práctica para seguir ajustándola a fin de que se convierta en una expresión de movimiento y presencia única para usted. Ponga mucha atención a lo que aprende sobre su cuerpo —una vez que descubra el grupo de músculos que necesita fortalecer y volver a equilibrar, agregue asanas que le ayuden en este trabajo. O si encuentra que cierto grupo de músculos parecen estar siempre tensos, concéntrese en realizar los asanas que ayuden a alargar los músculos y a liberar esas partes del cuerpo. Mientras va adquiriendo experiencia, en el nivel inicial de un asana introduzca movimientos avanzados, para continuar desafiando a su cuerpo y perfeccionando su estado mental en el momento presente.

Asegúrese de mantener ese equilibrio esencial entre sthira (estabilidad) y sukha (comodidad). Puedo apostar que ya hay muchas cosas en su vida que intenta duramente perfeccionar. Permita que la práctica de Yoga con balón sea una experiencia diferente. Experimente. Diviértase. Dirija su práctica de Yoga con balón como si estuviera mezclando en secreto su tónico favorito, —elija algunos ingredientes porque son buenos para usted y otros por la sencilla razón de que le proporcionan placer. Después de que termino una práctica de Yoga con balón, me siento no sólo más fuerte y más energizada, sino también más a gusto. Intuyo que he creado espacio en mi cerebro y en las otras partes de mi cuerpo. Me siento más libre, como si el viento pudiera soplar a través de mi cuerpo. Los yoguis dirían que, al completar una vital y personalizada práctica, se han eliminado los bloqueos en el cuerpo y el prana fluye con libertad por cada centro de energía, cada chakra, hacia todas las partes de su cuerpo.

Cada práctica de Yoga con balón delineada en este capítulo sigue el mismo orden: respirar y centrarse, plan postural, calentamiento, trabajo de asana para equilibrar el músculo, asanas de equilibrio y relajación/contemplación. Encuentro muy útil empezar cada sesión centrando y con el trabajo de respiración, para darme el tiempo que necesito para estar presente en mi cuerpo y crear un bienvenido espacio entre mi última actividad y la práctica que tengo ante mí. Los ejercicios del plan postural y el calentamiento, preparan mi cuerpo para seguir con seguridad y menos esfuerzo a través del resto de la sesión. Los asanas de equilibrio de músculo fortalecen y estiran el cuerpo, mientras que las posiciones de equilibrio buscan mejorar el funcionamiento del centro y el sistema vestibular. También, las posturas de equilibrio físico pueden ayudar a balancear las emociones. La posiciones de relajación y recuperación ayudarán a fomentar el proceso de equilibrio de los sistemas físico y emocional del cuerpo.

Después de escoger el punto de inicio correcto para su práctica personal de Yoga con balón, puede desear considerar tomar notas en un diario para documentar su progreso.

Realzando su práctica de Yoga con balón

En esta sección, he enlistado algunas herramientas que me han ayudado a mí y a mis estudiantes a tener una animada, agradable y completa práctica. Algunas de estas prácticas pueden ser ideales para usted también.

La primera herramienta que deseo compartir con usted es el sonido, específicamente incorporando música o cantos en su práctica de yoga. El sonido tiene el poder de afectar profundamente nuestro bienestar. Piense en los sonidos que le ponen los nervios de punta —le viene a la memoria el sonido de las uñas rechinando un pizarrón— o a la inversa, los sonidos que le relajan, como las olas del mar llegando a la playa. Los beneficios terapéuticos del sonido han sido bien documentados y la investigación continúa para ser constante en esta área. Ahora se acepta bien que las ondas de sonido afectan el pulso, la respiración, la presión arterial y las ondas cerebrales. Los terapeutas pueden manipular las vibraciones de sonido para bajar los niveles de estrés y disminuir el dolor, además junto con la meditación se pueden hasta crear mayores grados de disminución en personas a las que se les ha diagnosticado cáncer. Puesto de manera sencilla, el sonido puede mejorar nuestro estado de ánimo y nuestra salud. Existe evidencia que sugiere que el simple acto de tararear o de cantar ciertos tonos, puede ayudar a mejorar la salud del cuerpo y el estado de la mente y espíritu.

Desde hace tiempo que los yoguis utilizan cantos y mantras (palabras sagradas), una práctica conocida como naad yoga, para crear ciertos estados adecuados de cuerpo y mente. Usted también puede realzar su estado de bienestar con el sonido. Puede desear afinar su práctica de Yoga con balón, al escuchar selecciones instrumentales de música clásica o *New Age*. Parece que este tipo de música genera los mayores efectos de cura. Haga el experimento de ver qué piezas musicales le son atractivas, invitando a los efectos sanadores del sonido al tocar su música favorita como ambientación. O puede desear incorporar otros tipos de trabajo de sonido en su práctica, al poner sonidos grabados como movimiento de agua, el repicar de campanas o un canto melódico. Puede encontrar que, como los yoguis, disfruta el canto o utiliza mantras audibles o alguna otra forma de trabajo de sonido.

Todas las religiones y culturas emplean el canto, incluyendo aquellas nativas de América del Norte y Sur, igual que los hindúes, sufistas, sijs, judíos, cristianos y budistas. Se piensa que cantar la sílaba madre "OM" crea paz. Cuando uno canta "Hari OM", está llamando a Dios, el Absoluto, el único que "purifica y remueve todos los obstáculos". "Hosana" es un canto hebreo que ofrece alabanza a Dios. El utilizar el canto altera el estado de conciencia, para ayudarnos a llegar a la presencia del espíritu, donde permanecen la cura y la perfección absoluta.

El objetivo del uso de la terapia de sonido y el mantra es amplio y ciertamente está fuera del ámbito de este libro, pero si desea conocer más sobre los efectos de curación de los sonidos, puede consultar el libro de Thomas Ashley-Farrand *Healing Mantras or The Dynamic Laws of Healing* [Mantras sanadores, o Las leyes dinámicas de sanación] de Catherine Ponder. También, varios libros de chakra curativa discuten igualmente este tema.

Muchos practicantes de yoga obtienen beneficios al desarrollar un espacio dedicado en exclusiva para su práctica regular de yoga. Al hacer esto se ayuda a vivir su vida con reverencia, y da profundidad a su práctica. Me gusta poner mi balón de ejercicio cerca de una ventana, para que pueda ver los árboles y escuchar a los pájaros cantando mientras practico. Reverenciar a la naturaleza de esta forma, me ayuda a desarrollar un estado de conciencia que me motiva en mi práctica y me afirma en la conciencia del momento presente.

Muchas personas no tienen el lujo de dedicar un cuarto completo para su espacio de práctica de yoga. Sin embargo, diseñando un espacio en particular en el cuarto y un tapete que use sólo para su práctica, puede tener el mismo efecto, ayudando a provocar una clase de calma y a desacelerar y profundizar la respiración mientras se establece en su espacio de práctica de yoga. Le puede ser de utilidad colocar imágenes significativas y otros artículos sagrados en este espacio. Algunas personas colocan copias de lecturas espirituales en su espacio sagrado. Las cuentas para rezar son otras herramientas que ayuda al practicante para acceder al espíritu. En el yoga se les llama "cuentas mala", algunas tradiciones se refieren a ellas como cuentas de preocupación o cuentas de rosario. Cada tradición tiene una pequeña diferencia en la forma de usarlas. Para mí es útil mover mis dedos a una diferente cuenta, cada vez que tomo una respiración mientras pronuncio un mantra espiritual en mi cabeza y en mi corazón.

Todas estas herramientas pueden ayudarle a prepararse para su práctica al invitar a un positivo estado mental. Su objetivo es relajarlo y ayudarle a ponerse en contacto con su superior o ser espiritual, en el espacio viviente donde realiza su práctica de Yoga con balón. Estas herramientas pueden ser de utilidad antes de practicar las posiciones físicas o hasta antes de la relajación o la meditación.

En relación con el momento en que se debe practicar Yoga con balón, no existen reglas invariables. Es importante que usted ponga atención en lo que sirve para sus necesidades individuales, tome en consideración su horario de trabajo, sus niveles de energía y sus necesidades y motivos para practicar yoga. Algunas personas encuentran que el cuerpo se acomoda mejor a una práctica que se haga temprano en la mañana; para otros el yoga es una magnífica forma para tener un sueño reparador. Si su propósito para practicar Yoga con balón es tener una mejor forma física, puede encontrar que tiene más energía para ese objetivo en las horas de luz de día. Si lo que desea es usar su práctica como relajación y rejuvenecimiento, una práctica por la noche será mejor. Hasta puede encontrar que desea dividir su práctica en una sesión por la mañana y otra por la noche para servir a ambas necesidades. Esta también es una opción viable.

Más importante, esté conciente de que menos es más. Escuche muy de cerca las señales y signos que su cuerpo le está dando. Por ejemplo, si su respiración se vuelve trabajosa, aminore el paso o descanse en la Posición de niño. Cuando presione en un estiramiento, ponga mucha atención a cómo se siente para asegurar que está desarrollando una suave tensión sólo en los músculos específicos, para conseguir los más efectivos y seguros resultados de su entrenamiento de flexibilidad. Utilice las sensaciones que está experimentando para guiarse y determinar la forma en que rueda el balón, para intensificar o disminuir la intensidad del asana o dirigirse a un grupo ligeramente diferente de músculos. La habilidad de alternar o cambiar de lugar donde más sienta el asana, ayuda a hacer de Yoga con balón una práctica de un movimiento verdaderamente delicioso. Si encuentra que su forma está sufriendo debido a la fatiga, es mejor terminar su práctica o enfocarse en los aspectos restauradores de la sesión de ese día.

Después de que haya completado la parte física de su práctica, puede desear disfrutar de una tranquila meditación o una devota comunión/contemplación. Una práctica regular de meditación nos ayuda a desarrollar ecuanimidad, un espacio interior que nos permite estar en paz en todas las circunstancias. Un estado de ecuanimidad es más sencillo que ser testigo de las pasajeras y algunas veces caóticas emociones que nos jalan al torbellino de respuestas difíciles a los cambios de nuestras vidas. Cuando somos imparciales, podemos escoger una respuesta calmada a la situación de que se trata.

La meditación, la oración y la tranquila reflexión tienen importantes efectos positivos en la salud. En su "bestseller" *Prayer Is Good Medicine* [La oración es una buena medicina], el Dr. Larry Dossey, documenta científicamente los milagrosos efectos medicinales que la oración puede tener en nosotros, así como en las personas y circunstancias que nos rodean. Durante miles de años, los yoguis han sabido que la comunión con el Divino trae la totalidad, la iluminada perspectiva y el significado a la existencia, además de la cura y el sentido de conexión con el yo y con nuestros seres queridos.

La última nota de recapitulación sobre todas estas sugerencias, es permitir que su práctica de Yoga con balón lo encuentre en donde usted está en ese momento. Usted es quien es, debido a donde ha estado y por sus experiencias de vida, hasta aquí ha sembrado las semillas necesarias para proporcionarle las lecciones que suponían dan forma a la única fuerza de vida dentro de su cuerpo. Así que donde quiera que se encuentre en su vida, es exactamente donde necesita estar en este momento. Una práctica no competitiva y funcional de Yoga con balón, es una de las herramientas que le puede ayudar a manifestar su único potencial de vida en términos de su bienestar físico, su claridad mental y posiblemente hasta su apertura espiritual. En un principio, los yoguis utilizaban su práctica para ayudarse a preparar la mente y el cuerpo para estar en comunión con el Divino.

Hay muchas personas que sienten que cultivando una vida espiritual, y estando en contacto con una inteligencia superior, es la forma más efectiva para recabar información sobre el verdadero propósito en la vida de cada cual. Cuando tengamos un entendimiento de nuestro verdadero propósito, estaremos en el camino para manifestar nuestro potencial y nuestro destino final. Cuando nos alineamos con una inteligencia superior o nuestro yo supremo, tomamos mejores decisiones e influimos en el mundo de una manera más poderosa y positiva.

Existen muchos senderos que conducen a lo sagrado y no importa si usted es musulmán, budista, hindú o cristiano —cuando el Espíritu está albergado en el templo de su ser, toda su vida puede vivirse como una plegaria. Cuando aprendemos a vivir la verdadera esencia del yoga, podemos consolidar nuestros lazos con nosotros mismos, nuestros vecinos y como el Swami Vivekananda hizo a finales del siglo XX, entre naciones. Podemos aprender a trascender nuestras diferencias y abrazar nuestras similitudes. El yoga nos ayuda a transformarnos, empezando con las partes internas de nuestro ser y trabajando hacia las exteriores. Cultivar un entendimiento de que la verdadera esencia del yoga no llega mientras estamos sobre el balón o el tapete de yoga. En cambio, el poder espiritual de su práctica se muestra a sí misma en nuestras relaciones con la familia y amigos, y en nuestra habilidad de honrarnos a nosotros mismos y a los demás. El poder físico y mental del yoga está demostrado en una mejorada comodidad y función en las actividades de la vida diaria, importantes para su propio estilo de vida.

Permita que su programa de Yoga con balón se desarrolle en lo que usted necesita que sea, una mejorada adaptación física o mental o una creciente sensibilidad espiritual. Martha Graham, una bailarina pionera de la danza moderna, con frecuencia decía a sus alumnos que el trabajo de cada persona en la vida es hacer todo lo posible para nutrir la fuerza de vida interior, para que su único potencial pueda actualizarse por completo. No podría estar más de acuerdo con ella. Permita que su práctica de Yoga con balón le ayude a hacer justo eso —permita que tome la forma que necesita, para mantener el templo de su cuerpo y desarrollar la única energía de vida que es usted.

Las tres prácticas que siguen, han sido diseñadas por nivel. Los números de las páginas le permiten contar con una referencia para regresar a las instrucciones completas en el texto; las fotografías le proporcionan una rápida referencia visual.

Nivel I práctica

Esta práctica del primer nivel tiene la intención de proporcionar una suave entrada a Yoga con balón, a la gente que ha tenido alguna lesión y ha pasado por una activa rehabilitación con un terapeuta físico u otro fisio-especialista. Antes de empezar esta práctica, verifique con su proveedor de cuidados de salud para asegurarse de que esté de acuerdo en que usted está "listo para ejercitarse", y tenga especial cuidado en realizar todos los movimientos lenta y controladamente, asegurándose de trabajar con una buena postura y la alineación neutral en cada articulación.

La práctica de primer nivel es también apropiada para manejar el estrés. Si usted necesita de este tipo de práctica, escoja un ritmo de movimiento que concuerde bien con su estado de ánimo y le estimule para sumergirse más profundamente en sus sensaciones. Concéntrese en el trabajo con la respiración, inhalando y exhalando lo más profunda y lentamente que pueda, mientras que con atención se abre paso a través de las posiciones. Termine su práctica con la visualización de la página 154.

Modifique cualquiera de las posiciones según lo necesite, para dirigirse a su situación particular. Esta es una práctica que se puede hacer todos los días.

Verificacion de respiración (p. 24)

1. verificar la respiración ideal

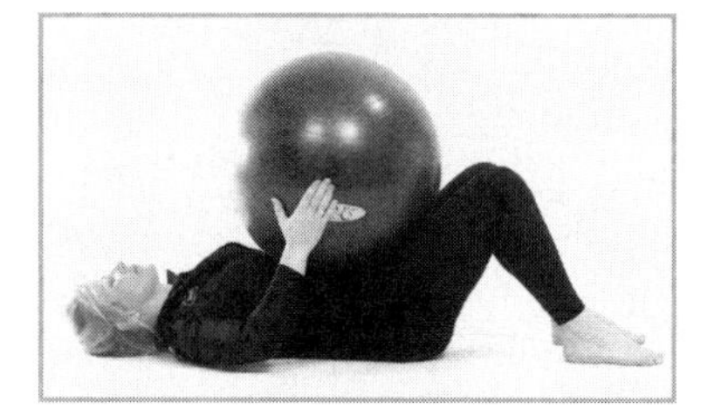

Respiración diafragmática (p. 25)

2. respiración diafragmática

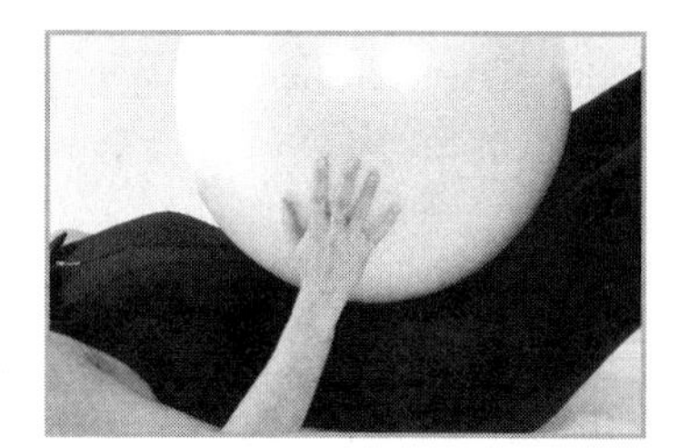

Plan postural: alineación ideal (p. 38)

3. encontrando la alineación

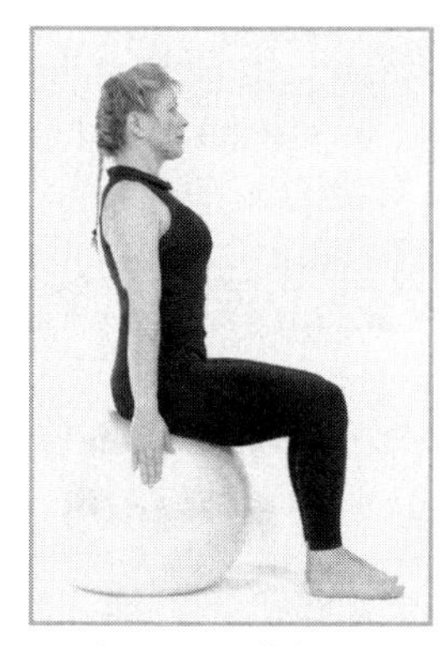

(muévase metódicamente a través de los pasos de esta exploración postural, para entrar en la espina neutral)

Respiración de plegaria (p. 28)

4. respiración de plegaria

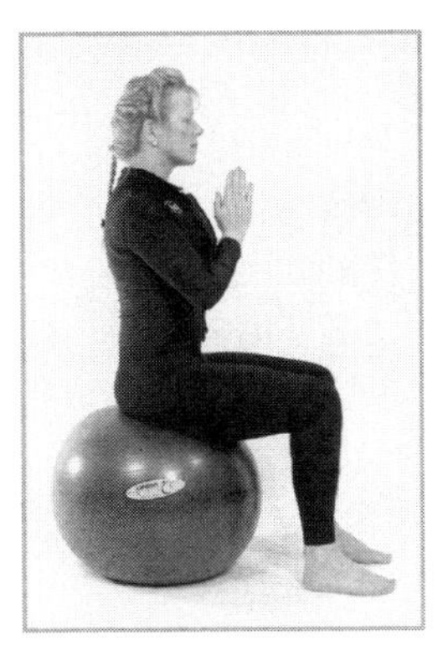

Poder prana (p. 27)

5. poder prana

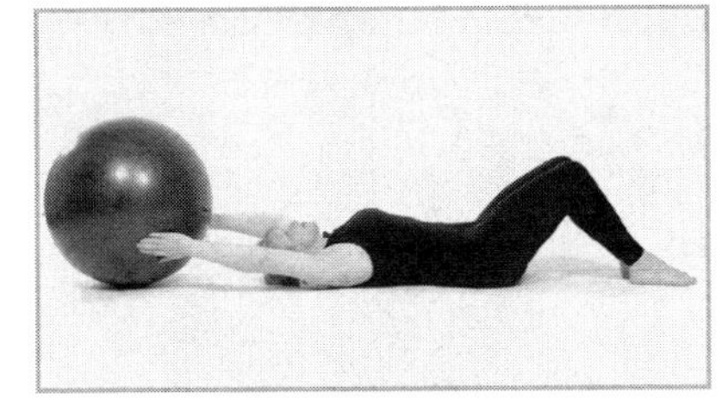

(use la Respiración de plegaria y el Poder prana, mientras calienta para la práctica de Nivel I)

Pez modificado (p. 136)

6. pez modificado

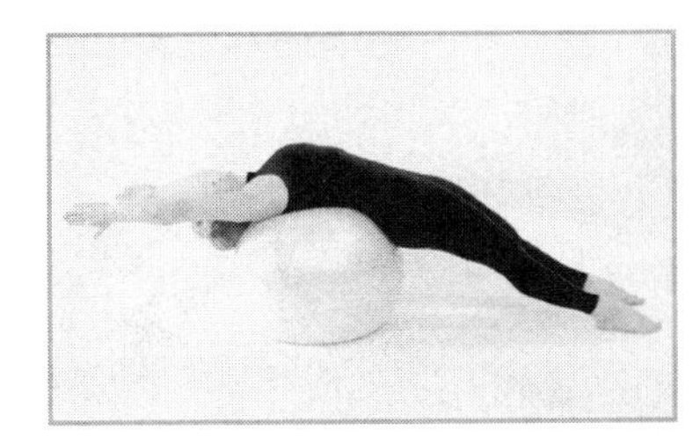

Posición de león (p. 139)

7. león

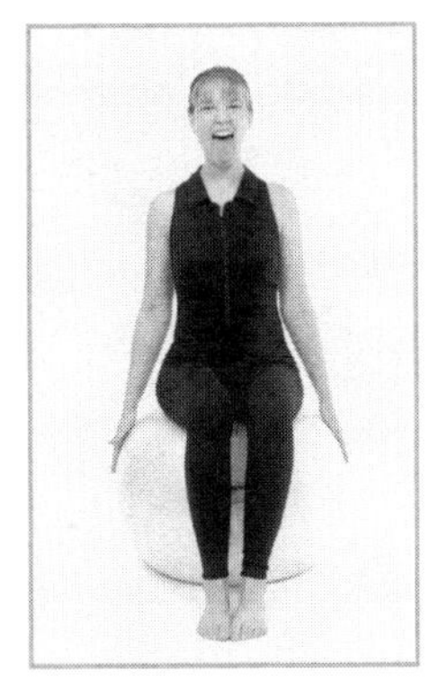

Estiramiento de cuello (p. 140)

8. estiramiento de cuello

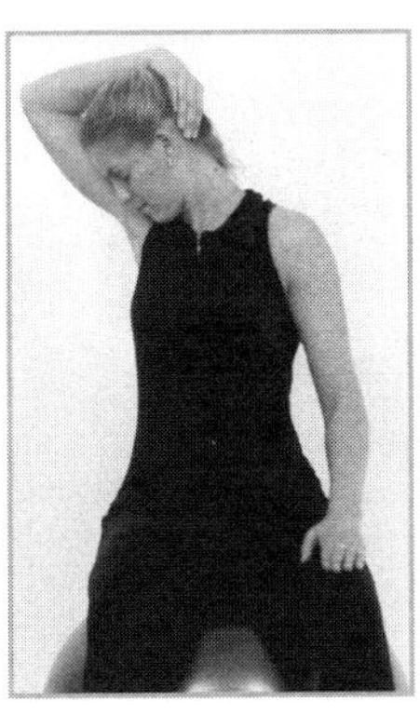

Giro de espina (p. 141)

9. giro de espina

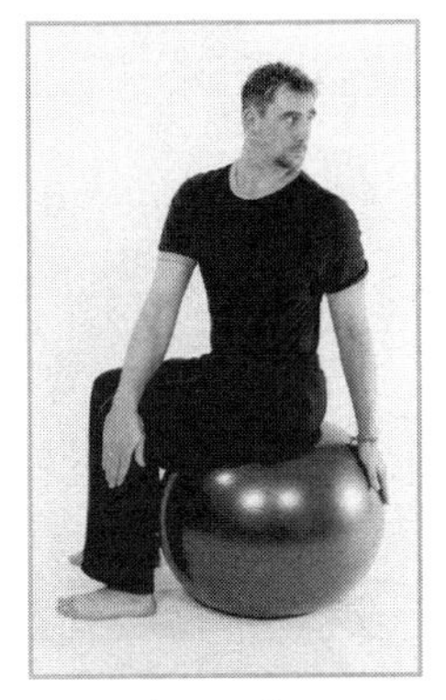

(no incluya este asana en su práctica, si se está recuperando de una lesión en la espina o disco)

Elevación de rodilla (p. 95)

10. elevación de rodilla

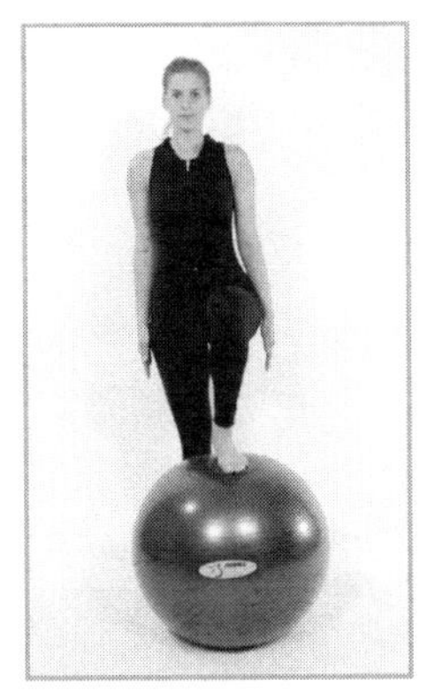

Posición de árbol (p. 97)

11. árbol —nivel uno

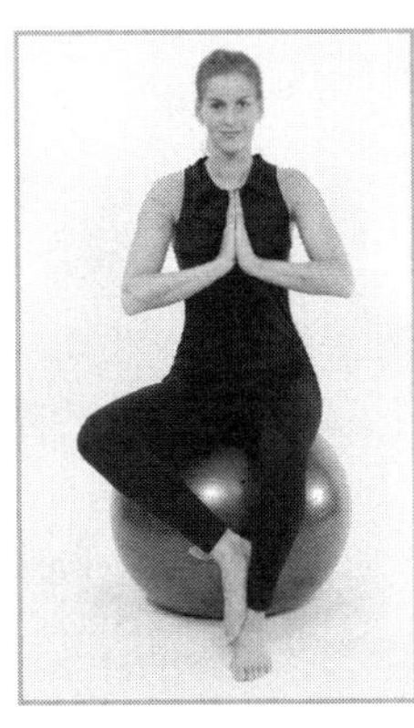

Ensartar la aguja (p. 143)

12. ensartar la aguja

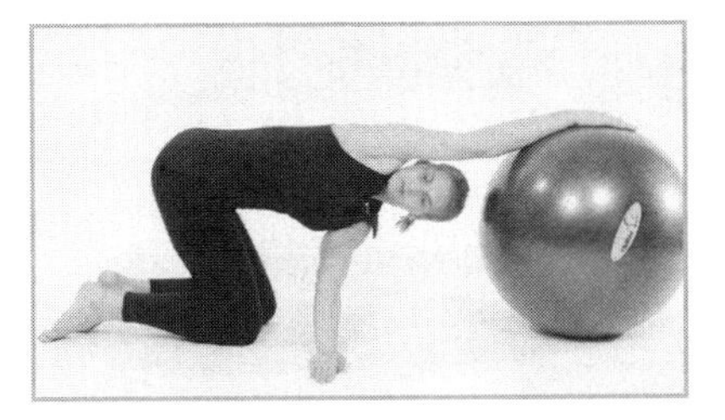

Posición de paloma (p. 144)

13. posición de paloma —nivel dos

Estiramiento de corvas reclinado (p. 145)

14. estiramiento de corvas

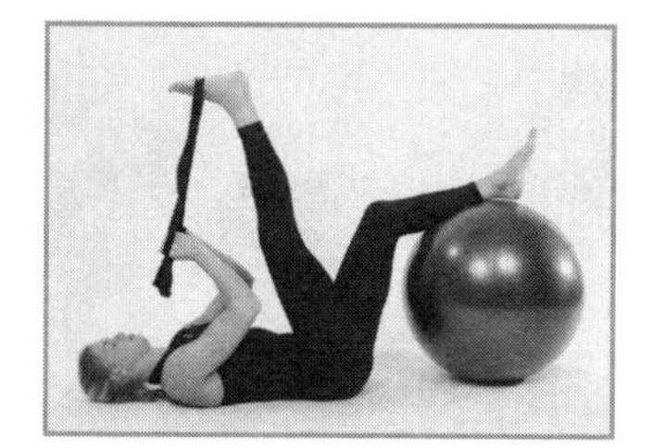

Posición de zapatero (p. 146)

15. posición de zapatero

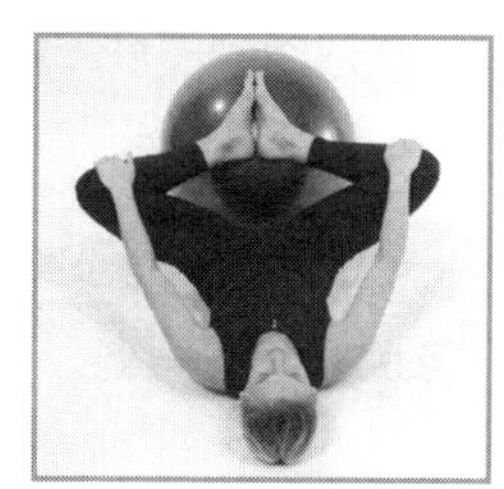

Elevación de cadera (p. 152)

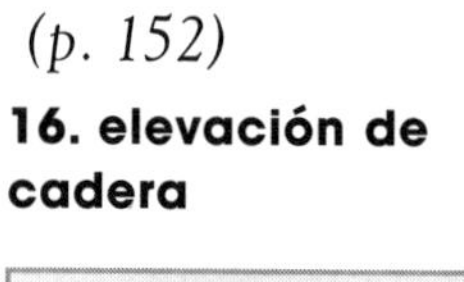

16. elevación de cadera

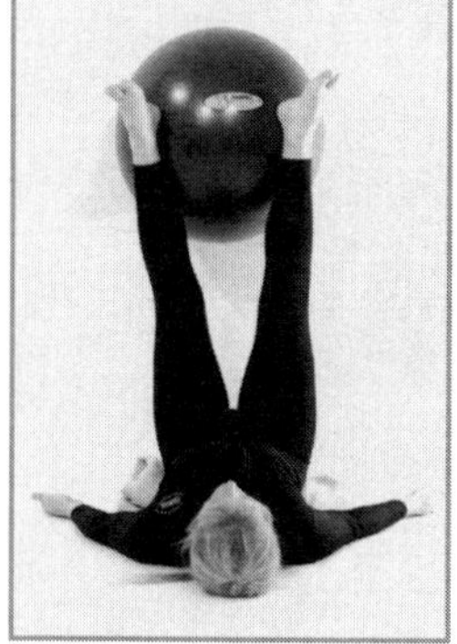

Posición de acunar, con masaje de cuello (p. 151)

17. posición de niño con masaje de cuello

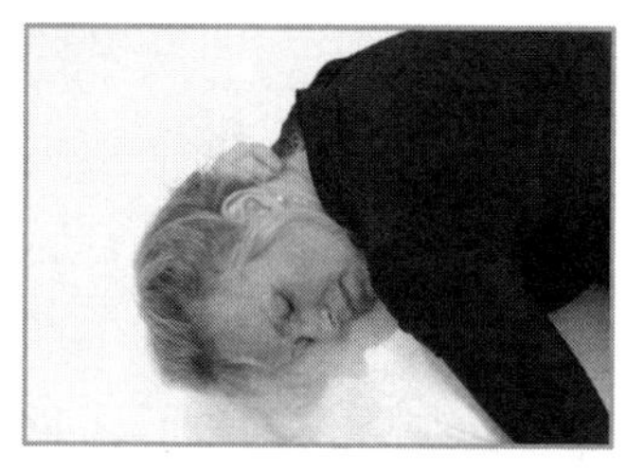

Posición de muerto, modificada (p. 153)

18. posición de muerto

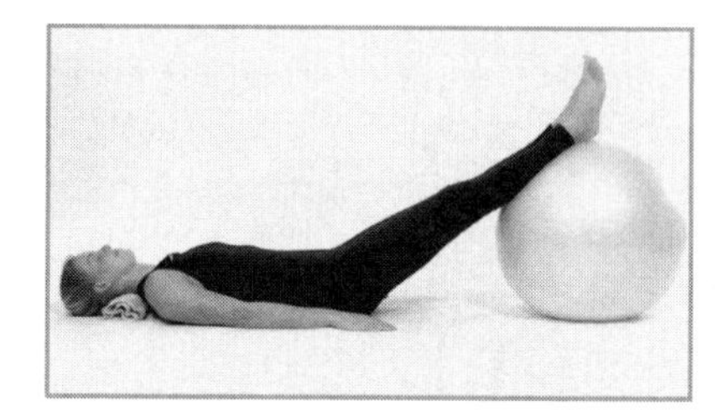

Práctica nivel II

La práctica del segundo nivel de Yoga con balón está diseñado para adecuarse a la persona que no tiene lesiones, o especiales condiciones médicas que requieren tratamiento, o que podrían empeorar por el ejercicio. En esta rutina básica, concéntrese en completar los patrones de movimiento con precisión y control, hasta que pueda manejar la posición con facilidad. Practique cada asana lenta y cuidadosamente hasta que entienda cada paso. Intente respirar de forma profunda y lenta, utilizando el patrón de respiración descrito en las direcciones de cada asana.

Este completo repertorio de ejercicios se dirigirá a cada área del cuerpo. Practique de tres a cinco veces a la semana para construir fuertes y delgados músculos y resistencia.

Verificación de respiración (p. 24)

1. verificar la respiración ideal

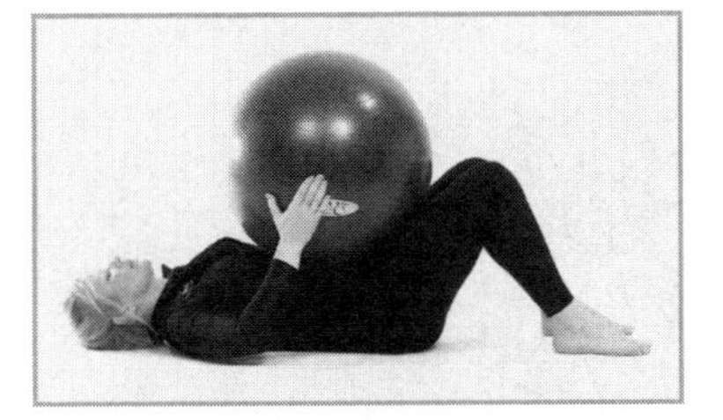

Respiración diafragmática (p. 25)

2. respiración diafragmática

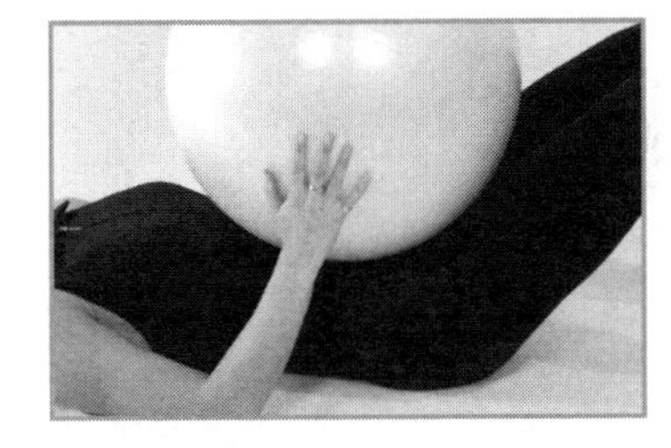

Plan postural: alineación ideal (p. 38)

3. encontrando la alineación

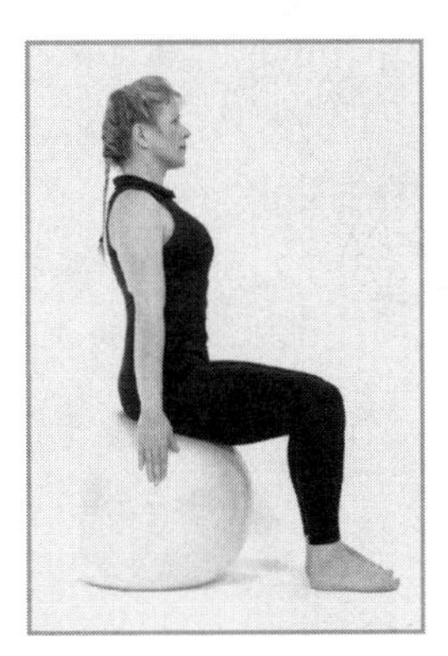

(muévase metódicamente a través de los pasos de esta exploración postural, para entrar en la espina neutral)

Respiración de plegaria (p. 28)

4. respiración de plegaria

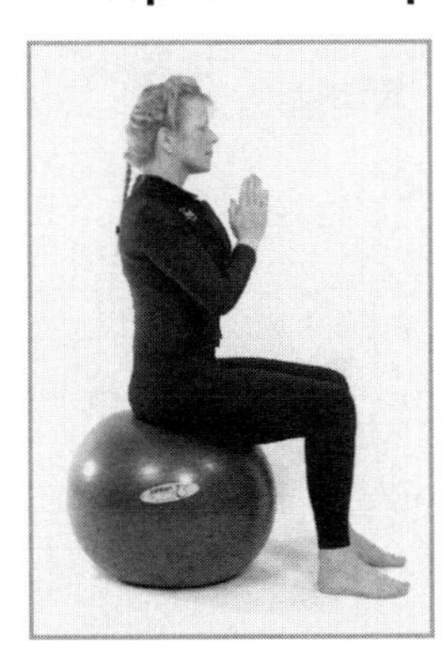

Poder prana (p. 27)

5. poder prana

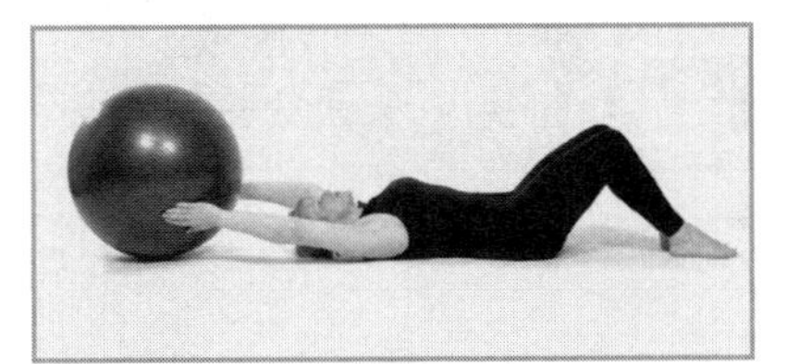

Saludo al sol (p. 48)

6. saludo al sol, movimientos básicos

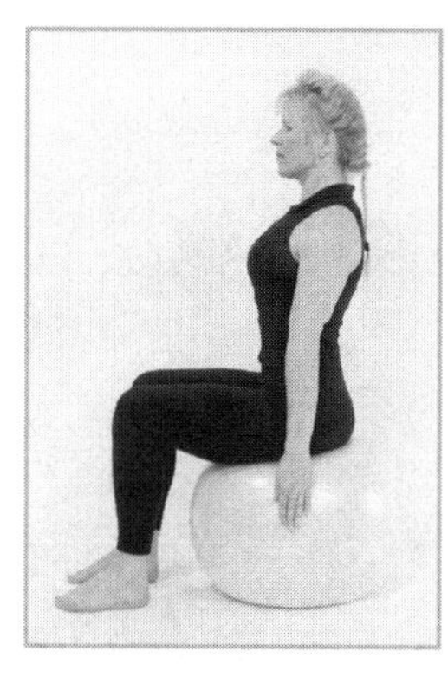

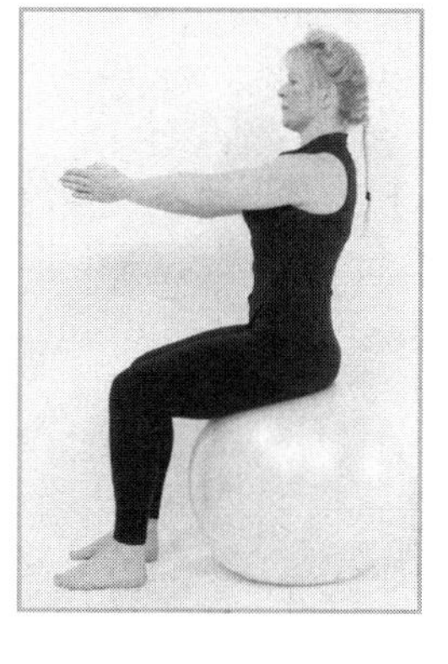

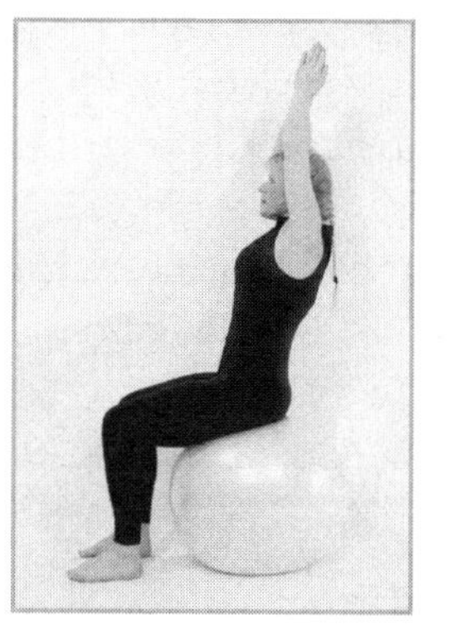

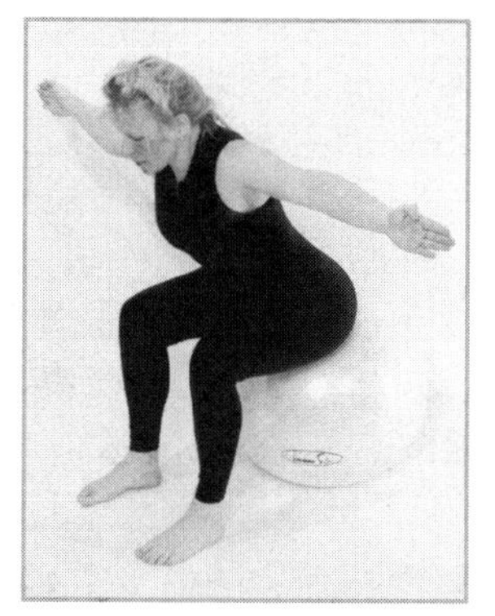

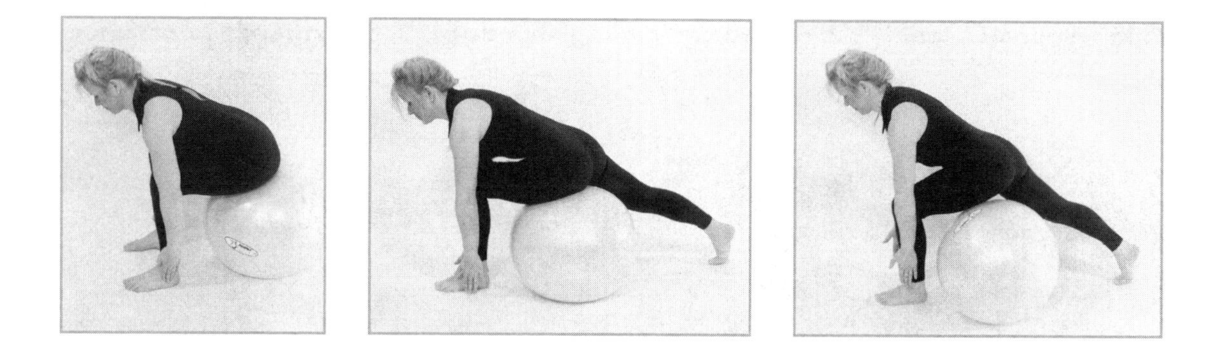

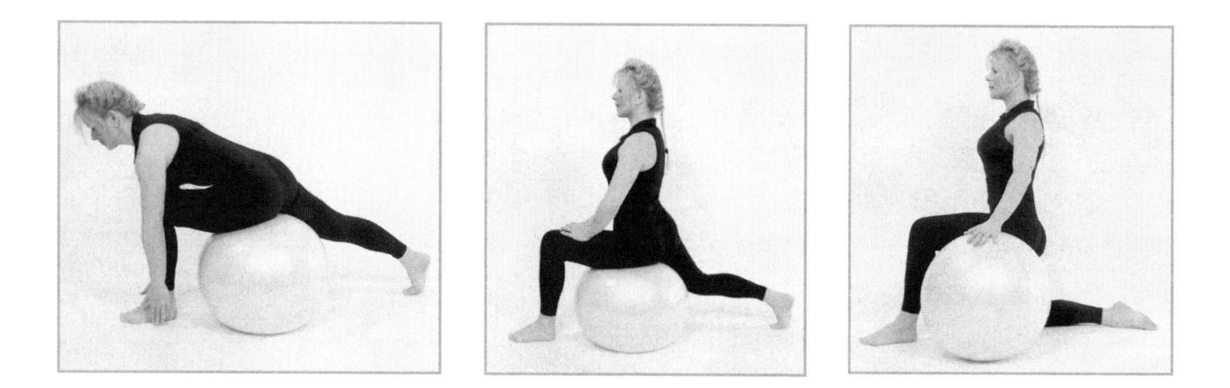

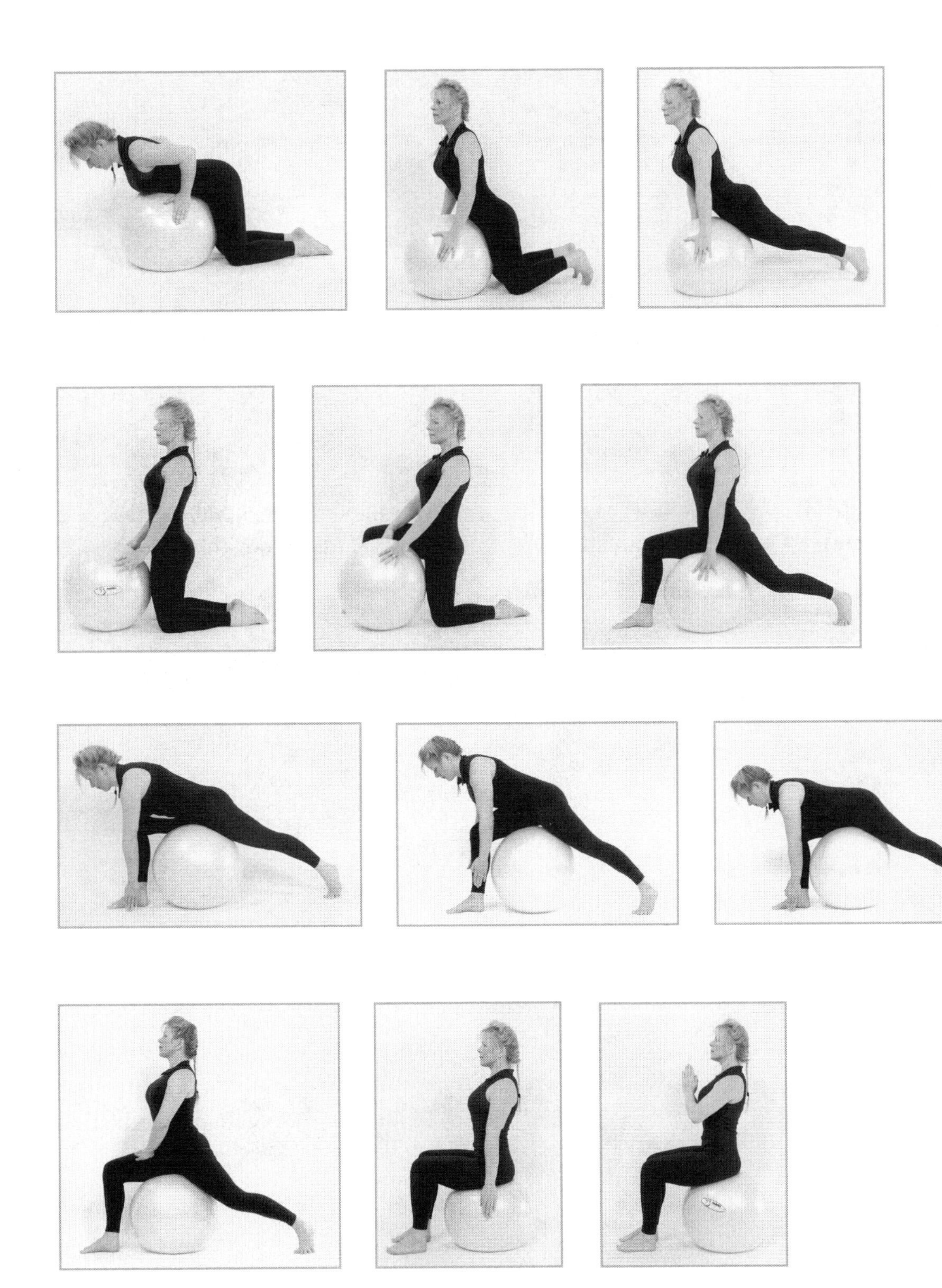

Inclinación de pie, hacia delante (p. 59)

7. inclinación de pie, hacia delante

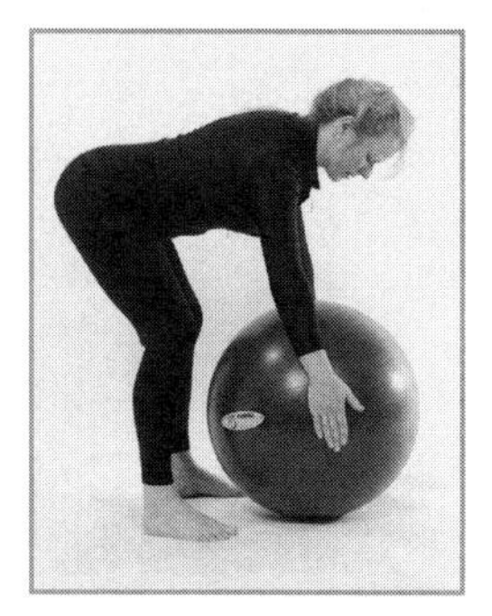

Inclinación sentado, hacia delante (p. 61)

8. inclinación sentado, hacia delante

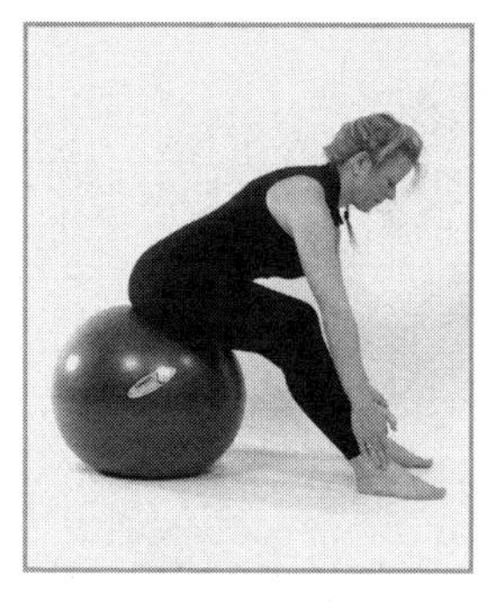

Cobra (p. 62)

9. cobra —nivel uno

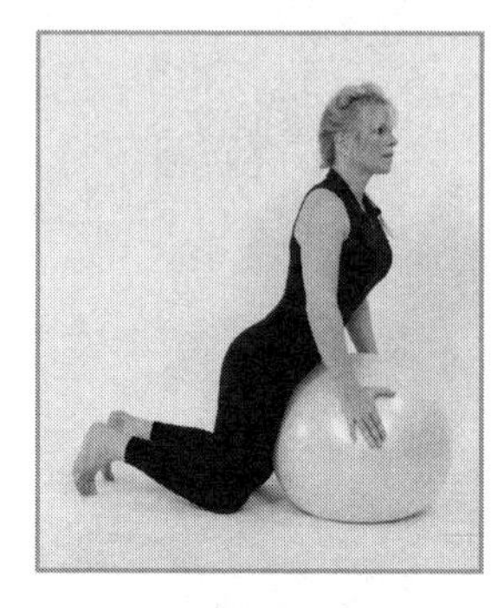

Perro hacia abajo (p. 64)

10. perro hacia abajo

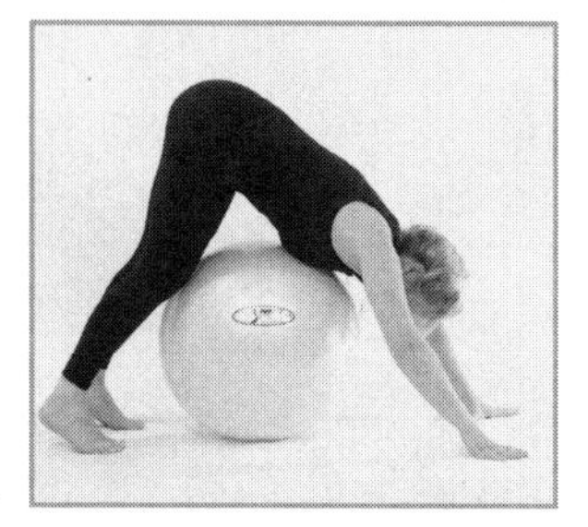

Camello (p. 68)

11. camello

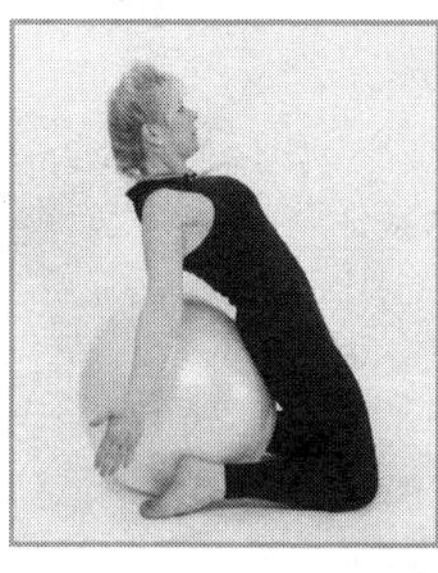

Posición de barca (p. 80)

12. barca —nivel uno

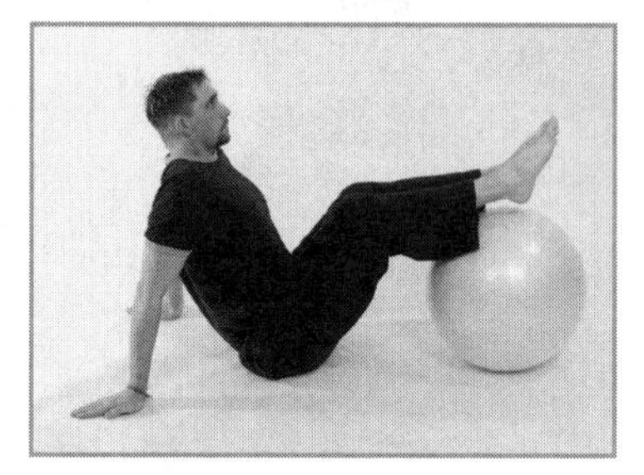

(si puede manejar el no arquear de más la espalda, siga al nivel dos)

Tabla invertida (p. 67)

13. tabla Invertida —nivel uno

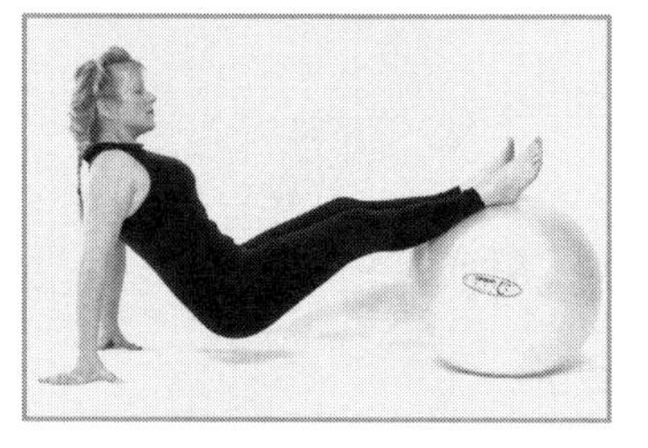

Guerrero 1 (p. 84)

14. guerrero 1 —nivel uno

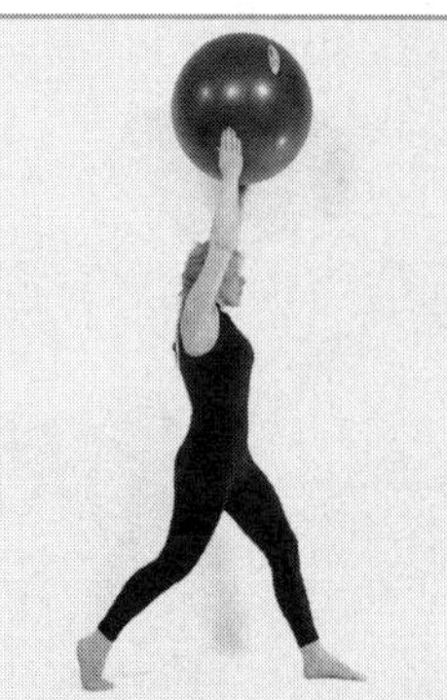

(puede sustituir la Posición de silla (p. 71) en este punto ya que ambas trabajan los cuadriceps)

Tabla lateral (p. 100)

15. tabla lateral

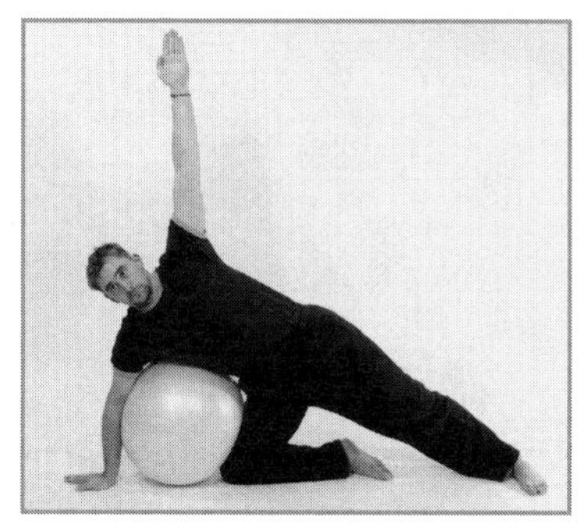

Posición de árbol (p. 97)

16. árbol —nivel dos

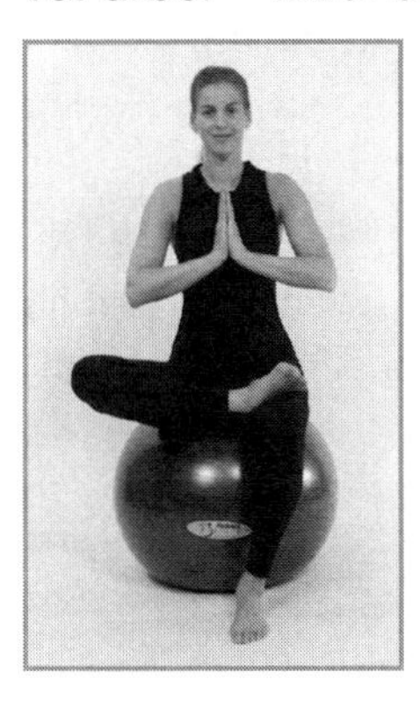

Guerrero 1 con giro de plegaria (p. 89)

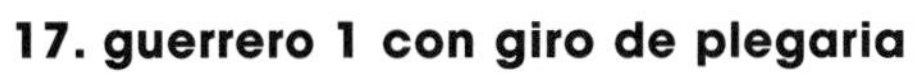

17. guerrero 1 con giro de plegaria

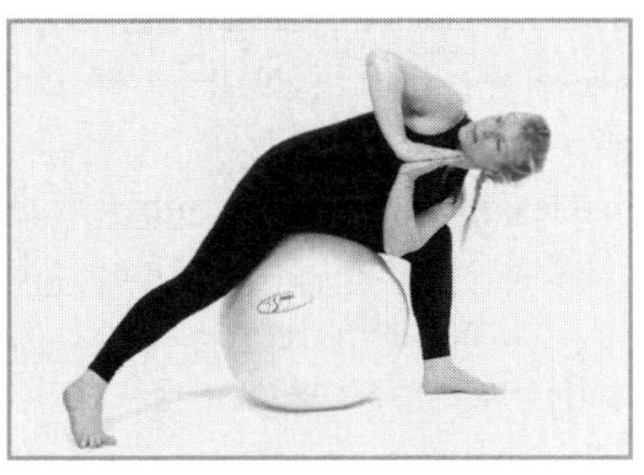

Posición de acunar (p. 150)

18. posición de acunar

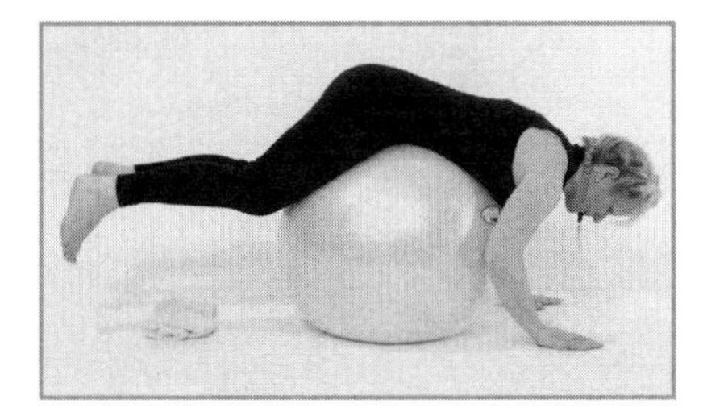

Posición de acunar, con masaje de cuello (p. 151)

19. Masaje de cuello

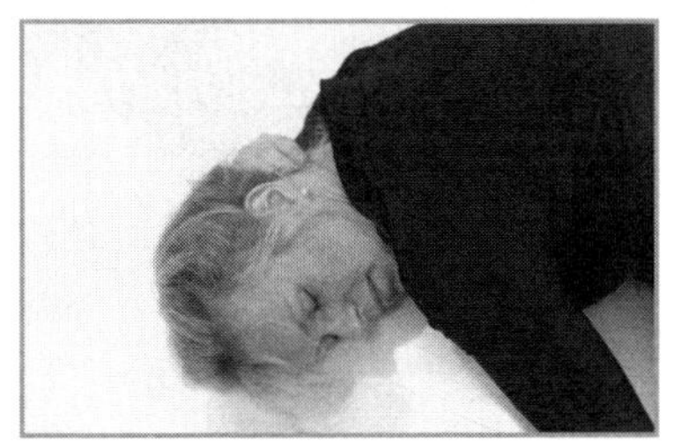

Posición de muerto, modificada (p. 153)

20. posición de muerto

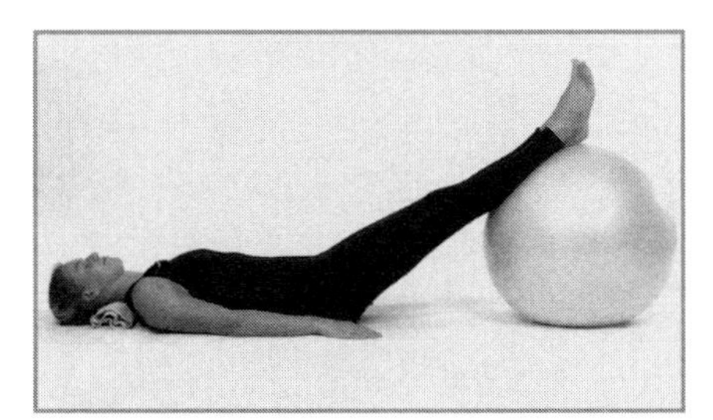

Práctica nivel III

Esta práctica es para aquellos que cuentan con una buena comprensión de los asanas yoga y sienten confianza en sus habilidades al trabajar con el balón de ejercicios. Los atletas, los practicantes de yoga y los ejercitadores avanzados que han dominado el segundo nivel de la práctica, pueden avanzar en esta secuencia para un desafío mayor.

Trabajar con precisión y control es de suma importancia. Usted puede "introducir" versiones de varias posiciones es del capítulo de Posturas avanzadas, cuando esté listo. Permítame reiterar que es importante que primero entienda las mecánicas de cada posición, antes de agregar los ritmos de respiración delineados en las instrucciones de cada asana. Esta secuencia puede realizarse de tres a cinco veces a la semana.

Verificación de respiración (p. 24)

1. verificar la respiración ideal

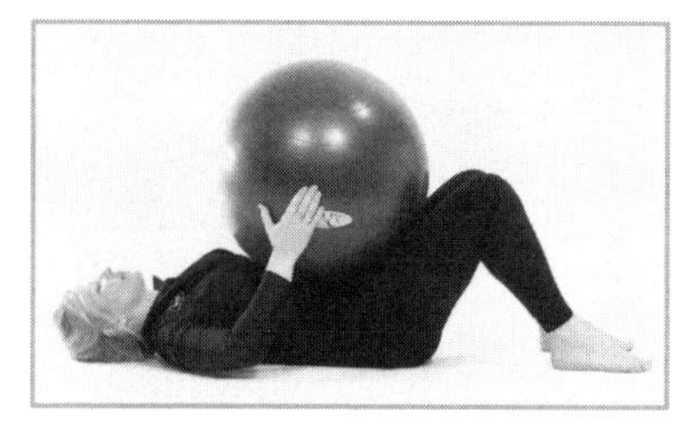

Respiración diafragmática (p. 25)

2. respiración diafragmática

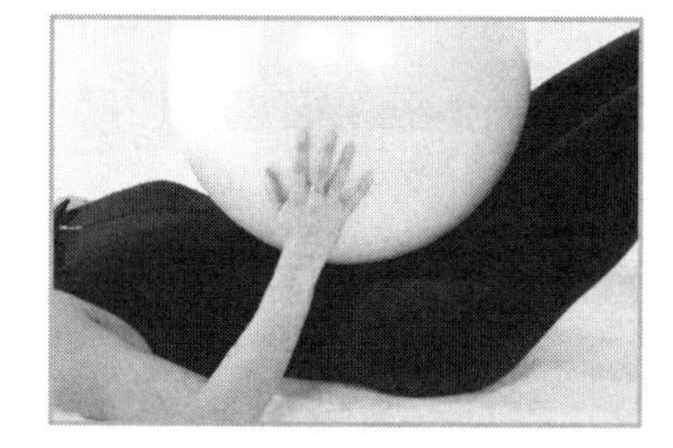

Plan postural: alineación ideal (p. 38)

3. encontrando la alineación

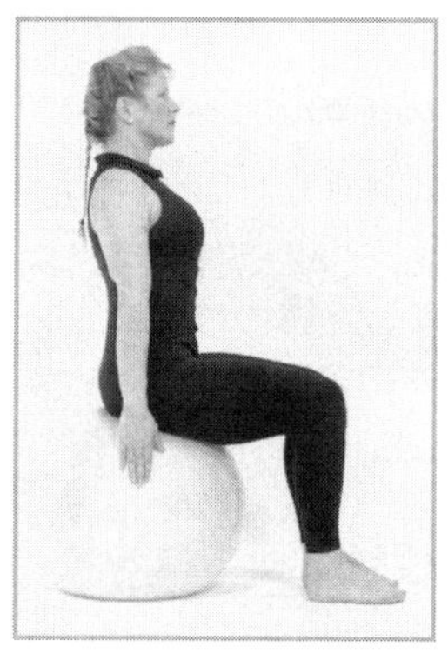

(muévase metódicamente a través de los pasos de esta exploración postural, para entrar en la espina neutral)

Respiración de plegaria (p. 28)

4. respiración de plegaria

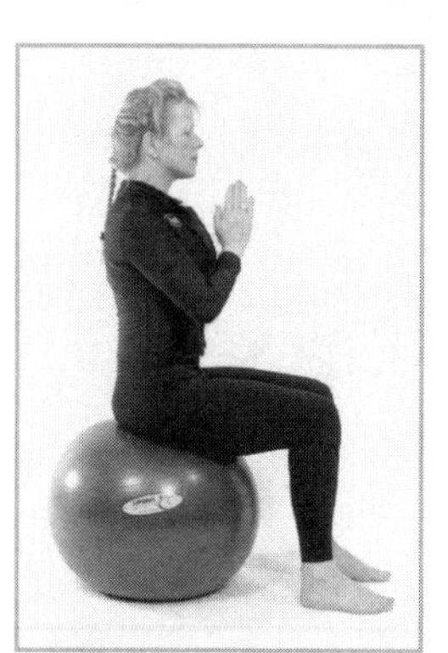

Poder prana (p. 27)

5. poder prana

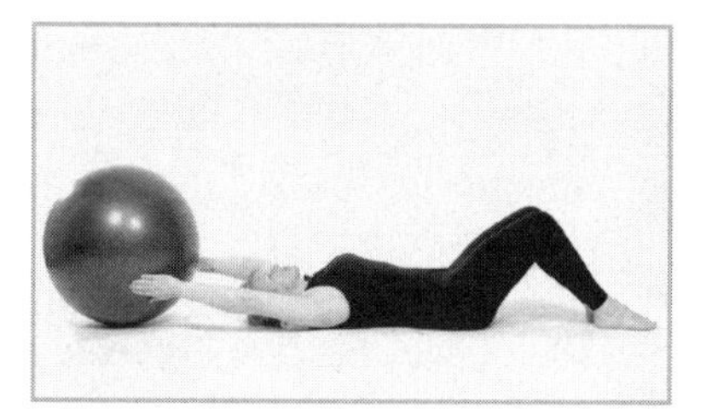

Saludo al sol (p. 48)

6. saludo al sol —todos los movimientos

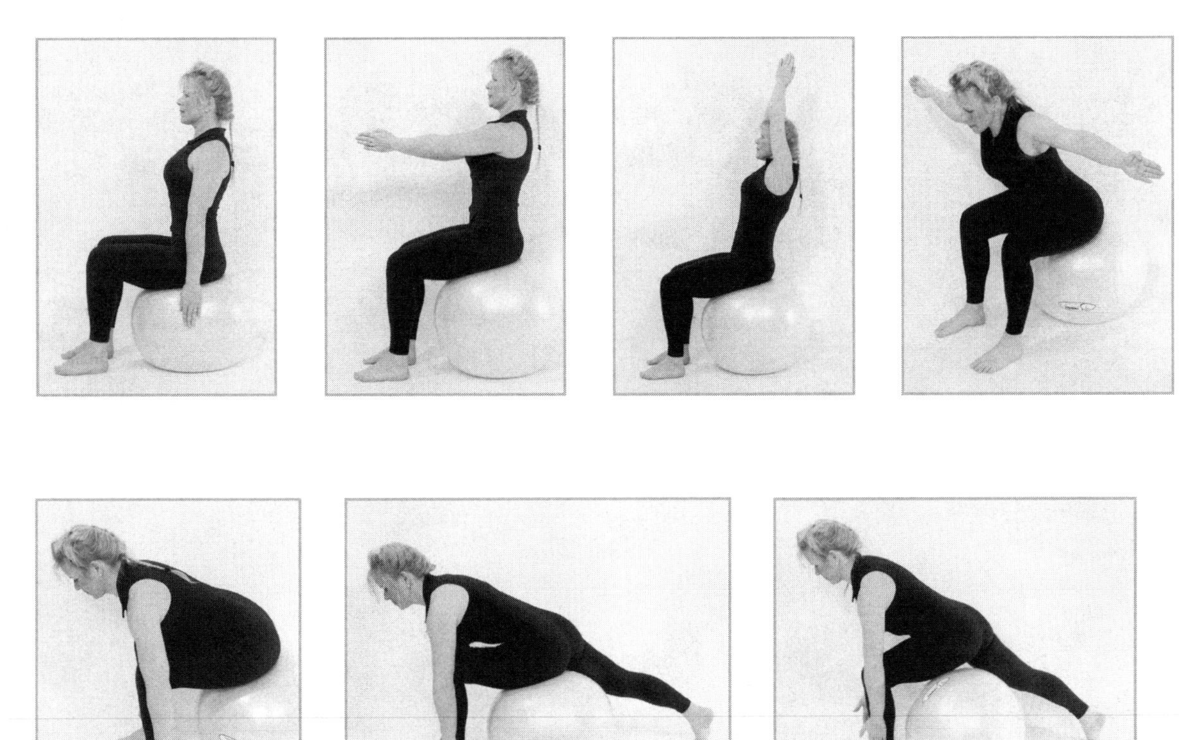

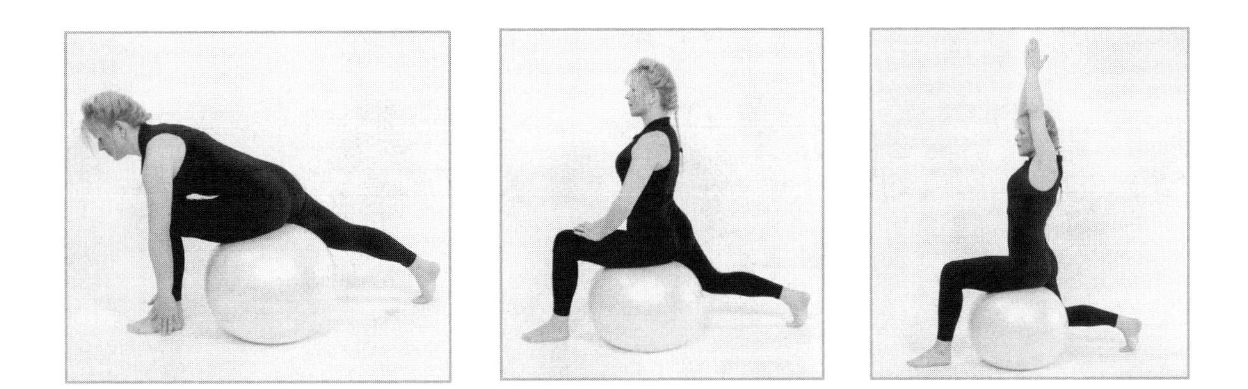

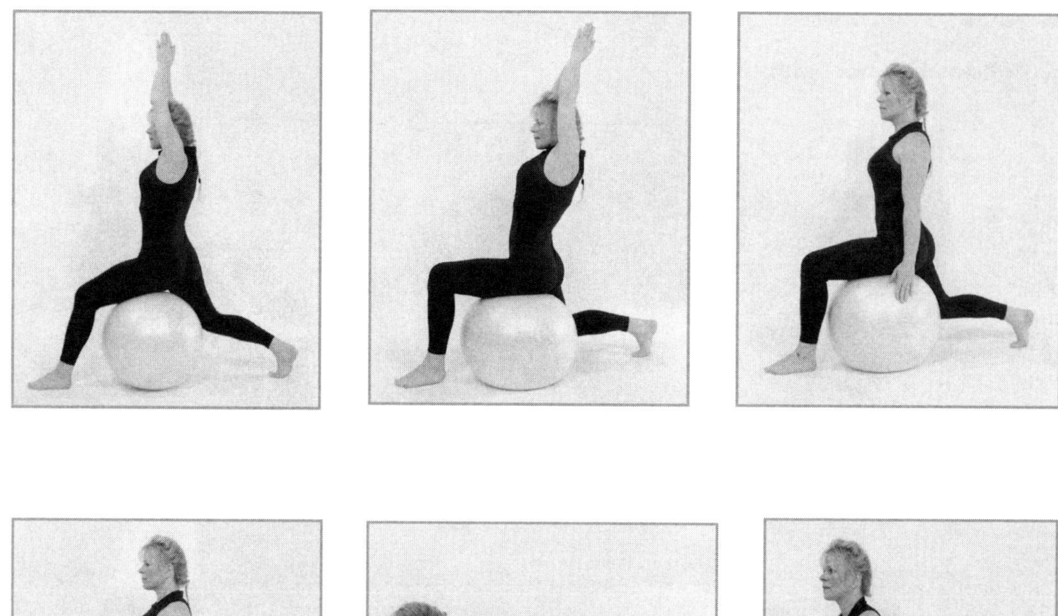

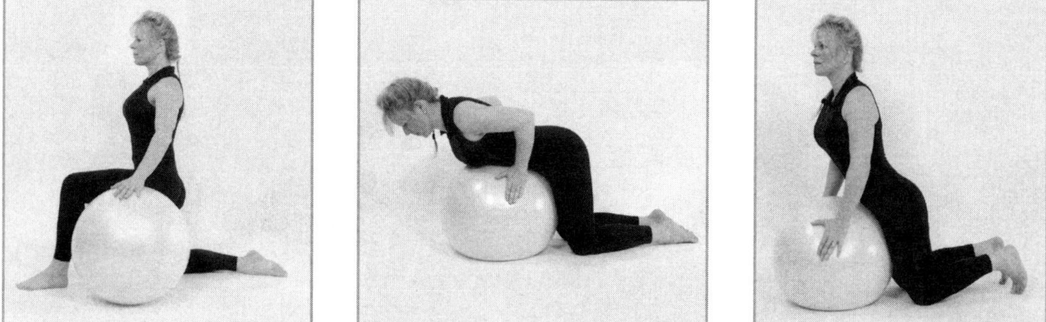

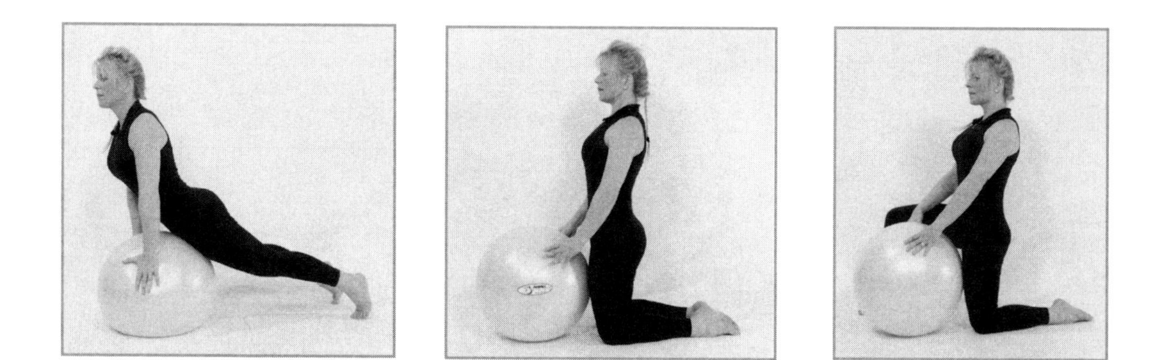

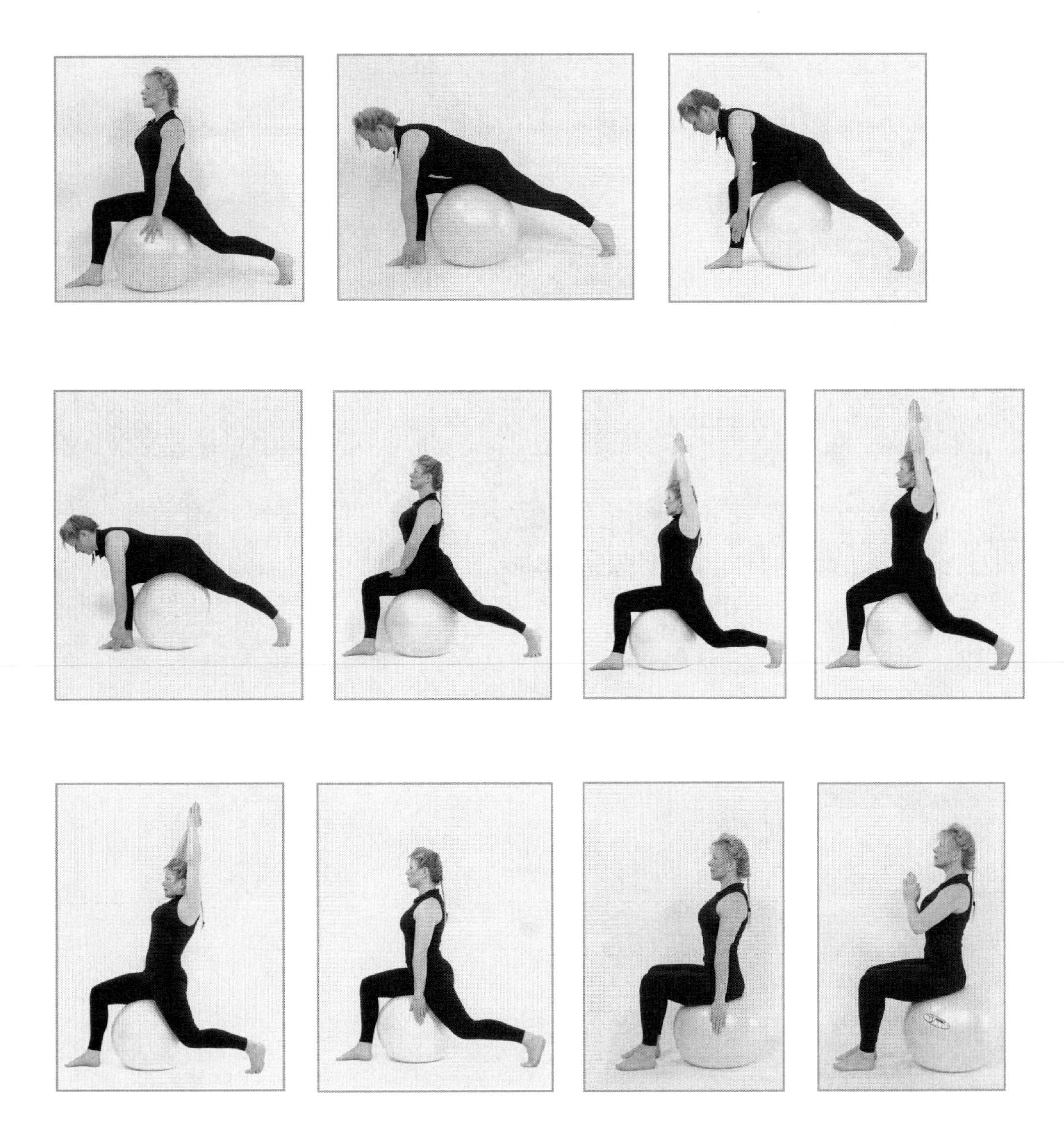

Inclinación de pie, hacia delante (p. 59)

7. inclinación de pie, hacia delante

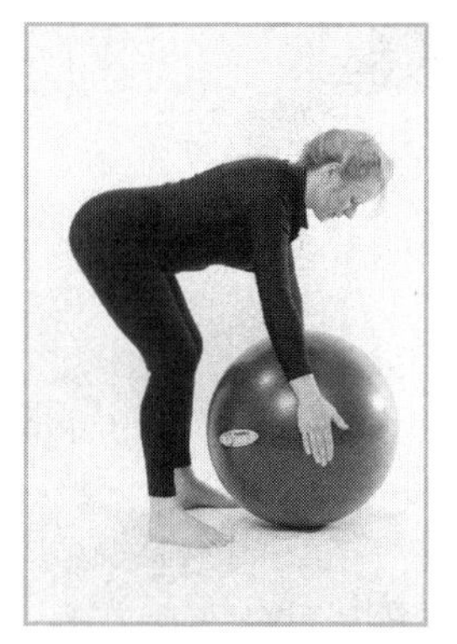

Gato de pie (p. 138)

8. gato de pie

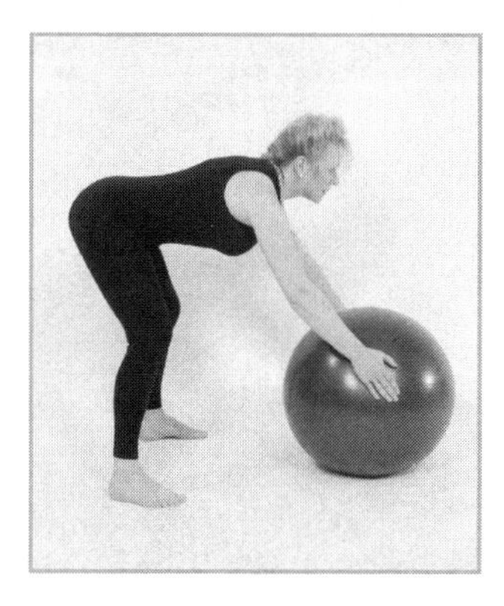

Cobra (p. 64)

9. cobra —nivel dos

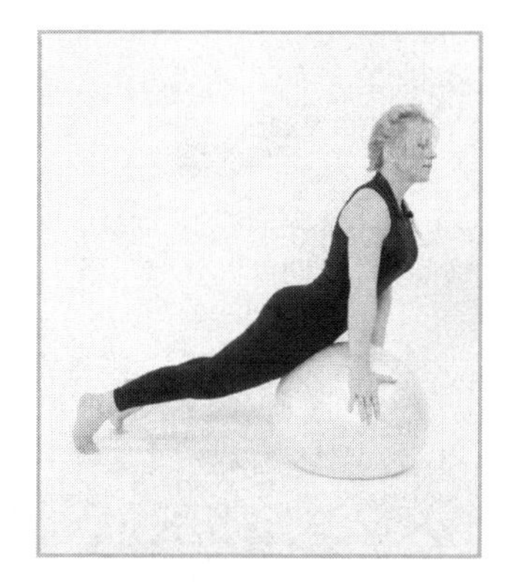

Perro hacia abajo, avanzado (p. 125)

10. perro hacia abajo, avanzado

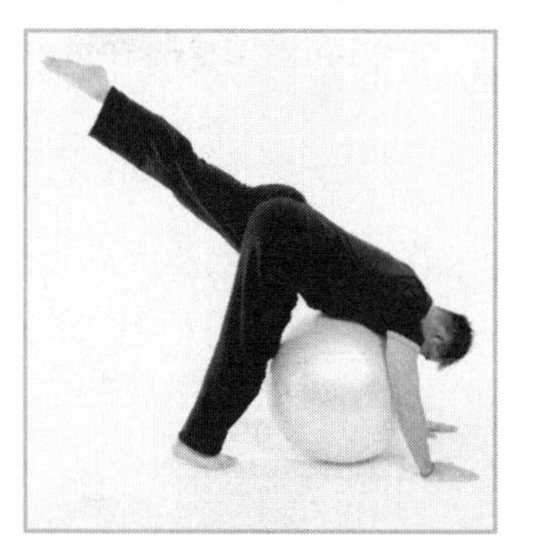

Tabla invertida (p. 67)

11. tabla invertida —nivel dos

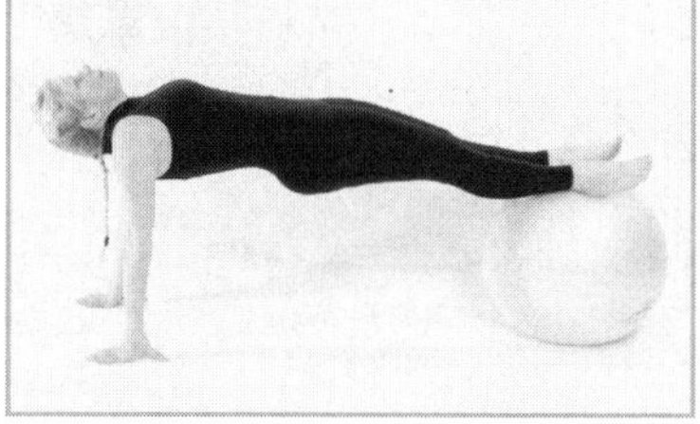

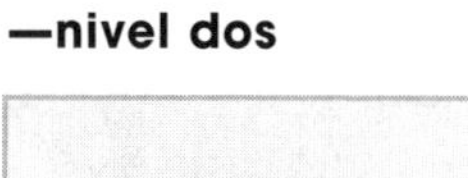

Inclinación hacia delante, con giro de espina (p. 69)

12. inclinación hacia delante, con giro espinal

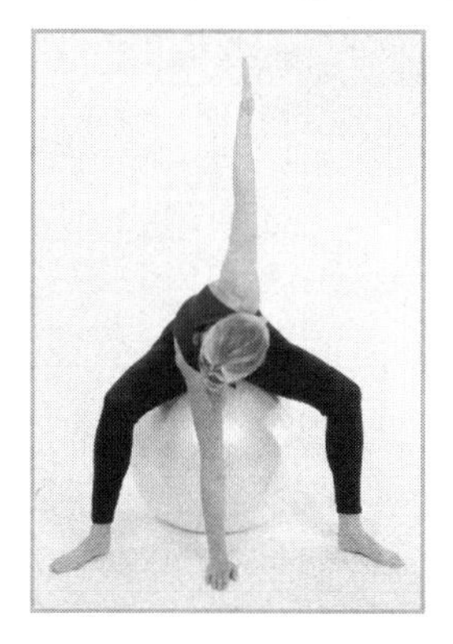

Posicion de cuervo (p. 75)

13. posición de cuervo —nivel dos

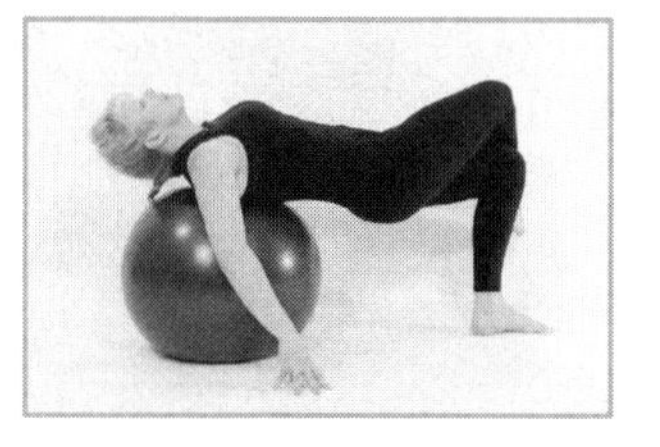

Posición de arco (p. 73)

14. arco

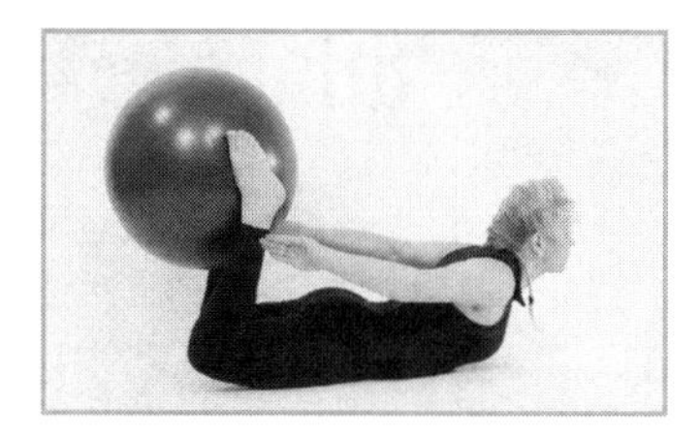

Guerrero 2 (p. 86)

15. guerrero 2

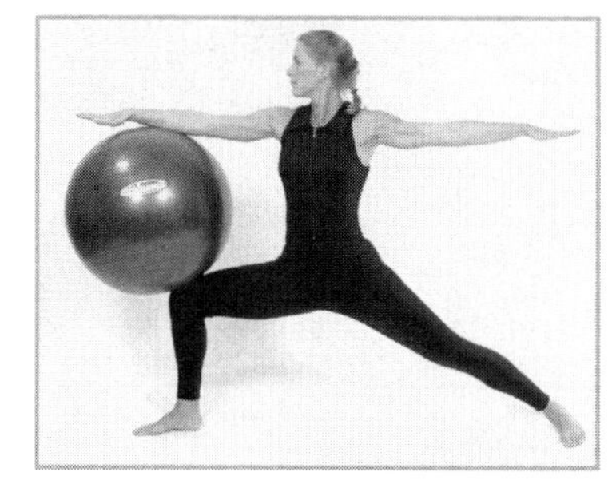

Tabla recostada de lado (p. 121)

16. tabla recostada de lado —nivel dos

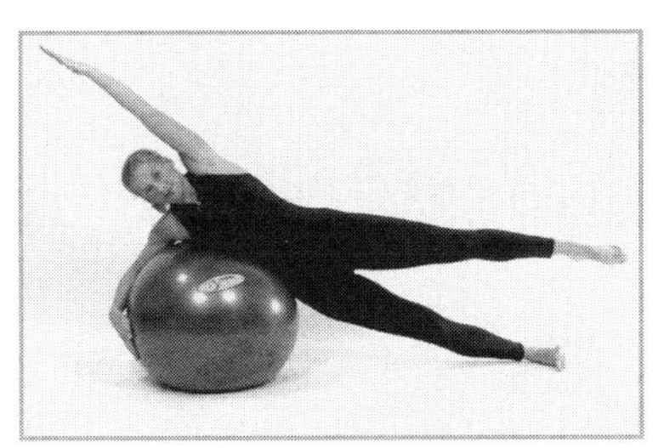

Posición de puente (p. 82)

17. puente —nivel dos

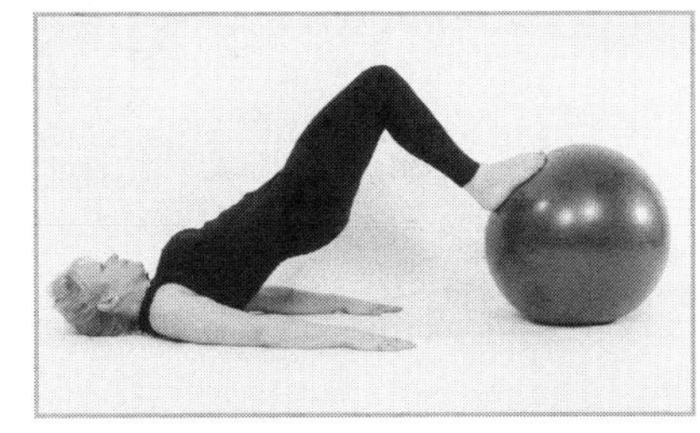

Posición de árbol (p. 97)

18. árbol —nivel tres

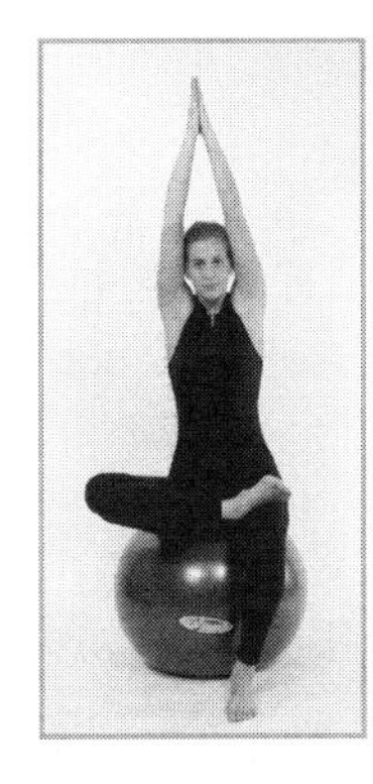

Media luna (p. 101)

19. media luna —nivel dos

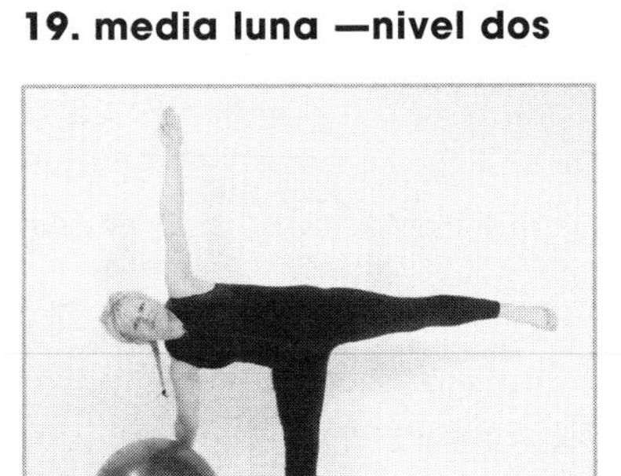

Rey bailarín (p. 104)

20. Rey bailarín —nivel dos

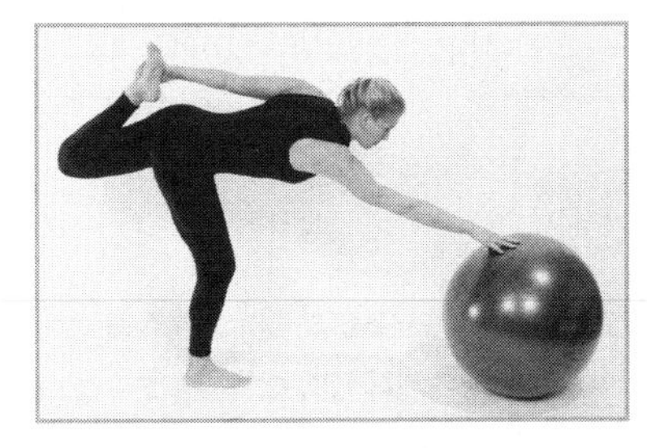

Pez modificado (p. 136)

21. pez modificado

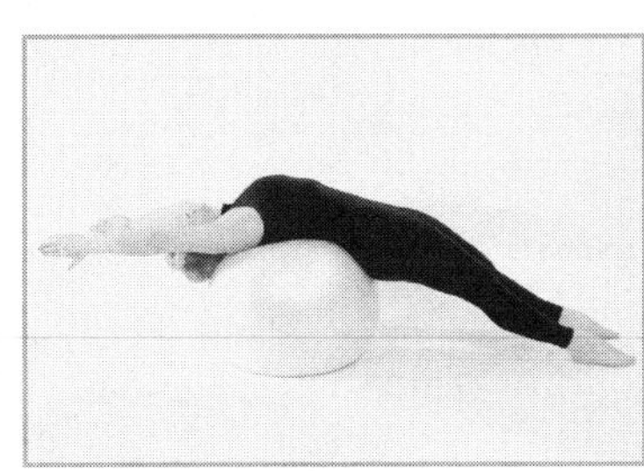

Giro de espina, reclinado (p. 148)

22. giro de espina, reclinado

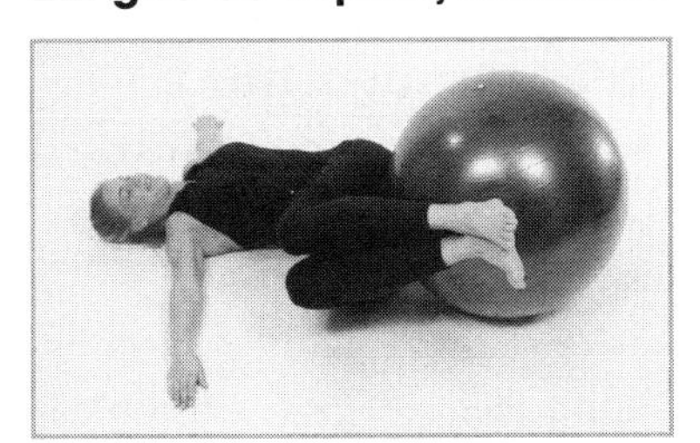

Posición de acunar (p. 150)

23. posición de acunar

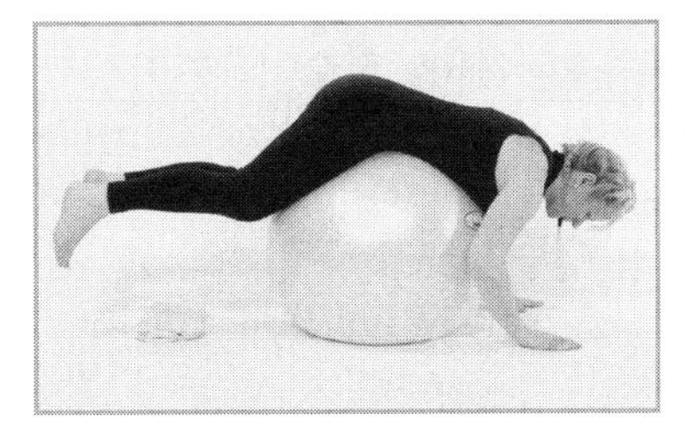

Posición de muerto, modificada (p. 153)

24. posición de muerto

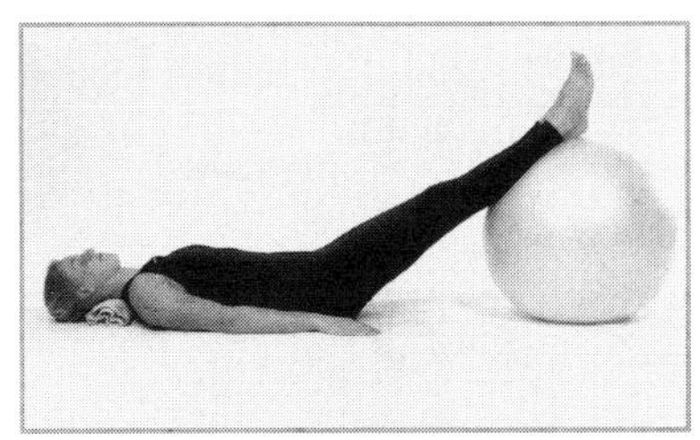

Anexo

Músculos principales y sus funciones

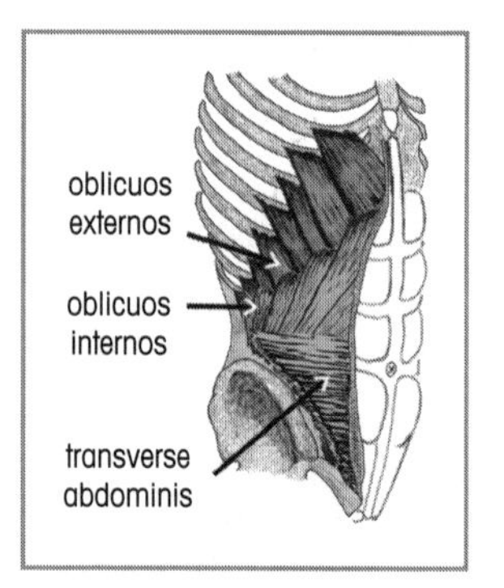

Abdominales (transverse abdominis, oblicuos internos, oblicuos externos)

Al transverse abdominis es el más profundo de los músculos abdominales. Rodea la cintura como una faja, por lo tanto, forma un corsé natural que protege la espina dorsal; esto estabiliza la forma de columna de la espina. La acción abrazadora del transverse abdominis ayuda a mantener los discos en una óptima alineación, para que la presión sea igual a lo largo de la espina cuando se carga algo pesado. Los oblicuos corren diagonalmente hacia abajo a los lados de la cintura y son responsables de los movimientos de rotación e inclinación lateral de la espina dorsal.

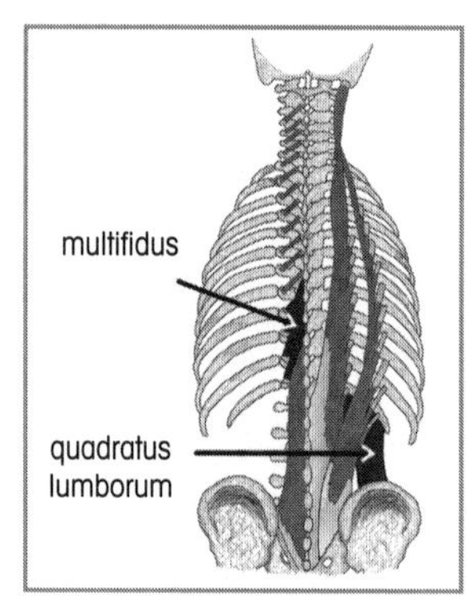

Tríada estabilizadora del centro (transverse abdominis, multifidi, quadratus lumborum)

Al transverse abdominis, el más profundo de los músculos abdominales, forma un corsé natural que protege la espina dorsal (ver arriba). El multifidi y el quadratus lumborum son los músculos interiores de la espalda, más cerca de la espina. Profunda y fuertemente estrechados contra todas las vértebras, encontramos al multifidi que corre por todo lo largo de la espina, mientras que el quadratus lumborum corre desde la cresta ilíaca (la parte superior de la pelvis) a la duodécima costilla. Estos tres músculos trabajan juntos para estabilizar la estructura espinal y proteger la columna de lesiones durante el movimiento.

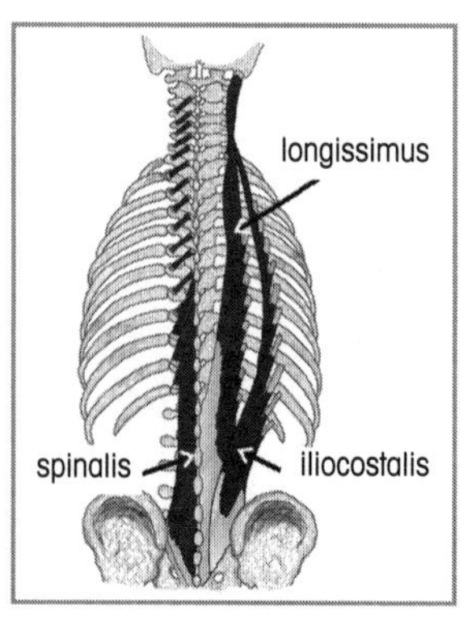

Erector spinae (longissimus, spinalis, iliocostalis)

Los músculos del erector spinae corren por todo lo largo de la espina, siguiendo la columna vertebral. Esta larga masa de músculos divide y sujeta en una forma superpuesta por todo lo largo de la espina. Estos músculos son los responsables de jalarlo a usted hacia arriba a una posición derecha después de doblarse para amarrarse las agujetas de los zapatos. Los asanas de Yoga con balón fortalecen los erector spinae cuando usted regresa a una posición derecha, después de inclinarse hacia delante.

Romboides (romboide mayor y romboide menor)

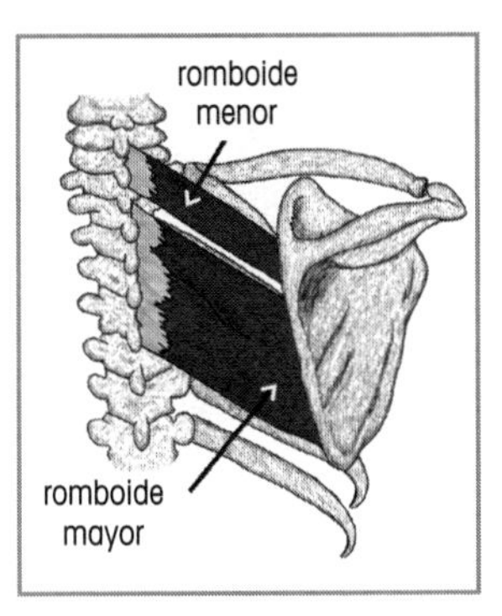

Estos pequeños músculos de forma rectangular se extienden desde la espina hasta la escápula, pegados a la parte posterior de los omóplatos. Su trabajo es llevar a estos hacia la espina; estos músculos son importantes para mantener una buena postura. Muchas personas poseen romboides débiles y muy estirados. Usted puede ayudar a mantenerlos tonificados, al involucrarlos para mantener la estabilización escapular, como se requiere en la práctica de Yoga con balón.

Latissimus dorsi

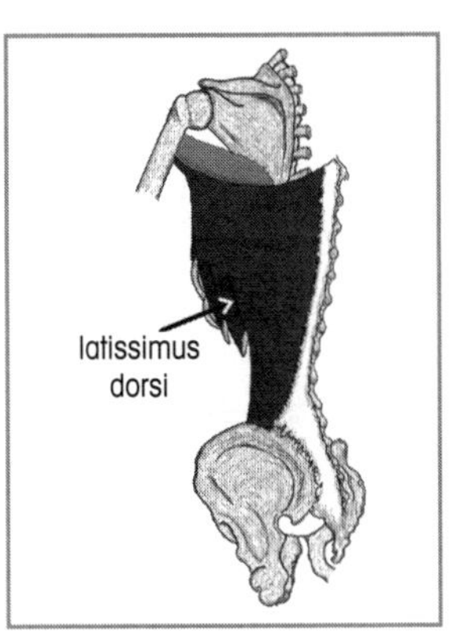

El latissimus dorsi, el músculo más largo de la espalda, se extiende desde la parte posterior de la pelvis hasta debajo de los omóplatos, envolviéndose alrededor de las costillas y adhiriéndose al lado medial del húmero. El lattisimus baja el brazo desde el frente o lado del cuerpo de regreso al tronco, además gira el brazo y el hombro hacia dentro y fuera. A las personas que les gusta los deportes como el canotaje y el remo, necesitan que este músculo sea fuerte, debido al movimiento repetitivo de jalar hacia abajo y atrás.

Trapecios

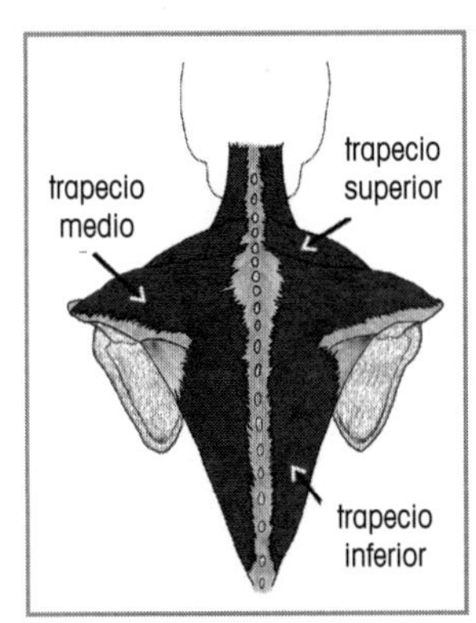

El trapecio es un largo músculo con forma de cometa, que se adhiere a las vértebras desde la base del cráneo y corre aproximadamente dos tercios hacia abajo, a lo largo de la espalda. Este músculo está dividido en tres partes y es el responsable de levantar y bajar la escápula y llevarla más cerca de la espina dorsal. El trapecio también puede llevar la cabeza hacia atrás y al lado o rotarla. Necesitamos que este músculo esté bien tonificado, para poder estabilizar la cabeza y los omóplatos en una posición neutral en la práctica de Yoga con balón.

Pectorales (pectoral mayor y menor)

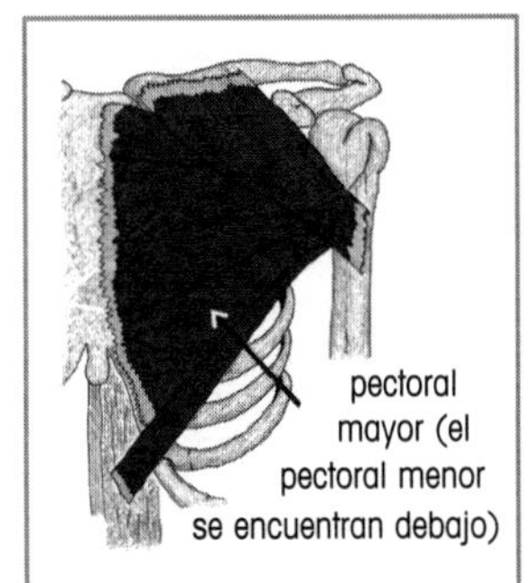

Los músculos pectorales se localizan frente al pecho y bajo los senos. Se originan en la clavícula, esternón y las costillas, y se insertan en la parte superior del húmero. Estos músculos llevan los brazos a través del pecho, los giran hacia dentro, y flexionan y extienden los hombros. Es importante estirar estos músculos con frecuencia, ya que se acortan en personas que pasan mucho tiempo encorvados en el escritorio o en el volante.

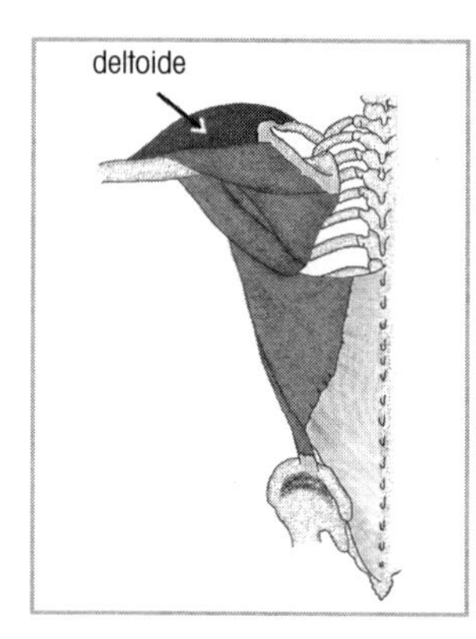

Deltoides

Los músculos del hombro consisten en el deltoide anterior, medio y posterior; se envuelven completamente alrededor de la parte superior del brazo. Ayudan a rotar el brazo hacia dentro y fuera, y a levantarlo al frente, atrás y a los lados del cuerpo. Los deltoides también ayudan a girar el brazo adentro y afuera del cuerpo. Estos músculos se fortalecen cuando ayudan con Yoga con balón, en movimientos como levantar los brazos sobre la cabeza en la Posición de árbol o de silla.

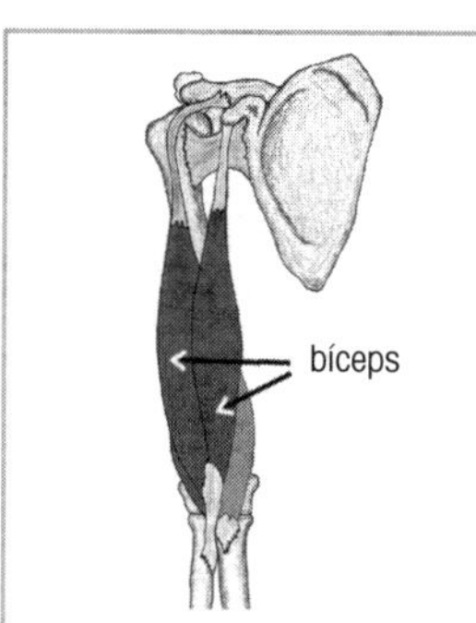

Bíceps

Los músculos bíceps se originan arriba de la articulación del hombro y se adhieren al antebrazo. Su trabajo es doblar el brazo. Usted usa estos músculos cuando lleva los brazos a la Posición de plegaria o cuando los dobla para jalar el balón más cerca del cuerpo, cuando altera la intensidad, o entra o sale de una posición. Unos bíceps fuertes facilitan el trabajo de levantar cosas pesadas, como las bolsas del mandado, libros o cargar a un bebé.

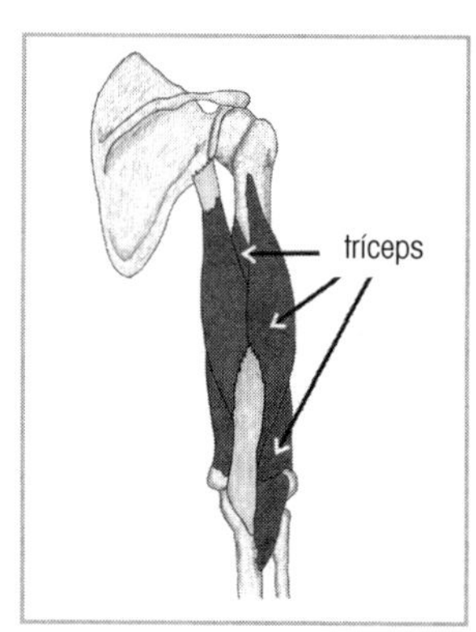

Tríceps

El músculo trícep tiene tres segmentos distintos, el más largo se adhiere en la escápula; los otros dos segmentos se adhieren a la parte posterior del húmero y corren hacia abajo por la parte de atrás del brazo. Los tríceps enderezan el codo. Usted fortalece a estos músculos en la práctica de Yoga con balón, cuando presiona hacia arriba en la Posición de cobra, una extensión hacia atrás o en una Posición de tabla. Unos tríceps con tono dan a la parte posterior del brazo una apariencia escultural.

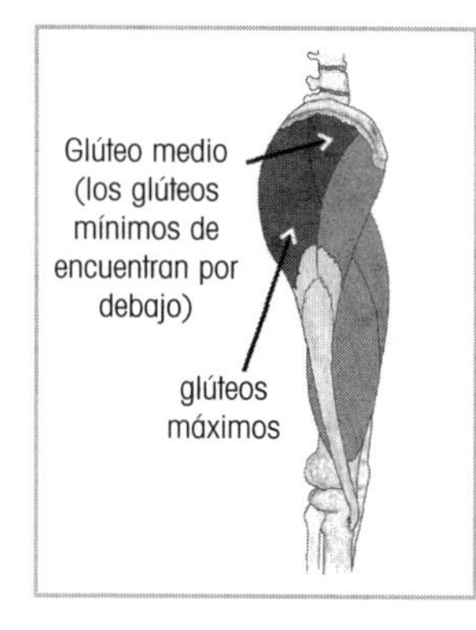

Glúteos (glúteos máximos, glúteos mínimos, glúteos medios)

Los músculos glúteos son poderosos impulsores de las caderas, estos tres músculos juntos dan forma a las nalgas. El glúteo máximo, el músculo más largo del cuerpo, extiende y externamente gira el muslo. El glúteo medio y el mínimo que se encuentras por debajo, trabajan juntos para apartar e internamente rotar el fémur (el hueso del muslo). Confiamos en estos músculos para ayudarnos a parar, subir escaleras y brincar. Los jugadores de jockey confían en esta musculatura que "empuja", que es la responsable de los poderosos y rápidos golpes hacia delante del patinaje. La Posición de saltamontes fortalece los glúteos.

Flexores de cadera (psoas mayor, psoas menor, ilíacos, rectus femoris)

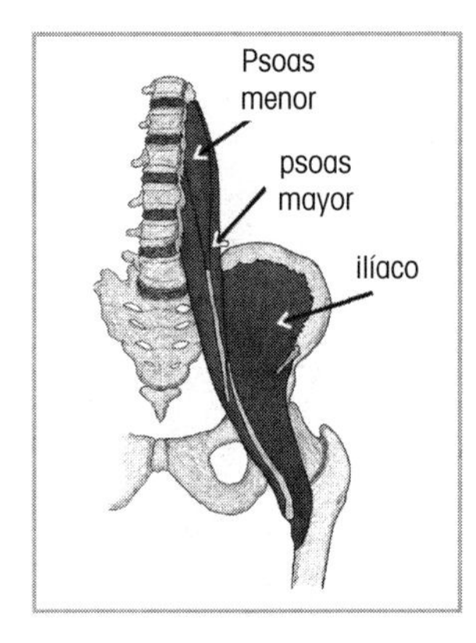

Los músculos psoas y el ilíaco se originan desde la quinta vértebra lumbar y se adhieren al fémur. El rectus femoris, uno de los cuatro músculos que abarca el grupo de cuadríceps, que se originan en la parte frontal de la pelvis inferior y se adhieren al frente del muslo por medio del tendón de los cuadríceps. Estos músculos actúan juntos para levantar la pierna frente al cuerpo. Estos normalmente fuertes músculos se tensan si está sentado con frecuencia y por lo tanto necesitan un estiramiento regular.

Cuadriceps (vastus lateralis, vastus intermedios, rectus femoris)

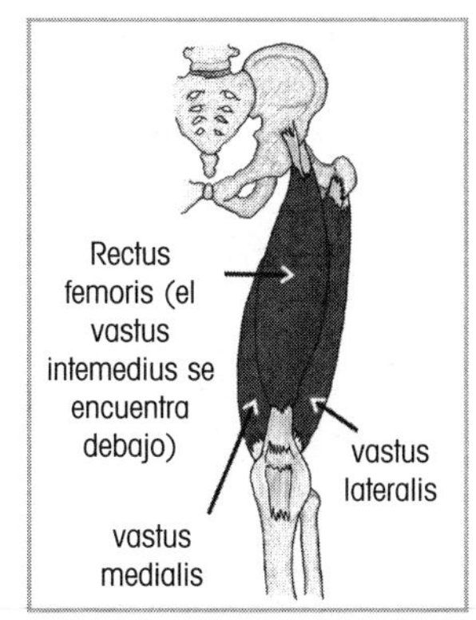

Para la mayoría de la gente, los cuadriceps son los músculos más fuertes del cuerpo. Esta musculatura, situada frente al muslo, fortalece la pierna en la articulación de la rodilla y dobla el muslo en la cadera. Se fortalece al grupo cuadricep en las posiciones de embestida como el Guerrero 1. Fuertes músculos cuadriceps ayudan a prevenir problemas de rodilla y se necesitan para actividades como caminar, correr, escalar, esquiar, y andar en bicicleta.

Adductores (adductor longus, adductor magnus, adductor brevis, pectineus, gracilis)

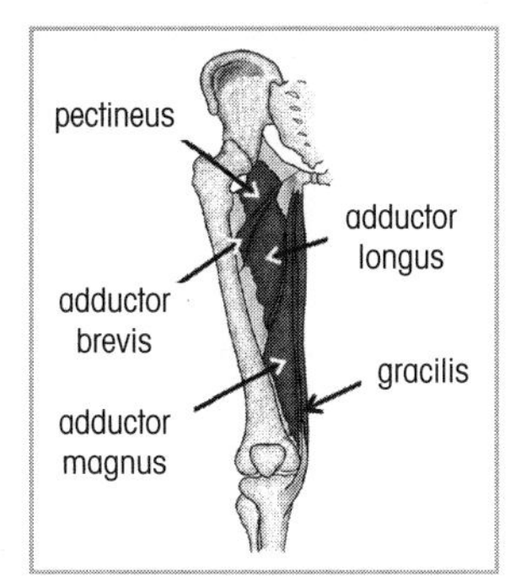

Los músculos internos del muslo se estiran desde el hueso pubiano hasta el fémur. El trabajo de los adductores es llevar las piernas más cerca de la línea media del cuerpo, como cuando se patea un balón de fútbol. Si estos músculos se acortan debido al frecuente uso, puede dar como resultado problemas de rodilla y espalda, ya que los adductores jalan el fémur hacia dentro y a la pelvis hacia abajo, cuando el cuerpo está en movimiento. Mantenga estos músculos bien estirados.

Corvas (biceps femoris, semitendinosus, semimembranosus)

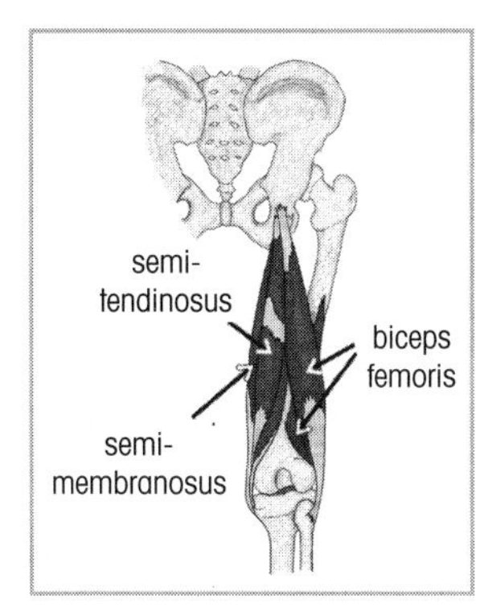

El grupo de corvas comprime la mayoría de la masa muscular de la parte de atrás del muslo. Este grupo muscular actúa para extender la articulación de la cadera y flexionar la rodilla. La embestida del Guerrero 1, así como las posiciones de Arco y Saltamontes fortalecen las corvas. Ya que este grupo de músculos es propenso a las lesiones a través de los "tirones de corvas" es inteligente calentarlos bien, antes de una actividad, y mantener su flexibilidad.

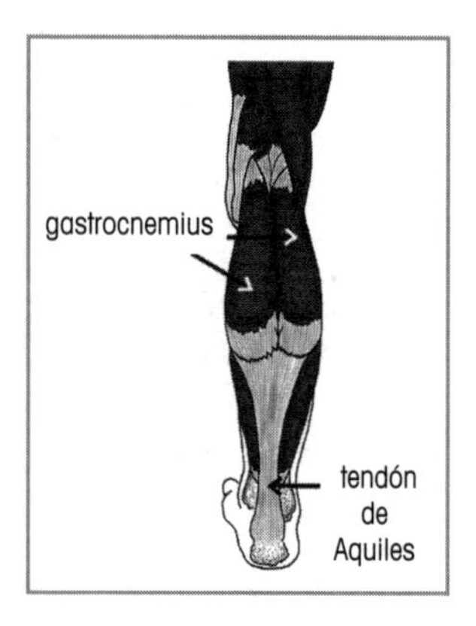

Gastrocnemius, tendón de Aquiles

El gastrocnemius es el músculo que da forma a las pantorrillas. El talón de Aquiles une el gastrocnemius (y el soleo, que se encuentra debajo del gastrocnemius) al hueso del talón. Por lo general, los gastrocnemius son fuertes porque están acostumbrados a caminar y a levantarse; normalmente este músculo está tenso en las mujeres que usan zapatos de tacón alto. Este músculo se beneficia del entrenamiento regular de flexibilidad. La Posición de perro hacia abajo estira el gastrocnemius.

Fuentes

Libros

Carrière, Beate. *The Swiss Ball: Theory, Basic Exercises, and Clinical Application*. Germany: Springer-Verlag, 1998.

Coulter, H. David. *Anatomy of Hatha Yoga*. Honesdale, Pa.: Body and Breath Inc., 2001.

Craig, Colleen. *Pilates con balón*. Rochester, Vt: Inner Traditions en Español, 2003.

Jemmett, Rick. *Spinal Stabilization: The New Science of Back Pain*. Halifax: RMJ Fitness and Rehabilitation Consultants, 2002.

Kendall, Florence and Elizabeth McCreary. *Muscles—Testing and Function*. Baltimore, Md.: Williams and Wilkins, 1983.

Khalsa, Dharma Singh, M.D. *Meditation As Medicine: Activate the Power of Your Healing Source*. New York: Pocketbooks, 2001.

Lasater, Judith. *Relax and Renew*. Berkeley: Rodmell Press, 1995.

Cotton, Richard, ed. *Personal Trainer Manual*. (2da. ed.). San Diego: American Council on Exercise, 1996.

Posner-Mayer, Joanne. *Swiss Ball Applications for Orthopedic and Sport Medicine*. Longmont, Colo.: Ball Dynamics International, Inc., 1995.

Richardson, Carolyn, Gwendolen Jull, Julie Hides and Paul Hodges. *Therapeutic Exercise for Spinal Segmental Stabilization in Law Back Pain*. London: Churchill Livingstone, 1999.

Stark, Steven D. *The Stark Reality of Stretching*. Richmond, B.C.: The Stark Reality Corp, 1997.

Usatine, Richard, M.D. and Larry Payne, Ph.D. *Yoga Rx*. New York: Broadway Books, 2002.

Videocasetes

Colleen Craig's On the Ball: An Innovative Ball Video Based on the Work of Joseph Pilates, VHS/Color/45 mins.

Fitball Yoga by Carol Mitchell, VHS/color/46 minutos.

Fitball—Back to Functional Movement by Trish Scott,VHS/Color/30 mins.

Fitball—Upper Body Challenge and Fitball—Lower Body Challenge by Cheryl Soleway, VHS/Color/45 mins. each.

Swiss Ball Applications for Orthopedic and Sports Medicine by Joanne Posner-Mayer, VHS/Color/ 90 mins.

Balón y video: información de pedidos

Ball Dynamics International, Inc.
Fabricicantes de Fitball®.
Catálogo de balones de ejercicios, videocasetes y accesorios.
800-752-2255.
www.fitball.com

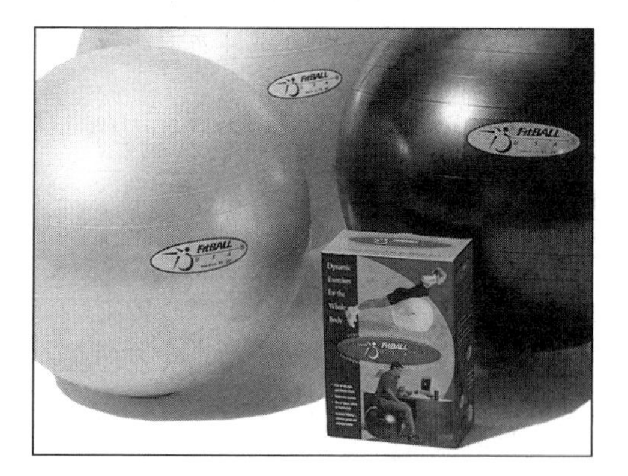

Know Your Body Best
Distribuidor canadiense de balones de ejercicios, videocasetes de *Colleen Craig's On the Ball*, equipo de masaje terapéutico y accesorios.
800-881-1681 (en Canadá).
www.knowyourbodybest.com

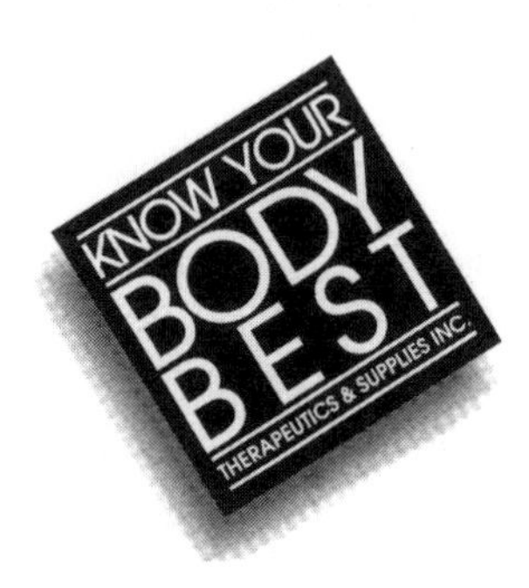

The International Society of Yoga Education ofrece certificación yoga, talleres de Yoga con balón y entrenamiento de instructores, además de videocassettes educacionales sobre yoga y manuales. 1-877-407-YOGA (9642). www.internationalyogasociety.com

Reconocimientos

Me gustaría agradecer a mis padres, Jean y Glen Gilbert, por enseñar con el ejemplo. Como niña aprendí tanto sobre el gran valor y el honor en el trabajo duro y la simplicidad de la vida. No puedo evitar pensar en el proverbio zen "antes de la iluminación, corta leña, acarrea agua . . . después de la iluminación, corta leña, acarrea agua". Este proverbio refleja la sabiduría de mis padres impartida con el ejemplo. Como una niña pequeña aprendí que algunas de las más grandes lecciones relevantes para el personal sendero espiritual, pueden encontrarse en la vida diaria. Aún tengo muy claras las imágenes de mi padre en los ojos de mi mente —la tranquila satisfacción en su cara mientras barría el patio o miraba a un puñado de tierra caer lentamente entre sus dedos para regresar a la Madre Tierra. Mis padres no hablaban mucho sobre valores, sólo los vivían con tranquilidad, día a día.

Gracias a mi suegra, Gertrude Mitchell, por ser una entusiasta porrista de mi esquina en todo momento, y por proporcionar un práctico apoyo al cuidar a mis hijos y correr con encomiendas para nuestra joven familia mientras escribía este libro.

Un saludo a mi esposo, Bruce Mitchell. Eres tan firme. Gracias por tu determinación, sentido del humor y prácticas sugerencias, no sólo mientras escribía este manuscrito, sino en la diaria aventura de nuestras vidas juntos.

Sincero agradecimiento a tres de las mejores bendiciones de mi vida: mi hijo, Dylan y mis dos hijas, Savannah y Abilene. Aprecio tanto su generosidad y madurez al dejarme tener mi tiempo de calma para escribir. También gracias por expresar sus sinceros sentimentalismos en una base regular. Aprendo tanto de ustedes, sobre vivir el yoga todos los días de nuestras vidas juntos.

Gracias a mi abuela materna, Ethel Wittick Bonnett, que me enseñó cuando era niña, a decir mis oraciones a diario mientras respirábamos con calma en la mañana, amasando el pan que hornearíamos para la cena.

Fui bendecida por haber contado con la experiencia de mi estimada editora, Susan Davidson. Sólo puedo creer que fue el exquisito trabajo de lo Divino que unió nuestras energías. Su gran conocimiento de este campo, su rectitud y compromiso con la excelencia fueron una tremenda bendición para mí. Su habilidad para mantenerlo todo junto, mientras atendía a tantos y variados detalles sutiles de un proyecto de esta magnitud, es de verdad aplaudible. Siempre estaré agradecida por su sincero y sentido deseo de ganar un completo entendimiento de la visión que tenía para este libro y por su apoyo, sensibilidad y dedicación que dio, que me posibilitó para manifestar esa visión. En momentos sentí como si ella no estuviera sólo guiando mi mano, sino sosteniéndola también, mientras señalaba el camino hacia la línea final. Tengo un gran respeto a la sobresaliente habilidad, conocimiento y experiencia de Susan y por la persona que ella es. Verdaderamente inspiró mi trabajo. Con la mano en el corazón, me inclino ante ti. Namaste Susan.

Me quito el sombrero ante el editor comercial Ehud Sperling, mi gratitud por su fe en este proyecto y por la excelencia demostrada por todo el equipo de colaboradores de Healing Arts Press, que ayudaron a traer este libro al mundo. Agradezco a Peri Champine, director de arte de Healing Arts Press, por crear la exquisita cubierta, y a Jeanie Levitan, gerente editora, por su cálido y nutriente espíritu. Gracias a Sandy Brown y Burma Cassidy por las sustanciosas comidas y conversaciones que compartimos durante mi estancia en Vermont. Extiendo mi gratitud a todos en la amigable pueblo de Rochester, que me hicieron sentir tan acogida mientras estaba trabajando con mi editora en Vermont.

Estoy muy agradecida a la patrocinadora Dayna Gutru, de Ball Dynamics, USA, por su amable apoyo emocional y financiero a mi trabajo. Gracias a Joan Cafell y su hijo, Dana, por su tierno y amoroso cuidado y rectitud en el manejo del inmenso trabajo fotográfico involucrado en este proyecto. Muchas gracias a Monique Haan, Todd Wood y Sarah Hall por permitirme usar las maravillosas fotografías de ustedes en este libro. Gracias también a Jill Ellis por la destreza y esfuerzo que puso en desarrollar los diagramas del libro. Gracias a Judy Watson por sus muchos episodios de trabajo a las altas horas de la noche, para poner los símbolos y códigos en el manuscrito. Gracias a Sandra Rader por las citas para peinarme tan temprano en la mañana y sus cariñosas palabras de ánimo antes de las sesiones de fotografías.

Gracias a Marion McHugh, por animarme a llevar a cabo este proyecto, y por los cariñosos mensajes inspiradores que encontraron su camino desde su corazón al mío, durante todo el periodo de escritura del manuscrito. Me gustaría agradecer a Sarah Hall, mi asistente, por su profesionalismo y entusiasmo, y su habilidad para mantener las cosas funcionando sin problemas en mi oficina, cuando yo estaba sumergida en mi escritura. Gracias a Trish Scott por sus opiniones profesionales y animoso humor, siempre presente aun en las más pesadas demandas y programas de trabajo. Estoy muy agradecida a Colleen Craig, por marcar la pauta con su maravilloso trabajo de *Pilates con balón*.

Gracias a la hermana Dominica por animarme a encontrar mi propio camino espiritual. Agradezco a la hermana Sheila y a varios miembros de las creencias islámica, sufista, budista, musulmana y otras, que han compartido conmigo sus visiones para alentarme a encontrar y celebrar la unidad de todas las creencias comprometidas para honrar al Divino.

Charlene Bedford, te agradezco por ser un ejemplo de excelencia y por supervisar cada detalle, grande y pequeño en nuestra oficina, y por tu sincero entusiasmo y apoyo durante la escritura de *Yoga con balón*. Gracias también a Tamar Malic por compartir su apasionado, amoroso y energético espíritu con nuestros hijos durante los ocupados momento de mi vida.

Agradezco a quienes me han inspirado con su compromiso para la excelencia de su trabajo: Mary Sanders, por su investigación en el área de la ciencia del ejercicio; Donna Farhi, Judith Lasater, Dr. Richard Usatine, David Coulter, Dr. Dharma Singh Khalsa, Rachel Schaeffer, Silva Mira y Shyam Mehta, por sus excelentes contribuciones para hacer accesible el regalo del yoga a todas las poblaciones; y a Tom Pervis, Joanne Posner-Mayer, Florence Kendall y Dr. Steven Stark en las áreas de medicina del deporte. Gracias a Nancy Adams, fisioterapeuta en la Clínica Fowler Kennedy de Deportes y al Dr. Rhan Bohunicky por atenderme tan amablemente, para contestar mis muchas y variadas preguntas. Me gustaría expresar mi sincero reconocimiento a los fisioterapeutas, médicos del deporte y mis amigos instructores de yoga, que han compartido su experiencia conmigo a través de los años y son tan modestos como para ser nombrados aquí.

Gracias a los estudiantes e instructores que entreno, de quienes aprendo tanto. Para aquellos de ustedes que me han dejado contar sus historias en este libro, mi sincero agradecimiento por compartir su vida de esta forma. Gracias a las organizaciones, centros de salud y estudios de yoga y salud alrededor del mundo, que patrocinan mis talleres y entrenamientos de instructores. Para terminar, gracias a los miembros del comité y facultad de la *International Society of Yoga Education* por su apoyo, estímulo y aprobación de mi trabajo.

Libros de interés relacionados

Pilates con Balón
El ejercicio más popular del mundo usando un balón
Colleen Craig

Abdominales con Balón
Aprovechando Pilates para construir Excelentes Abdominales
Colleen Craig

Los Cinco Tibetanos
Cinco ejercicios dinámicos para lograr buena salud, energía y poder personal
Christopher S. Kilham

El corazón del Yoga
Desarrollando una práctica personal
T. K. V. Desikachar

Disponible en inglés

Body Rolling
An Experiential Approach to Complete Muscle Release
[Cuerpo rodante: Un acercamiento empírico para la completa liberación del músculo]
Yamuna Zake and Stephanie Golden

Like a Fish in Water
Yoga for Children
[Como un pez en agua: Yoga para niños]
Isabelle Koch

The Yoga-Sutra of Patañjali
A New Translation and Commentary
[La Yoga-Sutra de Patañjali: Una nueva traducción y comentario]
Georg Feuerstein, Ph.D.

Yoga for the Three Stages of Life
Developing Your Practice As an Art Form, a Physical Therapy, and a Guiding Philosophy
[Yoga para las tres etapas de la vida: Desarollando su práctica como forma de arte, terapia fisica y una filosofía guiadorra]
Srivatsa Ramaswami

Inner Traditions • Bear & Company
P.O. Box 388 • Rochester, VT 05767 • 1-800-246-8648
www.InnerTraditions.com

O contacte a su vendedor local de libros